全国高等医药院校药学类实验教材

中药鉴定学实验

（第二版）

主　编　石俊英（山东中医药大学）

副主编　陈随清（河南中医学院）

　　　　李　峰（山东中医药大学）

　　　　崔亚君（上海中医药大学）

　　　　房志坚（广东药学院）

编　委　（以姓氏笔画为序）

　　　　于燕莉（济南军区总医院）

　　　　卢　燕（复旦大学）

　　　　包华音（山东中医药大学）

　　　　白云娥（山西医科大学）

　　　　闫永红（北京中医药大学）

　　　　李　萍（中国药科大学）

　　　　李宝国（山东中医药大学）

　　　　周　晔（天津医科大学）

　　　　图　雅（内蒙古民族大学）

　　　　高建平（山西医科大学）

　　　　彭艳丽（山东中医药大学）

　　　　温学森（山东大学）

　　　　舒晓宏（大连医科大学）

中国医药科技出版社

内 容 提 要

本教材是全国高等医药院校药学类规划教材《中药鉴定学》（第二版）的配套教材，共收载实验39个，其中基本实验22个，选择实验17个，附录部分收载了中药鉴定实验关键技术和组织粉末图，包括实验用理化鉴定试剂，生物鉴定试剂，药材鉴定通则，薄层色谱法、高效液相色谱法、气相色谱法、荧光光谱法、毛细管电泳法等实验通则，并附有重点中药材组织特征图和粉末特征图。本教材是中药学、药学、制药及其相关专业的实验课教材，并可作为相关专业研究生和从业人员的参考用书。

图书在版编目（CIP）数据

中药鉴定学实验/石俊英主编. —2 版 . —北京：中国医药科技出版社，2012.3

全国高等医药院校药学类实验教材

ISBN 978 – 7 – 5067 – 5388 – 3

Ⅰ. ①中…　Ⅱ. ①石…　Ⅲ. ①中药鉴定学 – 实验 – 医学院校 – 教材　Ⅳ. ①R282. 5 – 33

中国版本图书馆 CIP 数据核字（2012）第 018102 号

美术编辑　陈君杞
版式设计　郭小平

出版　中国医药科技出版社
地址　北京市海淀区文慧园北路甲 22 号
邮编　100082
电话　发行：010-62227427　邮购：010-62236938
网址　www.cmstp.com
规格　787×1092mm $\frac{1}{16}$
印张　12
字数　240 千字
初版　2006 年 3 月第 1 版
版次　2012 年 3 月第 2 版
印次　2018 年 7 月第 3 次印刷
印刷　北京市密东印刷有限公司
经销　全国各地新华书店
书号　ISBN 978-7-5067-5388-3
定价　22.00 元

本社图书如存在印装质量问题请与本社联系调换

出 版 说 明

全国高等医药院校药学类专业规划教材是目前国内体系最完整、专业覆盖最全面、作者队伍最权威的药学类教材。随着我国药学教育事业的快速发展，药学及相关专业办学规模和水平的不断扩大和提高，课程设置的不断更新，对药学类教材的质量提出了更高的要求。

全国高等医药院校药学类规划教材编写委员会在调查和总结上轮药学类规划教材质量和使用情况的基础上，经过审议和规划，组织中国药科大学、沈阳药科大学、广东药学院、北京大学药学院、复旦大学药学院、四川大学华西药学院、北京中医药大学、西安交通大学医学院、华中科技大学同济药学院、山东大学药学院、山西医科大学药学院、第二军医大学药学院、山东中医药大学、上海中医药大学和江西中医学院等数十所院校的教师共同进行药学类第三轮规划教材的编写修订工作。

药学类第三轮规划教材的编写修订，坚持紧扣药学类专业本科教育培养目标，参考执业药师资格准入标准，强调药学特色鲜明，体现现代医药科技水平，进一步提高教材水平和质量。同时，针对学生自学、复习、考试等需要，紧扣主干教材内容，新编了相应的学习指导与习题集等配套教材。

本套教材由中国医药科技出版社出版，供全国高等医药院校药学类及相关专业使用。其中包括理论课教材82种，实验课教材38种，配套教材10种，其中有45种入选普通高等教育"十一五"国家级规划教材。

全国高等医药院校药学类规划教材

编写委员会

2009 年 8 月 1 日

第二版前言

《中药鉴定学实验》是全国高等医药院校药学类规划教材《中药鉴定学》的配套教材。本教材编写内容力求突出中药学理论体系特色，反映近年来中药学教学改革和学术发展的新成果，注重教材整体内容的优化，体现方法学的创新性和实践性，是中药学、药学、制药等相关学科本科层次的实验教材，并可作为研究生和中医药工作者的参考用书。

为了提高本教材内容的科学性、先进性、适用性和准确性，教材收载了近年来中药鉴定的最新方法与技术成果。根据中药现代化人才培养目标和中药国际化和产业化快速发展的需要，增加了《中国药典》2010 年版收载的新方法、新内容，收载了中药蛋白电泳法、特异 PCR 鉴定法等生物鉴定新技术。实验教学内容以方法学为基本理念，强调中药品种和质量鉴定方法的基本原理、基本技能、基本技术，注重实验用单味中药的代表性和指导性。教学内容力求由浅入深、重点突出、详略得当、全面系统，具有较大的知识涵盖面和创新性，注重培养学生分析问题和解决实际问题的能力。

本教材分基本实验、选择实验、附录三部分撰写。参考教学课时 140～160 学时，其中实验教学 60～80 学时。本教材共收载 39 个实验，其中基本实验 22 个，选择实验 17 个，各院校可根据实际教学条件和教学计划的调整选择授课。附录部分收载了中药鉴定实验关键技术和组织粉末图，包括实验用显微鉴定试剂，理化鉴定试剂，生物鉴定试剂，药材鉴定通则，薄层色谱法、高效液相色谱法、气相色谱法、荧光光谱法、毛细管电泳法等实验通则，并附有重点中药材组织特征图和粉末特征图，供学生课前预习和课后复习参考。

本教材由上海中医药大学、北京中医药大学、山东中医药大学、河南中医学院、广东药学院、复旦大学、山东大学、中国药科大学、山西医科大学、天津医科大学、大连医科大学、内蒙古民族大学等高等医药院校的专业教师共同编写而成。山东中医药大学研究生张文岭、刘春娟、隆毅、王瑾等协助统稿与修改。

由于时间仓促和水平所限，教材中难免存在缺点和错误，敬请广大师生和业务同行在使用中提出宝贵意见，以便我们在重印或再版时予以修正。

编委会
2011 年 10 月

目　　录

基 本 实 验

实验一　中药显微鉴定技术（一）

【实验原理】

显微鉴定法就是利用显微镜、显微技术及显微化学方法等对中药进行分析鉴定的方法。可以确定中药的真伪、纯度、品质以及建立鉴别标准。目前多数用于品种鉴定，部分用于定量分析。在鉴定过程中，以采用显微镜观察动、植物的组织构造、细胞形状、内含物的特征以及矿物的光学特性等为主要内容。按照鉴定的方法可分为组织鉴定、粉末鉴定、显微常数测定和显微定量等。组织鉴定是粉末鉴定的基础，以粉末鉴定应用最为广泛。

显微鉴定是一项专门技术，需要有植物（动物）解剖学、矿物学的晶体光学、植物显微化学等基本知识，并要求掌握显微制片、显微观察和描述、显微摄影和绘图、显微测量等基本技术。显微鉴定的主要仪器有各类光学显微镜和电子显微镜等，通常使用光学显微镜。

【目的要求】

（1）掌握显微制片方法。
（2）掌握显微测量的方法和放大倍数的使用。
（3）掌握显微特征的观察与描述方法和显微绘图技术。
（4）熟悉掌握显微测定尺的使用方法。
（5）了解显微摄影技术与方法。

【仪器、试剂、材料】

1. 仪器　生物显微镜、目镜测微尺、镜台测微尺、显微描绘器、镊子、解剖针、载玻片、盖玻片、酒精灯、单面刀片、粉碎机、绘图板、铅笔等。

2. 试剂　水合氯醛试剂、苏丹Ⅲ试液、稀甘油试剂、盐酸、硝酸、碘化铋钾试剂、氯化锌碘试液、硫酸、α-萘酚乙醇溶液、浓硫酸试液、碘试液、间苯三酚试液、钌红试液、硝酸汞试液、乙醚、石油醚、90%乙醇、70%乙醇、稀盐酸、稀醋酸等。

3. 药材　牛膝、薄荷等。

4. 药材粉末　大黄、肉桂、山药等。

【实验内容】

一、显微鉴定

1. 组织鉴定 组织鉴定是通过观察中药的组织构造特征来达到鉴定目的，主要用于个体较小的完整药材鉴别。通常用以鉴别药材性状特征不明显或外形相似而组织构造不同的类似品、混淆品、代用品、伪品，或用于多来源药材的对比鉴别，也可用于确定某种化学成分的存在部位，以考查质量。一般地说，组织鉴定对不同科属来源的药材鉴别比较容易，对于相同科属来源的药材鉴别比较困难。

2. 粉末鉴定 主要是通过观察中药的细胞、内含物和颗粒状物质的性状特征及性质来达到鉴定的目的。通常用于粉末药材、外形较大或组织构造无显著鉴别特征的药材、破碎药材、粉末性的中成药等。

3. 显微常数测定 常见的显微常数测定主要有用于叶类中药鉴别的栅表细胞比、气孔数、气孔指数、脉岛数和脉端数等，这些显微数据常因中药原植物种类不同而异，常用于叶类药材、部分花类和带叶的全草类药材的定性鉴别。尤其是一些同属不同种来源的药材，当其他显微特征如毛茸、结晶等比较相似而难以鉴别时，这些显微数据的测定对于品种鉴定具有重要的意义。

4. 显微化学鉴定 在进行显微鉴定工作中，经常用显微化学反应来检查中药细胞壁和细胞内含物化学物质的性质来达到鉴定的目的。当药材的数量很少、其中某些成分的化学反应较灵敏时，可使用显微化学鉴定法。

二、显微标本片的制备

在进行显微鉴定时，应首先选择具有代表性的检品，制作显微标本片，然后在显微镜下进行观察。显微标本片根据制作方法和保存的需要，分为半永久制片、永久制片和临时制片三大类。

半永久制片的封藏介质是半固体，可作暂时性保存；永久制片的封藏介质是固体，可作长期保存，但其制作费时，多用于特殊目的，如供显微摄影和核对标本等应用；临时制片的封藏介质是流动性液体，容易损坏，不耐久藏，但制作简单、迅速，适用于一般观察及进行显微化学反应，在中药鉴定工作中应用最多。

在鉴定工作中，由于观察的目的不同，对不同检品采取的制片方法也不同，所以又分切片标本片（包括横切片、纵切片；纵切片又包括切向纵切片和径向纵切片）、解离组织标本片、表面标本片、粉末标本片和磨片等。其中横切片多用于观察组织的排列特征；纵切片多用于观察茎、木类中药的某些细胞组织，如射线的特征；解离组织片用于观察某些细胞的形状，如纤维、石细胞等；表面片多用于观察叶、花、全草、果实和种子等的表面特征，一般取某一部分制片；粉末片多用于观察组织碎片、细胞及后含物或某些中药颗粒的特征；磨片用于坚硬药材如骨类、贝壳类及矿石的显微特征观察。

根据鉴定工作的需要，可采用徒手制片和机械制片等手段，制备各种显微制片供显微特征的观察和描述。

1. 徒手切片制片法

（1）取材　根类，一般取主根中部，长 2～3cm，直径 1～1.5cm，较粗的根或根茎可用分割法，用刀割取所需部分；叶类以及鳞茎和完整的鳞叶，一般取主脉中部带有少量两侧叶肉部分；花类，一般取花的各部分，分别制片；果实种子类，较小型的取完整者，大型果实也可用分割法取所需部位。

所取样品均需有代表性，应无畸形、虫蛀、霉变或其他污染等。

（2）软化　选好样品后，新鲜或软硬适中者可直接切片，干燥材料应经软化处理后再进行切片，常用的软化方法有以下几种：

①冷水或温水浸泡：适用于一般样品。

②低浓度乙醇（30%～50%）浸泡：适用于含黏液质和菊糖等水溶性物质的样品。

③水煮法：适用于木材等坚硬的样品。方法是将干燥样品投入冷水中煮沸至沉入水底，即示细胞内空气已被除尽，取出样品，放入甘油－乙醇（1∶1）的软化液中软化，至软硬适中。

④水蒸气软化法：适用于作显微化学用的样品。

方法：是把样品放干燥器隔板上，再放入含 5% 苯酚的水适量，旋紧干燥器，一般经12～24 小时，即可吸湿软化，或在干燥器中放温水不超过隔板，隔板上铺湿纱布一层，放上干燥样品，加盖密封，45℃恒温，至样品软硬适中。

（3）徒手切片　按常规法：右手持徒手刀片，则以左手拇指和食指夹持软化好的样品材料，用中指托着，使材料略高出食指和拇指，左手肘关节靠桌沿，以免切片时晃动，右手执切片刀片，与材料的切面保持平行（刀片或材料用蒸馏水或选择的润湿剂润滑，更便于切），刀口向内，从左至右移动，一次切下，所得薄片约在 10～20μm 之内。材料和刀刃经常润湿反复切削，将切削的薄片用毛笔沾水（或经选择的润湿剂，如稀甘油等）轻轻顺刀口方向拂下，放入盛有润湿剂的培养皿中，再选择薄而完整的切片标本，用稀甘油等封藏观察，必要时还应作水合氯醛液透化加热，稀甘油封片观察。

对较小的材料或叶片，可用小通草、胡萝卜及质厚的叶片等作夹持材料，即将小通草等夹持材料纵剖一条缝，把材料放下夹上，注意材料要放正，使切削时与刀片成一平行面。切削时连同小通草等夹持材料一起切下，放入盛有润湿剂的培养皿中，选择时除去夹持材料，按一般制片法及特殊处理制片即得。

（4）制片　选取透明完整的切片（厚约 10～20μm），根据不同鉴别目的选用适宜的试剂装片。一般蒸馏水等直接装片法，在《药用植物学》已做介绍。下面重点介绍水合氯醛加热透化装片法。

取合格切片置洁净的载玻片上，加 2～3 滴水合氯醛试液，用解剖针混匀，于酒精灯的小火焰上微热至沸，移下，略冷，补加一滴试剂，再加热至沸，如此反复至切片透明为止。一般需要 2～3 次（切记：加热时不要烧干）即透化完全。加稀甘油适量混匀，将切片摆在玻片中央略偏一方的位置，小心加上盖玻片（不要出现气泡），用吸水纸吸去多余的试液至试液充满整个盖玻片且不游动为止，擦净玻片边缘及反面的污物，即可镜检。徒手切片经水合氯醛透化（冷浸）后，脱水染色，也能制成永久片。

2. 粉末制片法

（1）粉末的制备　选取鉴定准确，具有代表性的药材，用小木锉锉下少许粉末或经粉碎过 50～80 目筛。

（2）粉末制片法　粉末的临时制片一般应用时可做三种不同的装片，即水装片、稀甘油或甘油醋酸装片、水合氯醛试液装片（有时还需水合氯醛冷装片）。用牙签挑取少许药材粉末，放置玻片中央稍偏一侧的位置，根据需要加适当试剂 1～2 滴，用解剖针轻轻搅匀，小心加盖片即可。水合氯醛加热透化的标本片，一般应加热 2～3 次，注意点与徒手切片制片法相同。在制片过程中，应摸索粉末和试剂的适宜用量，又快又好的做出合格的粉末临时标本片。粉末药材也可用甘油明胶做成半永久片，经脱水染色透明后做成永久标本片。

3. 表面制片法　本法适用于叶片、萼片、花瓣、雄蕊和雌蕊等。另外浆果、草质茎和某些地下茎的表皮也可制成表面装片。

（1）整体封藏法　适用于很薄的叶片、萼片和花瓣等样品，可剪取所需部位 2 小片，约 4mm²，一反一正放在载玻片上，加水合氯醛试液加热透化完全，盖上盖玻片即可。也可放试管中加水合氯醛试液加热至样品透明，再取样、装片。孢子、花粉粒、雄蕊或雌蕊等，可直接装片。

（2）表面撕离法　较厚的叶片、萼片、花瓣及浆果、茎等，可用镊子将软化好材料的表皮轻轻撕下，将外表面朝上，放在载玻片上，加水合氯醛透化至透明，盖上盖玻片即可。

4. 组织解离制片法　利用化学物质将植物细胞与细胞之间的中间层物质溶解，使细胞相互分离的方法，称为组织解离。解离前，先将样品切成宽或厚约 2mm 的小条或小块。常用的组织解离法有以下几种。

（1）氢氧化钾（钠）法　适用于薄壁组织发达，木化组织少或散在的样品。

置样品于试管或小烧杯中，加 5% 氢氧化钾溶液适量，加热至用玻璃棒轻压能离散为止。倾去碱液，加水洗至中性。取所需部位，置载玻片上，用解剖针撕开，稀甘油装片镜检。

（2）硝铬酸法　适用于坚硬的样品，木化组织发达或集成较大群束的样品。

置样品于试管或小烧杯中，加硝铬酸试液适量，放置至用玻璃棒轻压能离散为止。也可稍加热，缩短解离时间。倾去酸液，加水洗至中性，照（1）法装片。

（3）氯酸钾法　适用范围同（2）。置样品于试管中，加硝酸溶液及氯酸钾少量，缓缓加热，待产生的气泡渐少时，再及时加入氯酸钾少量，以维持气泡稳定产生，至用玻璃棒轻压及离散为止，倾去酸液，加水洗至中性，照（1）法装片。

注意：用氯酸钾法解离操作时应在通风处，以免中毒。

三、显微观察与描述

1. 显微观察的方法　在显微镜下镜检时视野的寻找应先用低倍镜，再用适当的高倍镜观察。即按"先低倍后高倍"的原则进行。为了避免在显微观察时，对标本片内某些少见或偶见的特征遗漏而影响观察结果。我们可采用"之"字移动法，使标本片沿着一定的线路移动，这样可以检查到玻片下的各个部位。

此法是在对焦后，旋动移动器，从盖玻片的左上角开始，逐渐使视野由左向右移动，到达右端后，使视野向近侧移动 2/3 ~ 3/4 个视野，然后使视野由右向左移动，到达左端后，再如前法移动，直到整个标本片全部观察完毕。镜检时视野移动线路如图 1 - 1 所示。

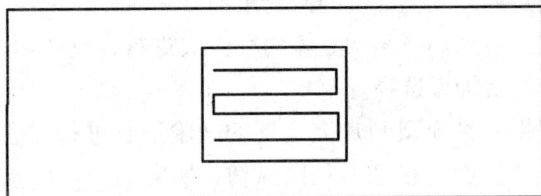

图 1 - 1　镜检时视野移动线路图

在进行一般的鉴定工作中，为了防止粉末混合不均匀等因素的影响，以观察 1 ~ 3 张标本片为宜，以消除取样引起的差异。

2. 鉴别特征的重复观察　在观察显微标本片（尤其是粉末或解离组织片时），往往需要重新观察某个显微特征颗粒，为此有必要对该特征在标本片中的位置进行记录，以便再次观察时能够迅速重现。记录的方法有如下两种。

（1）坐标法　把需要重现的特征移至视野的中央，记录标本移动器上横坐标与纵坐标的位置即可。在重复观察时，只要放上该标本片并把标本移动器的纵、横坐标调节到记录的位置。所需观察的目的物就会出现在视野中。

（2）标记法　纸上标记法，即剪一小片白纸，其形状与盖玻片相同，在纸上用小圆圈标记出盖玻片下目的物出现的相应位置，然后贴在载玻片的一侧，以供参考。盖玻片标记法，即用标记笔在盖玻片上标记目的物的位置。应当注意的是，无论采用哪种记录方法，盖玻片都不可移动。否则记录的数据或位置可能失效。

3. 显微特征的描述　中药的显微特征是通过观察其各种显微制片所得到的显微形象，对这些显微形象进行准确而明白的描述是十分重要的。因此，显微特征的描述是显微鉴定工作中的重要内容，也是必备的基本功之一。

（1）显微特征描述的一般方法

①组织排列的描述　主要用于完整药材的各种制片的组织观察。在描述时，一般是由外向内依次进行。例如茎类中药草质茎的组织排列，应该先描述表皮，然后依次描述皮层、中柱鞘、维管束（韧皮部、形成层、木质部）、射线与髓。在描述中除按常规要求注意其各部分的位置、形态、有无其他组织分布等特征外，还应该主要注意以下几个方面的问题。

射线：一般由几列细胞组成，单凭横切面观察，有时可得出错误的结论，要得到正确的结论，必须通过切向纵切面的观察。在切向纵切面上，可以见到多列式射线往往呈双凸透镜形，中间有多列细胞而上下两端渐窄至仅有一列细胞。因此，在横切面上由于切的部位不同，可以见到射线有一至多列细胞组成。

形成层：真正的形成层只有一层扁平的薄壁细胞，但与刚分裂形产生的上下几层细胞没有明显的区别，在描述时有人把形成层描写为由数层细胞组成，这是不正确的。实际上，把这几层形状相似的细胞带称为"形成层区域"比较恰当。

此外，双子叶植物根类具有次生构造，如果表面具有周皮覆盖，则通常不会有皮层存在，因为根的周皮通常发生于中柱鞘部位，等到周皮出现在根的表面时，皮层早已被推出而死亡并脱落了。在这种根的木栓层内侧有时可见到类似皮层的组织，这层组织很可能是栓内层，应当通过周皮发生部位的研究来加以确证。

②细胞形状的描述　可采用平面和立体两种方式进行，具体运用哪种方式进行描述，可根据具体情况和工作需要加以选择。

平面描述：就是根据一种显微制片上见到的细胞形状进行描述。立体描述：就是把显微制片上见到细胞三个切面（横切、径向纵切、切向纵切）的形状综合起来，描述其立体形状。平面描述比较简单易行，但不易使人得到立体的概念；而立体描述需要综合后才能写出，但其概念明确，最适用于粉末药材的观察。例如木栓细胞的平面描述：横切面观扁平而切向延长，纵切面观扁平而径向延长，表面观呈多角形；立体描述则是把上述三个切面见到的形状综合起来，描述其立体形状，即木栓细胞呈扁平多边形。又如纤维，平面描述其横切面观为多角形或小三角形，纵切面观为窄长纺锤形，纵向延长；立体描述则为纤维呈横切面中部呈多边形，末端呈三角形的窄长纺锤状。

③大小和数量的描述　有三种方式可在不同的情况下采用。

a. 当目的物的大小或数量差异很小时，可记载一个数字，如直径约 $30\mu m$。b. 当目的物的大小或数量差异不大时，可记载两个数字，即最小值与最大值，如长为 $15\sim40\mu m$，如有少数达 $50\mu m$，则可描述为，长 $15\sim40$（50）μm。c. 若目的物的大小或数量有很大差距时，可记载三个数字，即最小值、常见值（不是平均值）和最大值，如长 $20\sim40\sim80\mu m$。

在大小和数量的描述上，允许有少量超出上下限范围的数值，但超出的数字一般不得过 $\pm10\%$。

四、显微测量

使用标定的显微量尺，在显微镜下测量显微目的物的大小（一般以 μm 为计量单位），称为显微测量。显微量尺是显微测量标尺的简称，是用来测量显微镜下所观察物体的大小和数目的测量工具。显微量尺由镜台量尺和目镜量尺两部分组成，以 μm（微米）为长度单位。

1. 镜台量尺（stage micrometer）　又称镜台测微计，是一种刻有标尺的特制载玻片。标尺全长 1mm，刻度精确，共刻有 10 个大格，每一大格又分成 10 格小格，所以共有 100 个小格，每一小格的长度是 0.01mm，即 $10\mu m$。有的标尺全长 2mm，分为 200 个小格。标尺的外围有一黑环，便于找到标尺的位置。标尺上用树胶封固一圆形盖玻片加以保护。（图 1－2）

镜台量尺是显微测量的标准，用于校正目镜量尺，并不直接用于测量物体。

2. 目镜量尺（rocular micrometer）　又称目镜测微计，是一种放置在目镜筒内的标尺，为直径 $18\sim20mm$ 的圆形玻璃片，其上刻有各种形式的标尺，有直线式和网格式等。测量长度的标尺为直线式，在圆形玻璃的中央，划有精确的平行刻度线，全长 1cm 或

5mm，等分成100个小格或50个小格（即每1个小格长10μm）。测量面积或计算数目的为网格式测微计。（图1-2）

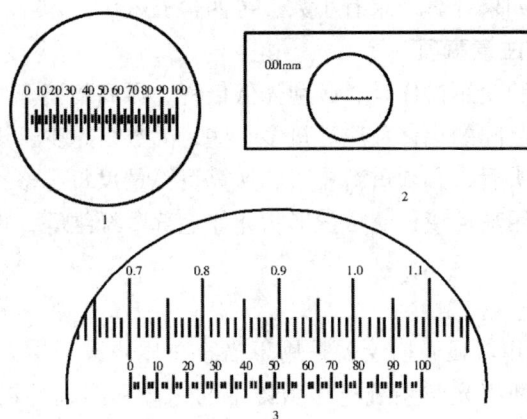

图1-2 显微测量计（尺）
1. 目镜测微尺 2. 镜台测微尺 3. 目镜测微尺的标定

使用时，将目镜从镜筒中取出，旋出接目透镜，将目镜量尺放在目镜的光阑上，使有刻度的一面向下，再将接目透镜复位旋上，插回镜筒中，即可进行测量。

目镜量尺是用于直接测量物体的，对不同的显微镜或目镜筒其每小格的长度未知，因此必须用镜台量尺来校正，确定目镜量尺在不同条件下，每一小格的实际长度。

3. 目镜量尺的校正 把目镜量尺装入目镜筒内后，将镜台量尺安放在载物台上，像通常观察标本一样，把有标尺的部位移到视野中央，调整焦距，看清楚标尺上的刻度线；转动目镜，使镜台量尺和目镜量尺相互平行；适当移动镜台量尺，使两量尺一端的刻度线相互重叠在一起，再找出两量尺在另一端的重叠刻度线，分别记下两个量尺在两条重叠线之间的小格数，按下列公式计算：

$$目镜量尺每1小格的实际长度 = \frac{镜台量尺的格数 \times 10\mu m}{目镜量尺的格数}$$

例1：某显微镜目镜10×，物镜10×，测得镜台量尺58小格与目镜量尺40小格完全重叠。则：

$$目镜量尺每1小格的实际长度 = \frac{58 \times 40}{40} \approx 14.5\mu m$$

例2：某显微镜目镜10×，物镜10×，测得镜台量尺21小格与目镜量尺60小格完全重叠。则：

$$目镜量尺每1小格长度 = \frac{21 \times 10}{60} \approx 3.5\mu m$$

为了测量准确，一般需要重复测量3~5次，取平均值，小数点后面保留一位数。测得的数据，只要不更换显微镜或镜头，就能长期使用，一般记录在卡片上，以便查用。

4. 微细物体的测量 取下镜台量尺，换上欲测标本片，观察，用目镜量尺测量物体所占的小格数，乘以目镜量尺每一小格的已测好的实际长度，即得。

例如：在10×40镜下测得山药针晶束长40小格，每一小格长度为3.5μm，针晶束长度是：

$$3.5 \times 40 = 140 \mu m$$

由于观察的误差，如果计算结果有小数，可四舍五入。

5. 使用显微量尺的注意事项

①显微量尺的校正和使用操作是，必须先低倍镜，再高倍镜。

②两个量尺重叠线之间的小格数应尽量多一些，因数目越少，误差越大。

③更换显微镜或镜头后，必须重新校正和换算目镜量尺每小格长度。

④物体测量通常使用高倍镜，测量长形物体如毛茸、纤维等，也可用低倍镜。

五、显微绘图

1. 显微描绘器的使用 显微描绘器是用于描绘在显微镜下扩大的物像时所用的一种仪器。显微描绘器利用两组光学系统将显微镜中的物像和图画的铅笔像相叠合，同时送到观察者的眼中，以利准确地依影描绘。

显微描绘器种类很多，下面介绍无柄描绘器。

（1）构造和原理 描绘器是由两个三棱镜 A、B 黏合在一起，A 棱镜的黏合面 PP′上，除中央部位的小圆孔 M 外，均涂以水银；旁侧有一反射棱镜 C，与垂直方向成 75°角，其底面 FF′上亦涂以水银。D 为接目镜，E 为接物镜。观察时，载玻片上物体的物像经接物镜 E，接目镜 D，并通过两个三棱镜黏合面 PP′的中央小孔 M 而达于眼，同时绘图板 G 上的铅笔 H，也经 C 棱镜底面 FF′反射至 PP′平面而达于眼。这样，眼睛能同时看到显微镜下的物体和绘图板上的铅笔，进行描绘。

（2）使用方法

①将显微镜正放于绘图板的左方，按常规放置标本片，调节，使物像清晰。

②取下接目镜，在镜筒上端装上描绘器的附着器，放回接目镜，再套上描绘器。

③将绘图纸固定在绘图板上，调节绘图板的倾斜度，使与描绘器的角度相一致，再调节光线，使视野中的物像与铅笔像均清晰，就可进行描绘。

（3）描图像的放大倍数计算和调整常见的两种方法

①把镜台量尺的刻度线通过描绘器描绘在图纸上（一般画大格线，放大倍数很高时用小格线），用量尺测量绘出的两刻度线之间的长度，除以镜台量尺两刻度线之间的实际长度，即得图像的放大倍数。

例如：图纸上两刻度线之间的长度为 10mm，而镜台量尺该刻度线间的实际长度为 0.1mm，放大倍数 = 10÷0.1 = 100（倍）

也可直接用绘出的标尺表示放大倍数。

②用目镜量尺测得物体的长度或大小，除绘图纸上物像在同一方向测得的长度、大小，即得图像放大倍数。

例如：大黄簇晶在图纸上绘得直径为 24mm，而在显微镜下得实际长度为 120μm（0.12mm），放大倍数 = 24÷0.12 = 200（倍）

放大倍数的调整，一般可利用伸缩显微镜镜筒或调整绘图纸的高低，使放大倍数成为整齐数字，调整，保持显微镜、描绘器、绘图纸的位置不变，即可描绘。

注意：描绘图像的放大倍数是借助显微量尺和直尺计算而得，切不可将显微镜本身的放大倍数误认为是物像的放大倍数。

（4）描绘方法　先描出目的物的图像轮廓，再描绘明显的特征，如较大的纹孔、较粗的层纹等。当描绘一个视野容纳不下的大形或长形物像时，可以先描绘一个视野，然后微微移动标本片，再描绘连续的部分，需注意，移动前，要确定 2~3 个明显的标志，以免移动后物像与图像衔接不上。移动标本片和图纸要平行进行，每次移动距离不应超过 2/3 个视野。描出草图后，卸除描绘器，再仔细观察目的物，并与图像核对，作进一步的加工修整和补充必要的细节，成为铅笔图。然后可根据需要再用硫酸纸依样描绘成墨线图。

2. 药材组织简图绘制法　采用一定的图案符号（图1-3），来表示药材切面中各种组织即某些特殊构造的层次和分布范围，这种组织图，称之组织简图。绘制方法如下。

（1）制作标本片　制作反差较大的标本片，如各种二重、三重染色的石蜡切片，经间苯三酚-浓盐酸、氯化锌碘液或其他试剂染色后的手切片，要求组织结构清晰，界限分明。

（2）观察　描绘前，需要仔细观察标本片，熟悉切片中各种组织的构造层次，重要鉴别特征的位置、各种组织所占的比例等。

（3）勾画轮廓图　用幻灯机或投影仪，将标本片投像于绘图纸上，调整合适的放大倍数，用 3H（2H）铅笔轻轻勾画出各个部位的轮廓，不清晰的部位在显微镜下，用显微测量加以校正；小型材料，可以直接用描绘器进行勾画；也可采用徒手勾画法。

（4）修正铅笔图　用 HB 型铅笔修正上述轮廓图，将各部位即重要特征，分别用规定的简图符号细心地描绘成铅笔图。

（5）图注及图名　简图绘完后，用整齐的引线将各部位依次向右方或上、下方（叶类中药）引出，写上图注，图下方写上图的名称并注明放大倍数。

（6）注意事项　绘简图符号时，应注意线条的平直和圆顺，点应均匀圆正，色调一致。简图是平面图，不应绘出立体感，所有部位均用符号表示，不应把某个部位绘成详图。简图一般要求整体性和全面性，但有的药材也可只绘局部或主要部位。

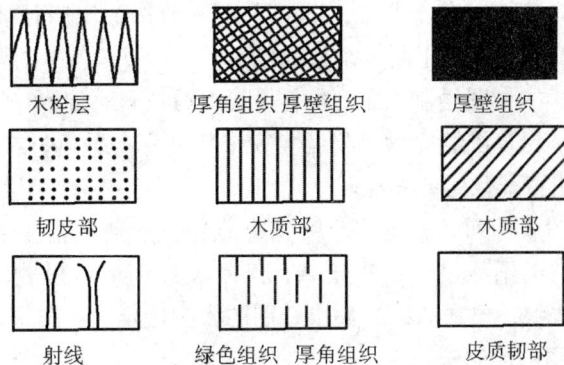

木栓层	厚角组织 厚壁组织	厚壁组织
韧皮部	木质部	木质部
射线	绿色组织 厚角组织	皮质韧部

图1-3　组织简图各部位表示符号

3. 药材组织详图绘制法　组织详图是把组织中各种细胞，由外向内依次绘出的组织图。绘制方法如下。

（1）、（2）项同组织简图绘制法。

（3）勾画轮廓图　利用描绘器观察绘图，或显微照相后依照放大的照片绘图。先用3H铅笔绘出草图。直径较小的组织可全部绘出，直径大的组织可由外向内分成数段，选取最有鉴别意义的组织特征描绘。描绘时，各段及各部位细胞的放大倍数应一致，各种细胞及内含物等应依次准确绘出，切忌随意填充。

（4）详图中各类细胞的表示法及各种类型铅笔的使用

①各类细胞的表示法一般有三种　a. 单线条法：适用于薄壁细胞。b. 双线条法：适用于略增厚壁的细胞。c. 三线条法：适用于成群的厚壁细胞及导管；如单个散在时，采用双线条法。

②B、HB铅笔：适于绘粗线条。如绘厚壁细胞、导管的外缘线。

③H、2H铅笔：适于绘中线条。如绘薄壁细胞，各种结晶体、淀粉粒等。

④3H铅笔：适于绘细线条。如绘厚壁细胞、导管的内缘线、层纹、纹孔等。

（5）修正铅笔图　将勾画的轮廓图用不同型号（硬度）的铅笔和（4）项中规定的画法修整成铅笔图。

（6）图注和图名　按简图法写上图注、图名和放大倍数。

（7）注意事项　组织详图是细胞的平面图，但细胞内含物以及厚壁细胞应注意绘出立体感。

4. 药材粉末图绘制法　粉末图是描绘粉末药材中具有鉴别意义的组织碎片、细胞或细胞内含物形态的特征图。绘制方法如下。

（1）制作合适的粉末标本片，仔细观察。

（2）用描绘器作图或镜检时直接作图。

（3）选择有鉴别意义的特征，如实描绘。常见的粉末特征：导管、各种厚壁细胞、内含物、分泌组织、毛茸等。注意观察和描绘不同的角度和断面：如表面观、断面观、极面观、赤道面观等。注意绘出立体感：如各种厚壁细胞、内含物、毛茸、导管等。

（4）图版的排列、大小和放大倍数　图版排列的原则为各类特征相对集中，又要与其他特征适当交叉、美观、充实、大方；图版大小一般按各出版社要求的大小或其倍数计算；同一张粉末图中，要求使用同一个放大倍数。

（5）修正铅笔图　按详图绘制法中（4）、（5）项进行。

（6）图注和图名　铅笔图绘完后，将各类粉末特征标上数码，在图下写明图的名称、放大倍数，其下面注明特征数码的图注。

（7）注意事项　图版排列时，应注意突出重点特征，使其占主要版面，次要特征占次要版面或填补空隙，既不能过于密集繁杂，又不能过于稀疏松散，切忌不可纵、横排队式。图片的大小要适中，根据图纸的大小和图的多少确定。

5. 药材解离组织图的绘制法

（1）根据材料的性质，选择合适的解离方法、制片，用描绘器进行描绘。

（2）解离组织是观察研究药材某一组织中有鉴别意义的单个完整的细胞形态，故描绘时，单个细胞应绘全形图，过长的细胞，如纤维、管胞、筛胞等，可分上、下两段描绘。描绘时，应体现立体感，各种细胞的鉴别点要绘出来，如细胞的纹孔、导管穿孔板、纤维末端的分枝等。

（3）图版排列，一般各类细胞在图中分类集中纵向排列。同一图版中，可以使用不同的放大倍数，在图注中，分别注明放大倍数。其他与粉末图相同。

六、显微摄影

显微摄影技术（microscopic photography）也称显微照像术，是利用摄影技术和显微镜把显微镜中观察到的组织、细胞图像记录下来，并以照片或幻灯片的形式供保存、观察、测量和分析鉴定。显微摄影一方面是探求奇异的微观世界，记录新鲜、罕见的特征。另一方面是科学家、医药工作者用来记录潜心钻研、刻苦追求的成果。

显微摄影拍摄的标本，多用石蜡或冰冻以后，切成薄薄的一片，固定在载玻片上，送到显微镜下观察和拍照。标本的色彩并不是原来物质的颜色，而是为了区分不同组织或物质所作的染色。染色方法、材料不同，可出现各种不同的色彩组合。作为科学家、医药工作者来说，要设法最清晰地表达不同组织或物质，从而为自己的研究工作提供有利的佐证。

1. 显微摄影装置　显微摄影装置最基本的结构就是各类显微镜和各类照相机。传统的显微摄影一般使用传统的相机，将镜头去除，装在显微镜上，拍摄显微镜下看到的切片；或者使用专门的照相显微镜，有自己的专用片盒，可以拍 35mm 胶片，也可拍一次成像和 4×5″ 页片，对焦、光圈、曝光全在显微镜上操作完成，除了连续照明外，甚至装有闪光灯和色温表，自动曝光系统既可点测光也可中心重点测光，曝光补偿、倒记数显示等等，一应俱全。传统的显微摄影有着和传统相机一样的缺点：拍摄的照片，不能立拍即现，照片必须要经过冲洗，在数字化转成电子文档的时候，细节有损失等等。

数码显微摄影，在装置上一般使用数码相机通过各种接口和显微镜的组合，然后数码相机和计算机相连；数码显微摄影的优点在于，可即时浏览拍摄，拍摄后的照片即时观看，减少废片率；另外拍摄后的照片即时传入到计算机的分析软件，即刻得出分析结果，大大缩减了因冲洗照片而耽误大量时间，从而解决了实验连续性的问题；再者，数码显微摄影拍摄的图片为数字化的文档，可即刻用于 Power Point 等教学或日后的编辑出版工作。

2. 胶卷或存储卡的选择

（1）普通显微照像选择胶卷为图像的载体　胶卷按色彩分为黑白和彩色的，按尺寸大小分 135、120、波拉片（一次成像）等，按感光灵敏度分高感光度（ISO 400～3200 度）、中感光度（ISO 50～200 度）、低感光度（ISO 12～25 度），按成像性质分负片和反转片，按色彩要求分日光型和灯光型。

用于显微摄影的理想胶卷应该是：高分辨力、大反差、色饱和度高而颗粒细，感光灵敏度高。

（2）数码显微照像选择存储卡或记忆棒为图像的载体　存储卡（memory card）或记忆棒（memory stick），其主要功能是记录不同类型的数字化内容，并且在不同的产品中进行分享和交流。其特点在于小巧、轻量、可靠并且易于操作，各种数字化内容（照片、计算机数据、音乐、动态图像）都可以储存在上面。一般有 32M、64M、128M 或更大的内存。在内存容量相同的情况下，数码相机所拍照片的存储格式与拍摄方式成一定的比例。普通情况下建议使用 JPG

的存储格式；因为这种格式存储空间小，便于网上传送；特殊情况下，可以使用 TIF 的存储格式，这种格式占用存储的空间大，但画面清晰度高，便于后期编辑。此外，某些相机支持在同一张卡上存储多种格式。

从技术上讲，数码相机使用的影像传感器与胶卷十分类似，因此也可以仿照传统相机换用不同速度胶卷的形式那样设定不同的感光度，其成像质量与传统胶卷也十分类似：感光度越高，颗粒度越大。不过，胶卷的颗粒度来源于乳剂中的化学制剂粒子，而影像传感器的"颗粒度"则是电子信号的干涉现象或噪音信号造成的。而且，数码相机改变感光度设置无需像传统相机那样更换不同速度的胶卷，这使得摄影者可以根据环境光的情况随时调整感光度，根据需要使用适当的快门速度和光圈组合。

3. 显微摄影装置的使用　在显微摄影的操作中，标本和显微镜的调节与普通观察使用没有什么不同，但更要求严格按程序操作。常用的显微摄影可分两种，一种是在摄影光路分出一个侧目镜。调节此侧目镜的调焦环至其中的以"＋"字的线条呈分开的双线（四对），在此看到的标本图像就是将在胶卷上被记录下来的状态。另一种是不带侧目镜的，而是在观察目镜中有一片带格标尺，调节观察目镜上的调焦环至带格标尺清晰，在此看到的标本图像就是将在胶卷上被记录下来的状态。另外，可根据需要来设置感光度、快门时间或自动曝光、重拍、连拍、数值记录等。这些装置在摄影系统上都较直观，易操作。

（1）拍摄操作的基本步骤

①手控显微摄影装置拍摄　将胶片（或存储卡）装入照相机，并将相机安装在显微镜上。把将要拍摄的切片置显微镜下，开启光源，找到欲摄部位；选择镜头大小和接目筒的长短确定放大倍数；根据切片颜色和要突出的部位选择滤色片。如果光源是外来光源，反光镜要用平面镜，利用集光器调节，以获得较高的分辨率和反差。在物镜调节清晰后，进行曝光。先通过试拍确定曝光可能需要的时间，然后在快门上拨正刻度。照相机上的刻度有"T"，为使用 1 分钟以上的长时间者，开后不会自闭，到时需把它关上；"B"为使用 1 分钟以下者，开了能放手，到时将手一松，快门自闭；其他还有 2 秒、1 秒、1/2 秒、1/3 秒等，这些开了到时会自动关闭。快门速度调好后，即可按动快门，进行曝光。

由于数码相机采用的是电子感光器件 CCD 或 CMOS 感光成像的原理；因此，当快门按下后，存在一个比较短的延迟时间。在这段约半秒钟的时间里，如果你的手稍有抖动，便会使图像变虚，从而影响拍摄质量。这种情况在近距拍摄或显微拍摄时更为明显。因此，当按下快门时，需要用手将相机机身端稳，并保持几秒钟的静止；如果拍摄近距或显微样品时，最好固定好照相机并使用快门线拍摄。

②全自动摄影显微镜拍摄　将胶卷装入暗盒内。按说明书连接电路。检查电路是否正确连接，一切正确后，开启光源，检查拍摄装置进行情况。在载物台上安置欲摄像的显微标本片，并调节至物像清晰，同时选择好拍摄部位调节至视野中心。调节控制台控制旋（按）钮，核对胶卷定数，同时将控制定数旋钮转至胶卷定数。将通光量调节旋钮转到（根据标本要求）适当度数（一般为 70%）。调节电压控制旋钮至 5，再转动控制台亮度旋钮，直到显微镜视野内现黄色取景框"[　]"，推进显微镜载物台的推进器，把拍摄部位移入取景框就是底片曝光范围，只有在取景框内的组织才能摄进底片，亮度指示（黄色圆斑点）在欲突出的中心目标上。按下曝光速度显示按钮，记录曝光时间。按初曝

光快门按钮，拍摄即告完毕。

（2）显微摄影需注意的问题

①滤光片的选择　显微摄影对滤光片的使用比一般观察时要重要得多，尤其是彩色摄影时滤光片配合得不好，会使拍摄效果大失水准。

拍摄黑白胶卷：为了达到最高分辨力和反差，应选用与标本颜色互补的单色滤光片。如橘红色的标本，选用蓝色滤光片；紫红色的标本，选用绿色滤光片等。较简单的方法是：换用各种颜色的滤光片观察一下，镜下的视觉与将在胶片上形成的效果相似。

拍摄彩色胶卷：使用滤光片要考虑的因素较多。如用灯光做光源的显微镜，选用日光型胶卷时，在光路上要加蓝色滤光片（如雷登80A型滤光片）把光线色温从3200K左右提高到5500K左右，适合于日光型胶卷对光色温的要求。否则，拍出的照片会偏色。滤光片的选择要根据需要的效果、所用的标本状况、光源性质和胶片特性等灵活掌握。例如，显微荧光摄影时，虽然用的是灯泡光源，但却不是发3200K色温的普通钨丝灯泡，而是高压汞灯，发出的是短波长光线，靠它激发产生荧光，故不能再加任何摄影用滤光片；再如用相差显微镜拍摄时，标本往往是无色透明，但在相差显微镜下呈现黄绿色，较适合人的视觉心理。此时，没有必要再去校正色温。否则，反而感到不真实。

②选择质量好的标本图像，这是拍摄到满意照片的前提，应引起拍摄者的高度重视。要选择合适的感光材料。

③严格地调整显微镜，调整不当所导致的不良现象，在普通观察时不易察觉到。但在照片上的差异却特别引人注目，如视野内亮度不均匀。调焦要准确，一是对目镜的调焦，一是对标本–物镜的工作距离。

④光线强度要适当，使标本图像的反差、色彩饱和度达到满意。感光过程中应绝对避免振动，即使不易被察觉到的振动，也足以导致记录图像的模糊。感光要正确。测光表提供的感光时间仅是参考。尽管多数情况下此值与正确感光值是一致的。测光表是依视野灰度18%为根据，测其亮度而提供感光时间的。但许多情况下视野灰度大大偏离18%，所以实际的感光时间必须补偿。如暗背景的感光量应比测得值减少1~2倍；明视野背景下的很小面积的图像时应增加1~2倍。

⑤在数码照像时，不同焦距的微距镜头，应用特点有所不同，具体是：在同一像场比下，镜头的焦距越短则摄距越近；对同一摄距而言，焦距越长的镜头拍摄的画面越大；短焦距镜头可强调画面的透视感，长焦距镜头可压缩画面、模糊背景、更好地突出主体。使用微距镜头显微拍摄时，要根据拍摄倍率进行适当的曝光补偿，一般微距镜头使用说明书上都推荐有相应的曝光补偿数据，许多变焦镜头也有微距拍摄功能（严格意义上讲应称为"宏功能"或高倍拍摄功能，因为许多标MACRO字样的变焦镜头，高倍率拍摄时拍摄距离并非很近），但与定焦距镜头微距功能相比仍有差距。一是拍摄倍率较小，一般只为1:4，甚至更小（如尼康一镜头在200mm焦距下的最大微距拍摄倍率仅为1:5.9，在80mm焦距下仅为1:14），只有极少数达到1:2；二是用变焦镜头微距档拍摄的成像质量不如定焦距微距镜头高。微距镜头给近距离拍摄较小物体提供了方便，但使用微距镜头进行微距拍摄时，景深很小，聚焦要十分仔细，并要尽可能将照相机架在三脚架或翻拍架上拍摄。

4. 暗室技术　一般地说，彩色片（包括负片和反转片）必须送到专业店去冲扩。而黑白感光材料处理容易，效果易控制，具有出样快等特征，适合于就地冲扩，被大多数实验室所采用。有关黑白照片冲扩使用的感光纸、显影液、定影液等材料的选择，以及冲洗胶卷、印放照片、照片修整等技术省略，请参考有关专业专籍。数码照像后的数码图片，可以传入电脑中存储或修改，也可送专业图片扩印店进行冲扩或制版。

七、实验操作

（1）装好测量目尺和物尺，按下列计算公式校对显微测量目尺。

$$计算公式：目尺每小格代表长度 = \frac{物尺格数 \times 物尺每格长度}{目尺格数}$$

（2）取大黄、肉桂粉末，分别以水合氯醛透化装片，练习测量大黄簇晶直径、肉桂纤维直径及长度。

（3）取软化好的牛膝药材，练习徒手切片。取切得薄而完整的牛膝横切片，用水合氯醛加热透化后，置显微镜下观察。

【作业】

（1）记录显微测量中，目镜量尺每一小格的微米数。写出大黄簇晶直径、肉桂纤维直径和长度的显微测量结果。

（2）观察牛膝横切面组织特征，练习横切面简图的绘法。

（李　峰）

实验二 中药显微鉴定技术（二）

【目的要求】

（1）掌握常用细胞壁显微鉴定技术。

（2）掌握常用细胞内含物显微鉴定方法。

（3）练习显微观察方法。

【仪器、试剂、材料】

1. 仪器 生物显微镜、目镜测微尺、镜台测微尺、显微描绘器、镊子、解剖针、载玻片、盖玻片、酒精灯、单面刀片、粉碎机、绘图板、铅笔等。

2. 试剂 水合氯醛试剂、苏丹Ⅲ试液、稀甘油试剂、盐酸、硝酸、碘化铋钾试剂、氯化锌碘试液、硫酸、α–萘酚乙醇溶液、浓硫酸试液、碘试液、间苯三酚试液、钌红试液、硝酸汞试液、乙醚、石油醚、90%乙醇、70%乙醇、稀盐酸、稀醋酸等。

3. 药材 牛膝、薄荷、石斛。

4. 药材粉末 大黄、肉桂、山药、黄芪、金银花、红花、洋金花、半夏、桔梗、木香、穿心莲、石韦、艾叶、黄柏、石斛。

【实验内容】

一、用于组织切片及粉末药材的封藏剂

1. 水合氯醛试液 为常用优良的化学透明剂之一，特点是能迅速透入组织，使干燥收缩的细胞逐渐膨胀复原，并能溶解大多数细胞内含物，如淀粉粒、叶绿体、菊糖、树脂、蛋白质、挥发油等，使细胞组织清晰透明，易于观察。

用水合氯醛装片可观察各种组织特征、各种结晶，如草酸钙结晶、碳酸钙结晶和硅质块，各类细胞形状，如导管、纤维、石细胞、木栓细胞等。不加热装片可观察菊糖、橙皮苷结晶等。

天冷时，水合氯醛装片后易析出结晶，可加1滴稀甘油避免。

2. 稀甘油 为物理性透明剂，能较快的透入组织，形成良好的透光条件，一般作临时封藏剂，常用于观察糊粉粒和菌丝等。

3. 甘油醋酸（斯氏液） 可用于观察淀粉粒或测量其大小的封藏剂。也可以用乳酸酚溶液代替。

4. 乙醇 根据不同目的，选用不同浓度的乙醇装片。50%以上浓度的乙醇可以固定乳管；80%～90%浓度的乙醇可以固定和观察菊糖；95%的乙醇可以观察黏液细胞；

100%乙醇可用于植物叶绿体脱色；低浓度（10%～30%）乙醇可以代替水软化含黏液质的材料。

5. 蒸馏水 可以溶解水溶性物质，透入组织较快，但不能溶解大多数细胞内含物，透明度差，易干燥。可用于检查淀粉粒的有无或配合其他试剂检查细胞壁和细胞内含物的性质。

二、用于检查细胞壁和细胞内含物性质的试剂

1. 间苯三酚试液 常与浓盐酸配用，检查木化细胞壁。加间苯三酚试液 1～2 滴，稍放置，再加浓盐酸 1 滴，木化细胞壁因木化程度不同，显淡红色、红色或紫红色。

2. 氯化锌碘试液 检查纤维素细胞壁。加氯化锌碘试液或先加碘试液后，稍放置，用滤纸条吸去多余的碘液，再加 66% 硫酸溶液，纤维素细胞壁显蓝色或紫色。

3. 苏丹Ⅲ试液 检查角质化或栓质化细胞壁，以及脂肪油、挥发油和树脂等细胞内含物。加苏丹Ⅲ试液，放置 15 分钟以上，或微加热，角质化、栓化细胞壁显桔红色至红色；脂肪油、挥发油和树脂显桔红色、红色或紫红色。

4. 碘试液 检查淀粉粒和糊粉粒。加碘试液，淀粉粒显蓝色或蓝紫色；糊粉粒显棕色或黄棕色，后者加硝酸汞试液，显砖红色。

5. α–萘酚试液 常与浓硫酸配用，检查菊糖等。

6. 钌红试液 检查黏液质。加钌红试液，黏液质显红色。也可用 95% 乙醇装片，观察黏液细胞形状后，自玻片的一边引入 1 滴蒸馏水，可见黏液细胞逐渐膨胀，黏液质溶解而扩散。

7. 稀醋酸 草酸钙结晶加稀醋酸后不溶解。

8. 稀盐酸 加稀盐酸，草酸钙结晶和碳酸钙结晶均溶解，而碳酸钙结晶溶解并产生气泡。

9. 稀硫酸（20%） 加 20% 硫酸，草酸钙结晶和碳酸钙结晶均溶解，并可产生硫酸钙针晶，而碳酸钙结晶溶解并产生气泡。硅质块在各种稀酸中均不溶解。

三、试验观察

1. 淀粉粒 取半夏粉末水装片，观察淀粉粒的类型、形状，观察脐点的形状、位置，层纹的有无。用碘试液检验。

2. 石细胞 取黄柏粉末少许，制水合氯醛加热透化片，观察并描述石细胞的形状、颜色，观察细胞壁及孔沟的特征。

用间苯三酚–浓盐酸制片，观察和描述石细胞壁的木化情况。

3. 纤维 取肉桂粉末少许，制水合氯醛透化片，观察并描述韧皮纤维的分布状态、形状、颜色、细胞壁的特征，测量细胞的长度和直径。用间苯三酚–浓盐酸制片，观察和描述细胞壁的木化情况。

4. 木栓细胞 取黄芪粉末少许，制水合氯醛透化片，观察并描述木栓细胞的存在状态、切面观和表面观的形状、颜色。用间苯三酚–浓盐酸试液制片，观察和描述木栓细胞的木化情况；用苏丹Ⅲ试液制片，观察和描述木栓细胞的木栓化情况。

5. 草酸钙针晶 取山药粉末少许，制水合氯醛加热透化片，观察并描述草酸钙晶体的类型、存在状态。

6. 碳酸钙晶体（钟乳体） 取穿心莲粉末少许，制水合氯醛加热透化片，观察并描述碳酸钙晶体的分布状态、形状、颜色。在制片边缘滴加少许盐酸，观察钟乳体的变化和产生的现象。

7. 草酸钙晶体 取大黄粉末少许，制水合氯醛加热透化片，观察并描述草酸钙晶体的形态、大小、颜色。加20%硫酸检查。

8. 硅质块晶体 取石斛粉末或药材纵切，制水合氯醛加热透化。观察并描述硅质块形状、大小、颜色。加稀酸检查。

9. 菊糖 取木香或桔梗粉末少许，用水或水合氯醛制片（不透化），观察并描述菊糖的分布状态、形状、颜色及表面特征。加 α - 萘酚试液与浓硫酸检查。

10. 非腺毛 分别取石韦、金银花、艾叶粉末或药材碎片少许，制水合氯醛透化片，观察并描述非腺毛的分布状态、类型、形状、颜色、表面特征、细胞的数目和组成情况。

11. 腺毛 分别取金银花、洋金花等粉末少许，制水合氯醛透化片，观察并描述腺毛的分布状态、形状、颜色、表面特征、腺头和腺柄细胞的数目和组成情况。

12. 腺鳞 取薄荷粉末或药材碎片少许，制水合氯醛透化片，观察并描述腺鳞的分布状态、形状、颜色、表面特征、腺头和腺柄细胞的数目和组成情况，测量腺毛头部、柄部的直径。

13. 花粉粒 分别取洋金花、红花等粉末，水合氯醛透化，观察并描述花粉粒的形状、颜色、表面特征等。

【作业】

（1）熟记常用显微鉴定试剂的性质和应用方法。

（2）记录实验观察内容和检查结果。

（李　峰）

实验三　中药品质常规检测技术

【目的要求】

（1）掌握中药水分测定法。

（2）掌握中药灰分测定法。

（3）熟悉中药浸出物测定方法。

（4）熟悉中药挥发油测定方法。

【仪器、试剂、材料】

1. 仪器　水分测定仪、坩埚、马福炉、挥发油测定仪、粉碎机、电热套、玻璃冷凝器、硬质圆底烧瓶、干燥器、电子天平、扁型称量瓶、二号筛、锥形瓶、沸石或玻璃珠等。

2. 试剂　甲苯、蒸馏水、乙醇、五氧化二磷干燥剂、稀盐酸、乙醚。

3. 药材　丁香、大黄。

【实验内容】

一、中药品质常规检测技术介绍

1. 水分测定法　测定用的供试品，一般先破碎成直径不超过3mm的颗粒或碎片；直径和长度在3mm以下的可不破碎；减压干燥法需通过二号筛。

第一法（烘干法）　本法适用于不含或少含挥发性成分的药品。

测定法　取供试品2~5g，平铺于干燥至恒重的扁形称量瓶中，厚度不超过5mm。疏松供试品不超过10mm，精密称定。打开瓶盖在100~105℃干燥5小时，将瓶盖盖好，移置干燥器中，冷却30分钟，精密称定，再在上述温度干燥1小时，冷却，称重，至连续两次称重的差异不超过5mg为止。根据减失的重量，计算供试品中含水量（%）。

第二法（甲苯法）　本法适用于含挥发性成分的药品。

仪器装置，如图3-1。A为500ml的短颈圆底烧瓶；B为水分测定管；C为直形冷凝管，外管长40cm。使用前，全部仪器应清洁。并置烘箱中烘干。

测定法　取供试品适量（约相当于含水量1~4ml），精密称定，置A瓶中，加甲苯约200ml，必要时加入干燥、洁净的沸石或玻璃珠数粒。将仪器各部分连接，自冷凝管顶端加入甲苯，至充满B管的狭细部分。将A瓶置电热套中或用其他适宜方法缓缓加热，待甲苯开始沸腾时，调节温度。使每秒钟馏出2滴。待水分完全馏出，即测定管刻度部分的水量不再增加时。将冷凝管内部先用甲苯冲洗。再用饱蘸甲苯的长刷或其他适宜的方法，将管壁上附着的甲苯推下，继续蒸馏5分钟，放冷至室温，拆卸装置，如有水黏附在B管的管壁上，可用蘸甲苯的铜丝推下，放置，使水分与甲苯完全分离〔可加亚甲蓝粉末少量，使水染成蓝色。以便分离观察〕。检读水量，并计算供试品中的含水量（%）。

〔附注〕用化学纯甲苯直接测定，必要时甲苯可先加水少量、充分振摇后放置。将水层分离弃去，经蒸馏后使用。

第三法（减压干燥法）　本法适用于含有挥发性成分的贵重药品。

减压干燥器　取直径12cm左右的培养皿，加入五氧化二磷干燥剂适量，使铺成0.5~1cm的厚度，放入直径30cm的减压干燥器中。

测定法　取供试品2~4g，混合均匀，分取约0.5~1g，置已在供试品同样条件下干燥并称重的称量瓶中，精密称定，打开瓶盖，放入上述减压干燥器中，减压至2.67kPa（20mmHg）以下持续半小时，室温放置24小时。在减压干燥器出口连接无水氧化钙干燥管，打开活塞，待内外压一致，关闭活塞，打开干燥器，盖上瓶盖，取出称量瓶迅速精密称定重量，计算供试品中的含水量（%）。

图3-1

五氧化二磷和无水氧化钙为干燥剂，干燥剂应保持有效状态。

第四法（气相色谱法）　详见《中国药典》（一部）2010年版附录Ⅸ H。

2. 灰分测定

（1）总灰分测定法　测定用的供试品需粉碎，使能通过二号筛，混合均匀后，取供试品2~3g（如须测定酸不溶性灰分，可取供试品3~5g），置炽灼至恒重的坩埚中，称定重量（准确至0.01g），缓缓炽热，注意避免燃烧，至完全炭化时，逐渐升高温度至500~600℃，使完全灰化并至恒重；根据残渣重量，计算供试品中总灰分的含量（%）。

如供试品不易灰化，可将坩埚放冷，加热水或10%硝酸铵溶液2ml，使残渣湿润、然后置水浴上蒸干，残渣照前法炽灼，至坩埚内容物完全灰化。

（2）酸不溶性灰分测定法　取（1）所得的灰分，在坩埚中小心加入稀盐酸约10ml，用表面皿覆盖坩埚，置水浴上加热10分钟，表面皿用热水5ml冲洗、洗液并入坩埚中，用无灰滤纸滤过，坩埚内的残渣用水洗于滤纸上，并洗涤至洗液不显氯化物反应为止。滤渣连同滤纸移置同一坩埚中，干燥，炽灼至恒重。根据残渣重量，计算供试品中酸不溶性灰分的含量（%）。

3. 浸出物含量测定

（1）水溶性浸出物测定法　测定用的供试品需粉碎，使能通过二号筛，并混合均匀。

冷浸法　取供试品约4g，精密称定，置250~300ml的锥形瓶中，精密加水100ml，密塞，冷浸，前6小时内时时振摇，再静置18小时，用干燥滤器迅速滤过，精密量取续滤液20ml，置已干燥至恒重的蒸发皿中，在水浴上蒸干后，于105℃干燥3小时，置干燥器中冷却30分钟，迅速精密称定重量，除另有规定外，以干燥品计算供试品中水溶性浸出物的含量（%）。

热浸法　取供试品2~4g，精密称定，置100~250ml的锥形瓶中，精密加水50~

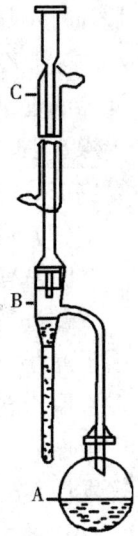

100ml，密塞，称定重量，静置 1 小时后，连接回流冷凝管。加热至沸腾、并保持微沸 1 小时。放冷后，取下锥形瓶，密塞，再称定重量，用水补足减失的重量，摇匀，用干燥滤器滤过，精密量取滤液 25ml，置已干燥至恒重的蒸发皿中，在水浴上蒸干后，于 105℃ 干燥 3 小时，置干燥器中冷却 30 分钟，迅速精密称定重量。除另有规定外，以干燥品计算供试品中水溶性浸出物的含量（%）。

（2）醇溶性浸出物测定法　照水溶性浸出物测定法测定。

除另有规定外。以各品种项下规定浓度的乙醇代替水为溶剂。

（3）挥发性醚浸出物测定法　取供试品（过四号筛）2~5g，精密称定，置五氧化二磷干燥器中干燥 12 小时。置索氏提取器中，加乙醚适量，除另有规定外，加热回流 8 小时，取乙醚液，置干燥至恒重的蒸发皿中，放置，挥去乙醚，残渣置五氧化二磷干燥器中干燥 18 小时，精密称定，缓缓加热至 105℃，并于 105℃ 干燥至恒重。其减失重量即为挥发性醚浸出物的重量。

4. 挥发油测定　测定用的供试品。除另有规定外，需粉碎使能通过二号至三号筛，并混合均匀。

仪器装置　如图 3-2。A 为 1000ml（或 500ml，2000ml）的硬质圆底烧瓶。上接挥发油测定器 B，B 的上端连接回流冷凝管 C，以上各部均用玻璃磨口连接，测定器 B 应具有 0.1ml 的刻度。全部仪器应充分洗净，并检查接合部分是否严密，以防挥发油逸出。

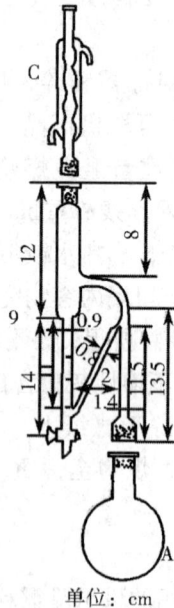

单位：cm

图 3-2　挥发油测定装置

注：装置中挥发油测定器的支管分岔处应与基准线平行

测定法　甲法：适用于测定相对密度在 1.0 以下的挥发油。取供试品适量（约相当于含挥发油 0.5~1.0ml），称定重量（准确至 0.01g），置烧瓶中，加水 300~500ml（或适量）与玻璃珠数粒，振摇混合后，连接挥发油测定器与回流冷凝管。自冷凝管上端加水使充满挥发油测定器的刻度部分，并溢流入烧瓶时为止。置电热套中或用其他适宜方法缓缓加热至沸。并保持微沸约 5 小时，至测定器中油量不再增加，停止加热，放置片刻，开启测定器下端的活塞，将水缓缓放出，至油层上端到达刻度 0 线上面 5mm 处为止。放置 1 小时以上，再开启活塞使油层下降至其上端恰与刻度 0 线平齐，读取挥发油量，并计算供试品中挥发油的含量（％）。

乙法：适用于测定相对密度在 1.0 以上的挥发油，取水约 300ml 与玻璃珠数粒，置烧瓶中，连接挥发油测定器。自测定器上端加水使充满刻度部分，并溢流入烧瓶时为止，再用移液管加入二甲苯 1ml，然后连接回流冷凝管。将烧瓶内容物加热至沸腾，并继续蒸馏，其速度以保持冷凝管的中部呈冷却状态为度。30 分钟后，停止加热，放置 15 分钟以上，读取二甲苯的容积。然后照甲法自"取供试品适量"起，依法测定，自油层量中减去二甲苯量，即为挥发油量，再计算供试品中挥发油的含量（％）。

二、丁香水分测定

（1）选择适宜丁香的水分测定的方法。

（2）设计实验流程与步骤。

（3）准备实验仪器，安装水分测试装置。

（4）称量丁香样品 30g，按实验步骤进行水分测定。

（5）计算丁香样品含水量，判断含水量是否合格。（照附录Ⅸ H 第二法水分测定法测定，不得过 12.0%）

6. 写出实验报告。

三、大黄灰分测定

（1）选择适宜大黄的灰分测定的方法，是否要测定酸不溶性灰分。

（2）设计实验流程与步骤。

（3）准备实验仪器，安装灰分测试装置。

（4）称量大黄样品 5g，按实验步骤进行灰分测定。

（5）计算大黄样品的总灰分和酸不溶性灰分含量，判断灰分含量是否合格。（总灰分不得过 10.0%，酸不溶性灰分不得过 0.8%）

（6）写出实验报告。

四、大黄水溶性浸出物测定

（1）为什么要选择水溶性浸出物测定法项下的热浸法测定大黄的浸出物。

（2）根据实验要求，设计实验流程与步骤。

（3）准备实验仪器，安装浸出物测试装置。

（4）取大黄样品 4g，精密称定，按实验步骤进行浸出物测定。

（5）计算大黄样品的浸出物含量，判断是否合格。（照水溶性浸出物测定法项下的热浸法测定，不得少于 25.0%）

（6）写出实验报告。

【作业】

（1）写出丁香水分测定的实验报告。

（2）写出大黄灰分测定的实验报告。

（3）写出大黄浸出物测定的实验报告。

（李　峰）

实验四　根及根茎类中药鉴定（一）

【实验原理】

性状鉴定是用感观鉴定中药是否与规定的中药标准或与标准品相符合。主要进行中药品种、纯度鉴定或初步评价中药质量的优劣。本次实验的重点是观察供试品的形状、表面、断面等特征。区别来源于双子叶、单子叶、蕨类植物的根及根茎类中药。通过对单味药系统地观察和描述，确定并掌握其主要性状鉴别特征。

显微鉴定是利用显微镜、显微技术、显微化学方法等对中药进行观察、分析鉴定，应用生物制片技术和方法，观察中药不同类型的组织构造、细胞及细胞内含物的形态和特征。以鉴定中药的品种、纯度和质量。通过对单味药系统的显微观察和描述，确定并掌握其主要显微鉴定特征。

理化鉴定是利用某些物理的、化学的或仪器分析方法，鉴定中药的真实性、纯度和品质优劣程度的一种鉴定方法。主要包括物理常数测定、微量升华、电泳分析、化学定性定量分析、分光光度法、色谱鉴定法、质谱鉴定法、核磁共振光谱鉴别、聚类分析、热分析等。

【目的要求】

（1）掌握狗脊、贯众、大黄、牛膝、商陆、何首乌等药材的性状鉴别特征。
（2）掌握大黄、何首乌、商陆、川牛膝、怀牛膝异型维管束的组织结构及特征。
（3）掌握大黄、何首乌的显微鉴别特征。
（4）掌握大黄的理化鉴别方法。

【仪器、试剂、材料】

1. 仪器　生物显微镜、微量升华装置、滤纸、解剖针、镊子、载玻片、盖玻片、紫外光灯。

2. 试剂　氢氧化钠、甲醇、45%乙醇、水合氯醛、稀甘油、甘油醋酸、间苯三酚 – 浓盐酸。

3. 药材　贯众、大黄、土大黄、何首乌、虎杖、牛膝、川牛膝、商陆等。

4. 永久制片　大黄、牛膝、川牛膝、何首乌、商陆。

5. 粉末　大黄、何首乌。

【实验内容】

(1) 大黄、牛膝、商陆、何首乌等药材性状鉴别。

(2) 大黄、商陆、怀牛膝、川牛膝、何首乌等异型维管束的观察。

(3) 大黄、何首乌粉末鉴定。

(4) 大黄理化鉴定。

【实验方法】

1. 性状鉴别

(1) 大黄　表面黄棕色至红棕色,具类白色网纹,根茎顶部横切面可见排成1~3环的"星点"(异常维管束)并有部分散在,中下部横切面"星点"多排成一环或渐散在,而根的横切面不具"星点",有放射状纹理。气香,味苦涩,嚼之黏牙。

(2) 川牛膝　根较粗,直径0.5~3cm,表面灰褐色。断面淡黄色筋脉小点(异常维管束)断续排成3~8轮同心环,质硬韧。

(3) 怀牛膝　根细长圆柱形,直径0.5~1cm,表面灰黄或淡棕色,久贮色加深。质硬韧,受潮复柔软。端面角质样,黄白色筋脉小点(异常维管束)断续排列成2~4轮同心环。

(4) 商陆　多为横切或纵切厚片,横切片可见多轮凹凸不平的同心性环纹(异常维管束),口尝有麻舌感。

(5) 何首乌　不规则块状,表面红棕色或灰红褐色,质坚体重,横切面黄棕色,粉性,可见云锦状花纹(异常维管束),中央木心明显。

(6) 乌头　为不规则圆锥形,稍弯曲,顶端常有残茎,中部多向一侧膨大,长2~7.5cm,直径1.2~2.5cm。表面棕褐色或灰棕色,皱缩,有瘤状侧根及子根痕。质坚实,断面类白色或浅灰黄色,形成层环多角形。气微,味辛辣、麻舌。

(7) 附子根据炮制方法不同,有盐附子、黑顺片、白附子之分。

①盐附子　侧根呈圆锤形,长4~7cm、直径3~5cm。顶端宽大,中央有凹陷的根芽痕,周围有瘤状突起的支根或支根痕。质重而坚硬。横切面灰褐色,有充满盐霜的小空隙及多角形环纹,环纹内侧导管束排列不整齐。气微、味咸而麻,刺舌。以个大、质坚实、灰黑色、表面光滑者为佳。

②黑顺片　为纵切片,上宽下窄,长1.7~5cm,宽0.9~3cm,厚0.2~0.5cm。外皮黑褐色,切面暗黄色,油润光泽,半透明,有纵向导管束。质硬而脆,断面角质样。气微、味淡。以片大、均匀、棕黄色、有光泽者为佳。

③白附片　无外皮,黄白色,半透明,厚约0.3cm。以片均、黄白色、半透明者为佳。

(8) 白芍　根呈圆柱形,长5~18cm,直径1~3cm,表面浅棕色或类白色,光滑,隐约可见横长皮孔及纵皱纹,有细根痕或残留棕褐色的外皮。质坚实,不易折断,断面类白色或微红色,角质样,形成层环明显,木部有放射线纹理。气微、味微苦而酸。

(9) 赤芍　呈圆柱形,稍弯曲,长5~40cm,直径0.5~3cm。表面棕褐色,粗糙,有纵沟及皱纹,并有须根痕及横向皮孔,有的外皮易脱落。质硬而脆,易折断,断面粉白色或粉红色，皮部窄，木部放射状纹理明显，有的有裂隙。气微香，味微苦、酸涩。

（10）防己　本品呈不规则圆柱形、半圆柱形或块状，多弯曲，长 5 ~ 10cm，直径 1 ~ 5cm。表面淡灰黄色，弯曲处有深陷的横沟而成结肠状。体重，质坚实，断面平坦，灰白色，富粉性，有放射状纹理。气微，味苦。

2. 显微鉴别

（1）牛膝根横切面：木栓层细胞数列。异常维管束 2 ~ 4 轮，最外一轮维管束较小，有的仅有 1 个导管，形成层成环，向内维管束较大，木质部有导管和纤维束，束间形成层不明显。中心木质部集中成 2 ~ 3 分叉。薄壁细胞含少量草酸钙砂晶。

（2）川牛膝根横切面：木栓层细胞多列。异常维管束 4 ~ 11 轮，每一维管束内纤维较多。中央木质部集成 2 ~ 8 分叉。薄壁细胞含草酸钙砂晶较多。

（3）大黄根茎横切面：木栓层和皮层多已除去，韧皮部散有黏液腔，木质部导管稀少，髓部大，其内散生或环列异型维管束，形成层环状，木质部位于形成层外方，射线呈星状射出。薄壁组织内散有黏液腔，薄壁细胞含淀粉粒及大型草酸钙簇晶。

（4）大黄粉末鉴别特征：先以甘油醋酸试液装片，观察淀粉粒的类型和形状特点，淀粉粒单粒呈圆球形或长圆形，脐点多星状，复粒 2 ~ 7 分粒组成。再以水合氯醛试液透化装片镜检：草酸钙簇晶大，20 ~ 160 ~ 190μm，棱角多短钝；导管主为网纹，少具缘纹孔及螺纹导管，非木化或微木化。

3. 理化鉴别

（1）微量升华　取大黄粉末少许进行微量升华，收集升华物镜检，可见菱形或针状、羽毛状黄色结晶，结晶加氢氧化钠试液则溶解并显红色。

（2）大黄类药材纸层析　取粉末 0.2g，加甲醇温浸 10 分钟，放冷，取上清液各 10μl 分别点于滤纸上，以 45% 乙醇展开，取出，晾干，放置 10 分钟，置 365nm 紫外光灯下观察。不得显持久亮紫色荧光。（检查土大黄苷）

【作业】

（1）绘制牛膝、川牛膝横切面组织简图。

（2）绘制大黄、何首乌粉末主要鉴别特征图。

（3）绘制大黄微量升华物镜检图，并注意反应现象。

（彭艳丽）

实验五　根及根茎类中药鉴定（二）

【目的要求】

(1) 掌握陈列药材的性状鉴别特征。

(2) 掌握黄连、甘草、人参的显微鉴别特征。

(3) 掌握人参的荧光鉴别特征。

【仪器、试剂、材料】

1. 仪器　紫外光灯、试管、蒸发皿、水浴锅、漏斗、滤纸。

2. 试剂　水合氯醛、甘油、三氯化锑饱和的三氯甲烷溶液、乙醇。

3. 药材　黄连、甘草、人参、当归、白花前胡、川芎、防风等。

4. 永久制片　黄连、甘草、人参。

5. 粉末　黄连、甘草、人参。

【实验内容】

(1) 黄连、甘草、人参、当归、白花前胡、川芎、防风等性状鉴别。

(2) 黄连、甘草、人参的显微鉴别。

(3) 黄连、人参的理化鉴别。

【实验方法】

1. 性状鉴别

(1) 甘草　根呈圆柱形，长 25～100cm，外皮红棕色或暗棕色，松紧不等，具横向皮孔，有明显的纵皱纹、沟纹及细根痕。两端切面中央下陷。质坚而重，断面纤维性，淡黄色，具粉性。具明显的形成层环纹及放射状纹理，有裂隙。气微，味甜而特殊。根茎表面有芽痕。横切面中央有髓。

(2) 人参　商品主要有野山参（野生品）和园参（栽培品）。园参的规格主要有生晒参、红参、白参及参须。

野山参　主根粗短，多具 2 个分枝，有的呈"人"形，上端有细密而深陷的环纹。芦头（根茎）细长，几与主根等长，密具芦碗（茎痕），其下有 1～3 个下垂的不定根（芋）。支根有许多细长的须根，可见疣状突起。

生晒参　主根纺锤形或圆柱形，长 3～15cm，直径 1～2cm。表面灰黄色，上部或全体具疏浅断续的粗横纹及明显的纵皱纹。下部支根 2～3 条，全须生晒参着生多数细长的须根。须根上着生不明显的细小的疣状突起。（根茎）芦头长 1～4cm，直径 0.3～1.5cm，多拘挛及弯曲，具不定根（芋）和稀疏的凹窝状茎痕（芦碗）。横切面形成层环明显，散有棕色小点。味苦而回甜。

红参　全体红棕色，半透明，偶有不透明的暗棕色斑点。具纵沟、皱纹及细根痕，上部可见环纹，下部有的具2～3条支根。根茎上有茎痕。质硬而脆，断面平坦，角质样。

白参　表面淡黄白色，全体可见加工时的点状针刺痕。味较甜。

（3）味连　多分枝，积聚成簇，常弯曲，形如鸡爪，单枝长3～6cm，直径0.3～0.8cm。表面灰黄色或黄棕色，粗糙，具不规则结节状隆起、须根及须根痕残基，有的节间表面光滑如茎秆，习称"过桥"。上部可见残存的膜质鳞叶。质硬，断面不整齐，木部金黄色，髓部、皮部红棕色。味极苦。

雅连　多单枝，微弯曲，"过桥"较长。

云连　多单枝，细小，弯曲呈钩状，形如蝎尾，少有较短的"过桥"。

（4）当归　全体（全归）长15～25cm，表面黄棕色至深褐色，外皮细密，有纵皱纹及横长皮孔。主根（归身）略呈圆柱形，长1～3cm，表面凹凸不平；根头（归头）圆钝，直径1.5～4cm，有环纹及茎叶残基；支根（归尾）直径0.3～1cm，3～5条或更多，多扭曲，有少数须根痕。质柔韧，断面黄白色或淡黄棕色，皮部厚，有棕色油点，形成层呈黄棕色环，木质部色较淡；归头断面中心通常有髓和空腔。香气浓郁，味甘、辛、微苦。

（5）白花前胡　根近圆柱形、圆锥形或纺锤形，下部有分枝，长3～15cm，直径1～2cm。根头部常有茎痕及纤维状叶鞘残基，表面灰棕色至黑褐色，上部有密集的环纹，下部有纵沟、纵皱及横向皮孔。质较柔软，干者质硬，断面不整，淡黄白色，皮部散有棕黄色油点，形成层环纹棕色、射线放射状。气芳香，味微苦、辛。

紫花前胡：根头部较粗短，极少有纤维状叶鞘残基。折断面皮部易于木部分离。气味同白花前胡。

（6）川芎　根茎为不规则结节状拳形团块，直径1.5～7cm。表面黄褐色至黄棕色，有多数平行隆起的轮节；顶端有类圆形凹窝状茎痕，下侧及轮节上有多数细小的瘤状根痕。质坚实，不易折断，断面黄白色或灰黄色，具波状环纹形成层，全体散有黄棕色油点。香气浓郁而特殊，味苦、辛、微回甜，有麻舌感。

（7）防风　根呈长圆锥形或长圆柱形，下部渐细，有的略弯曲，长15～30cm，直径0.5～2cm。表面灰棕色，粗糙，有纵皱及多数横长皮孔及点状突起的细根痕。根头部有明显密集的环纹（习称蚯蚓头），有的残存棕褐色毛状叶基。体轻，质松，易折断，断面不平坦，皮部浅棕色，有裂隙，散生黄棕色油点，木部浅黄色。气特异，味微甘。

2. 显微鉴别

（1）味连根茎横切面　木栓层为数列细胞，有时可见未脱落的表皮或鳞叶组织；皮层较宽，黄色石细胞单个或成群散在，另有根迹维管束，中柱鞘纤维呈束，木化并伴有石细胞；维管束外韧型，断续环列，髓部偶见石细胞。

雅连　与味连相似，髓部有多数石细胞群。

云连　皮层、中柱鞘及髓部均无石细胞。

（2）黄连粉末鉴别特征　石细胞鲜黄色，类方形或类圆形，直径25～64μm，长

102μm，壁较厚，有孔沟。中柱鞘纤维黄色，纺锤形或梭形，直径27～37μm，长185μm，壁厚。壁孔明显。鳞叶表皮细胞淡黄绿色，长方形，壁微波状弯曲。导管直径较小，具缘纹孔或网纹。木薄壁细胞类长方形，壁稍厚，有壁孔。

（3）甘草根横切面　木栓层为数列红棕色扁平细胞。韧皮部与木质部中均有纤维束或晶鞘纤维。束间形成层不明显。韧皮部射线常弯曲，有裂隙。薄壁细胞内含淀粉粒或草酸钙方晶。

（4）甘草粉末鉴别特征　纤维成束，壁厚，胞腔线性，晶鞘纤维易见，近无色或淡黄色。草酸钙方晶大约30μm。具缘纹孔导管直径较大，直径160μm，稀有网纹。木栓细胞红棕色多角形。棕色块状物形状不一。淀粉粒多为单粒，卵圆形或椭圆形。

（5）人参主根横切面　木栓层由数列细胞组成。皮层狭窄。韧皮部外侧有裂隙，内侧薄壁细胞排列整齐。有树脂道散在，内含黄色分泌物。近形成层处有较多而小的树脂道环列。形成层呈环状。木质部导管多单列径向稀疏排列，木射线宽广，中央可见初生木质部导管。薄壁细胞中含有草酸钙簇晶和淀粉粒，簇晶棱角锐尖。

（6）人参粉末鉴别特征（生晒参）　树脂道碎片易见，内含黄色块状或滴状分泌物。导管多为网纹或梯纹。草酸钙簇晶棱角锐尖。木栓细胞方形或多角形，壁薄，略呈波状弯曲。淀粉粒众多，单粒球形，复粒2～6粒复合。

3. 理化鉴别

（1）黄连根茎折断面在紫外光灯下观察显金黄色荧光，木质部尤为显著。

（2）取人参粉末0.5g，加乙醇5ml，振摇5分钟，过滤。取滤液少量，置蒸发皿中蒸干，滴加三氯化锑饱和的三氯甲烷溶液，再蒸干，呈紫色。（检查甾萜类）

【作业】

（1）绘制黄连、甘草横切面组织简图。

（2）绘制黄连、甘草、人参粉末主要鉴别特征图。

（3）记录理化鉴别结果。

（彭艳丽）

实验六　根及根茎类中药鉴定（三）

【目的要求】

（1）掌握陈列药材的性状鉴别特征。

（2）掌握龙胆、苍术的显微鉴别特征。

（3）掌握龙胆、苍术的理化鉴别结果与方法。

【仪器、试剂、材料】

1. 仪器　紫外光灯、试管、蒸发皿、水浴锅、漏斗、滤纸。

2. 试剂　水合氯醛、甘油、三氯化锑饱和的三氯甲烷溶液、乙醇。

3. 药材　龙胆、丹参、苍术、白术、黄芩、巴戟天、桔梗、党参、木香等。

4. 永久制片　龙胆、苍术、桔梗、党参。

5. 粉末　龙胆、苍术、桔梗、党参。

【实验内容】

（1）龙胆、丹参、苍术、白术、黄芩、巴戟天、桔梗、党参、木香等性状鉴别。

（2）龙胆、苍术、桔梗、党参的显微鉴别。

（3）苍术的理化鉴别。

【实验方法】

1. 性状鉴别

（1）龙胆　根茎呈不规则块状，长 1～3cm，直径 3～10cm。上端有茎痕或残留的茎基，周围及下端着生多数细长的根。根圆柱形，略扭曲，长 10～20cm，直径 2～5mm，根茎灰棕色或深棕色，根淡黄色或黄棕色，上部多有显著的横皱纹，下部有纵皱纹及细根痕。断面略平坦，黄棕色，木部有 5～8 个黄白色点状木质部束环列，习称"筋脉点"，髓明显。质脆，易折断。气微，味极苦。

坚龙胆　根茎呈不规则结节状，疏生细长而稍弯曲的根。根长 8～20cm，直径 1～3mm。表面黄棕色或红棕色，有细纵皱纹，无横皱纹，外皮易脱落。质硬脆，易折断，断面棕色，中央木部呈黄白色圆心，易与皮部分离。

（2）丹参　根茎短粗，顶端有时残留茎基。根数条，长圆柱形，略弯曲，有的分枝并具须状细根，长 10～20cm，直径 0.3～1cm。棕红色或暗棕红色，粗糙，具纵皱纹。老根外皮疏松，多显紫棕色，常呈鳞片状剥落。质硬而脆，断面疏松，有裂隙或略平整而致密，皮部棕红色，木部灰黄色或紫褐色，导管束黄白色，呈放射状排列。气微，味微苦涩。

（3）黄芩　本品呈圆锥形，扭曲，长 8～25cm，直径 1～3cm。表面棕黄色或深黄色。有稀疏的疣状细根痕，上部较粗糙，有扭曲的纵皱纹或不规则的网纹，下部有顺纹和细皱纹，质硬而脆，易折断。断面黄色，中心红棕色；老根中央呈枯朽状或中空，暗棕色或棕黑色。气微，味苦。

栽培品较细长，多分枝。表面浅黄棕色，外皮紧贴，纵皱纹较细腻。断面黄色，略成角质样。味微苦。

（4）巴戟天　药材呈扁圆柱形，略弯曲，长短不等，直径 0.5～2cm。表面灰黄色至暗灰色。具纵纹及横裂纹，有的皮部横向断离露出木部；质韧，断面皮部厚，紫色或淡紫色，易与木部剥离；木部坚硬，黄棕色或黄白色，直径 1～5mm。气微，味甘而微涩。

（5）天花粉　药材呈不规则圆柱形，纺锤形或瓣块状。长 8～16cm，直径 1.5～5.5cm。表面黄白色或淡棕黄色，有纵皱纹、细根痕及略凹陷的横长皮孔，偶见黄棕色的外皮残留。质坚实。断面白色或黄白色，富粉性，横切面可见黄色小孔（导管），略呈放射状排列；纵切面可见黄色条纹（木质部）。气微，味微苦。

（6）桔梗　圆柱形或纺锤形，下部渐细，有的有分枝，略扭曲，长 7～20cm，直径 0.7～2cm。表面白色或淡黄白色，不去外皮者黄棕色至灰棕色。具纵扭皱沟，并有横向皮孔样斑痕及支根痕，上部有横纹。有的顶端有较短的根茎"芦头"，其上有数个半月形的茎痕。质脆，易折断。断面不平坦，形成层环棕色，皮部类白色，有裂隙，木部淡黄白色。气微，味微甜后苦。

（7）党参　根药材呈长圆柱形，稍弯曲，长 10～35cm，直径 0.4～2cm。

表面黄棕色至灰棕色，根头部有多数疣状突起的茎痕及芽，每个茎痕的顶端呈凹下的圆点状（狮子盘头）。野生品的根头下有致密的横环纹，几达全长的一半；栽培品横纹少或无。全体有纵皱纹及散在的横长皮孔，支根断落处常有黑褐色胶状物。质稍硬或略带韧性。断面稍平坦，有裂隙或放射状纹理，皮部淡黄白色至淡棕色，木部淡黄色。有特殊香气，味微甜。

素花党参（西党参）　长 10～35cm，直径 0.5～2.5cm。表面黄白色至灰黄色，根头下有致密的横环纹达全长的一半以上。断面裂隙较多，皮部灰白色至淡棕色，木部淡黄色。

川党参　长 10～45cm，直径 0.5～2cm。表面灰黄色至淡棕色，有明显不规则的纵沟。质较软而结实；断面裂隙较少，皮部黄白色，木部淡黄色。

（8）木香　药材略呈圆柱形，枯骨状或纵剖片，长 5～10cm，直径 0.5～5cm。表面黄棕色至灰褐色，有明显的皱纹、纵沟及侧根痕。有时可见细小网状纹理。质坚，不易折断，断面灰褐色至暗褐色，周边灰黄色或浅棕黄色，形成层环棕色，有放射状纹理及散在的褐色点状油室。体重，难折断。气香特异，味微苦。

（9）白术　呈不规则肥厚团块或拳状团块，长 3～13cm，直径 1.5～7cm。表面灰黄色或灰棕色，有不规则的瘤状突起及断续的纵皱和沟纹，并有须根痕，顶端有残留茎基和芽痕。质坚硬，不易折断。断面不平坦。断面淡黄白色至淡棕色，略有菊花纹及分散的棕黄色油点。烘术断面角质样，色较深，有裂隙。气清香，味甜微辛，嚼之略带黏性。

（10）茅苍术　呈不规则连珠状或结节状圆柱形，略弯曲，偶有分枝，长 3～10cm，直径 1～2cm。表面灰棕色，有皱纹，横曲纹及残留的须根，顶端有茎痕及残留的茎基。

质坚实。断面黄白色或灰白色，散有多数橙黄色或棕红色油点，习称"朱砂点"；暴露稍久，可析出白毛状结晶，习称"起霜"。香气特异，味辛、苦。

北苍术　呈疙瘩状或结节状圆柱形，长 4 ~ 9cm，直径 1 ~ 4cm。表面棕黑色，除去外皮黄棕色。质较疏松，断面散有黄棕色油点，无白毛状结晶析出。香气较淡，味微甘、辛、苦。

2. 显微鉴别

（1）龙胆根横切面：表皮有时残存，皮层狭窄，外皮层细胞一列类方形或扁圆形细胞。壁稍增厚，木化。内皮层明显，细胞切向延长。每一细胞有纵向壁分隔成 2 ~ 18 个子细胞。韧皮部宽广，外侧多具裂隙，筛管群多分布于内侧。形成层不连成环。木质部 8 ~ 10 个，导管 V 字形排列。髓部明显。薄壁细胞含草酸钙小针晶。

（2）茅苍术根茎横切面　木栓层夹有石细胞带 1 至数条不等，每一石细胞带由 2 ~ 3 层类长方形的石细胞组成。皮层宽广，其间散有大型油室，长径 225 ~ 810μm，短径 135 ~ 450μm。韧皮部狭小。木质部内侧有纤维束，和导管群相间排列；射线较宽，射线和髓部均散有油室。薄壁细胞含有菊糖和细小的草酸钙针晶。

（3）茅苍术粉末（棕黄色）　石细胞单个或成群，类圆型、类长方形或多角形，淡黄色或黄色，长 20 ~ 80μm，壁极厚，木化，孔沟明显，有时和木栓细胞连在一起。纤维梭形，常成束，直径 50μm，壁甚厚，木化。草酸钙针晶细小，长 5 ~ 30μm，不规则地充塞于薄壁细胞中，油室碎片多见。菊糖呈扇状或块状，表面显放射状纹理。另有导管，节较短，主为网纹，也有具缘纹孔导管。

（4）桔梗根横切面　①木栓多已除去；②皮层狭窄有裂隙；③韧皮部宽广，乳管群散在，内含黄棕色微细颗粒状物；④形成层成环；⑤木质部导管单个散在或数个相聚，呈放射状排列；⑥薄皮细胞含菊糖，呈扇形或类圆形的结晶。

（5）桔梗粉末黄白色　①菊糖众多（稀甘油装片），呈扇形或类圆形的结晶；②乳管互相连接，直径 14 ~ 25μm，管中含棕色油滴样颗粒状物；③具梯纹、网纹导管。

（6）党参根横切面　①木栓层为数列至十数列细胞，外侧有石细胞；②韧皮部宽广，外侧有裂隙，散有淡黄色乳管群，与筛管群交互排列；③形成层成环；④木质部导管单个散在或数个相聚，呈放射状排列；⑤薄壁细胞内含菊糖及淀粉粒。

（7）党参粉末（淡黄色）　①石细跑呈方形、长方形或多角形，壁不甚厚；②菊糖（水合氯醛冷装片），团块呈扇形，有放射状纹理；③乳管碎片甚多，含淡黄色颗粒状物。另有网纹导管、木栓细胞。

3. 理化鉴别　茅苍术断面置紫外光灯下不显亮蓝色荧光，北茅苍术整个断面显亮蓝色荧光。

【作业】

（1）绘制龙胆、桔梗横切面组织简图。

（2）绘制桔梗、党参、苍术粉末主要鉴别特征图。

（3）记录苍术理化试验方法与结果。

（彭艳丽）

实验七　根及根茎类中药鉴定（四）

【目的要求】

（1）掌握下列药材的性状鉴别特征：半夏、天南星、贝母类、百部、麦冬等。

（2）掌握百部、麦冬药材的显微鉴别特征。

（3）了解麦冬理化鉴别方法。

【仪器、试剂、材料】

1. 仪器　滤纸、紫外光灯、试管、锥形瓶、试管等。

2. 试剂　水合氯醛、甘油、碘试液、45%乙醇、硝酸汞试液等。

3. 药材　贝母类、半夏、南星、百部、麦冬、泽泻等。

4. 永久制片　百部、麦冬。

5. 粉末　百部、麦冬、半夏。

【实验内容】

（1）百部、麦冬、半夏、天南星、贝母类等性状鉴别。

（2）百部、麦冬组织观察。

（3）百部、麦冬、半夏粉末鉴别。

（4）麦冬理化鉴别方法及结果。

【实验方法】

1. 性状鉴别

（1）百部　直立百部块根纺锤形，上端较细长，皱缩弯曲。表面黄白色或淡棕黄色。长5～12cm。有不规则的深纵沟，间有横皱纹。质脆，断面平坦，角质样。皮部宽，中柱扁缩。气微，味甘、苦。

蔓生百部　两端稍狭长，表面多不规则皱褶及横皱纹。

对叶百部　块根粗大，长纺锤形或长条形，长8～24cm，直径0.8～2cm。表面淡棕黄色至灰棕色。具浅纵皱纹或不规则纵槽。断面中柱明显，黄白色至暗棕色。味甘、苦。

（2）川贝母　松贝类圆锥形或近球形，高3～8mm，直径3～9mm。表面类白色，外层鳞叶2瓣，大小悬殊。大瓣紧抱小瓣。未抱部分呈新月形，习称"怀中抱月"；顶端闭合，基部平坦。表面白色，富粉性。味微苦。

青贝　扁球形或圆锥形，高0.4～1.4mm，直径0.4～1.6mm。外层鳞叶2瓣，大小相近。相对抱合，顶端开裂。

炉贝　长圆锥形，较大。直径 0.5 ~ 2.5mm。外层鳞叶 2 瓣，大小相近，顶端长尖，开裂。表面具棕色斑点（虎皮斑）。

（3）浙贝母　珠贝扁球形，直径 1 ~ 2.5mm，高 1 ~ 1.5mm。外层 2 鳞叶肥厚，肾形，大小相近。相对抱合，富粉性。味苦。

大贝（元宝贝）　单瓣鳞叶呈元宝状，直径 2 ~ 3.5mm，高 1 ~ 2mm。

浙贝母片　椭圆形或类圆形。粉白色。

（4）麦冬　小纺锤形，长 1.5 ~ 3cm。表面黄白色，断面半透明，中央木心细小。

（5）半夏　药材呈类球形，有的稍偏斜，直径 1 ~ 1.5cm。表面白色或浅黄色，顶端有凹陷的茎痕，周围密布麻点状根痕；下面钝圆，较光滑。质坚实，断面洁白，富粉性。无臭，味辛辣，麻舌而刺喉。

（6）天南星　药材呈扁球形，高 1 ~ 2cm，直径 1.5 ~ 6.5cm。表面类白色或淡棕色，较光滑，有的皱缩，顶端有凹陷的茎痕，周围有麻点状根痕，有的块茎周边具球状侧芽。质坚硬，不易破碎，断面不平坦，色白，粉性。气微辛，味麻辣。

（7）泽泻　药材呈类球形、椭圆形或卵圆形，长达 7cm，直径 2 ~ 6cm。表面黄白色或淡黄棕色，未除去粗皮者显淡棕色，有不规则横向环状浅沟纹及多数细小突起的须根痕，底部有的有瘤状芽痕。质坚实，断面黄白色，粉性，有多数细孔。气微，味微苦。

（8）三棱　药材呈圆锥形，略扁，长 2 ~ 6cm，宽 2 ~ 4cm。表面黄白色或灰黄色，有刀削痕，须根痕小点状，略呈横向环状排列。体重，质坚实，断面黄白色。无臭，味淡，嚼之有麻辣感。

（9）香附　药材多呈纺锤形，有的略弯曲，长 2 ~ 3.5cm，直径 0.5 ~ 1cm。表面棕褐色或黑褐色，有纵皱纹，并有 6 ~ 10 个略隆起的环节；"毛香附"在节上常有棕色的毛须及须根痕；"光香附"较光滑，环节不明显。质硬，经蒸煮者断面黄棕色或红棕色，角质样；生晒者断面色白显粉性，内皮层环纹明显，中柱色较深，点状维管束散在。气芳香，味微苦。

2. 显微鉴别

（1）直立百部横切面　根被细胞数列，具细密的条纹。皮层宽，内皮层明显。中柱维管束辐射型。偶有导管深入髓部，髓部宽广，有时可见髓部纤维。

（2）直立百部粉末鉴别　根被细胞表面观呈长方形或多角形，壁木化，具明显致密的细条纹。导管具单斜纹孔或具缘纹孔。导管旁的薄壁细胞呈长方形，具大形单纹孔。

（3）麦冬横切面　表皮细胞一列，方形，偶见根毛，根被细胞 3 ~ 5 列，木化。皮层宽，含针晶束的黏液细胞散在，针晶长 25 ~ 30μm，内皮层细胞壁均匀增厚，木化，具通道细胞，其外侧为 1 列侧壁增厚的石细胞，细胞壁纹孔细密。中柱小，维管束辐射型，韧皮部束 16 ~ 22 束，木质部束连成环状。髓小。

（4）麦冬粉末　白色或黄白色。石细胞常与内皮层细胞上下相叠。表面观类方形或类多角形，直径 22 ~ 96μm，长至 170μm，壁厚至 16μm，有的一边甚厚薄，纹孔密，孔沟明显。草酸钙针晶散在或成束存在于黏液细胞中，针晶长 25 ~ 50μm；柱状针晶长至 88μm，直径约 8 ~ 13μm。内皮层细胞呈长方形或长条形，壁厚至 7μm，木化，纹孔点状，较稀疏，孔沟明显。木纤维细长，末端倾斜，细胞壁木化，壁孔呈稀疏点状，纹孔斜裂缝状，多相交成十字形或人字形。管胞为孔纹及网纹管胞，直径 $14 \sim 24 \mu m$。另有少数具缘纹孔导管。

（5）半夏粉末　类白色。①草酸钙针晶众多，散在或成束存在于黏液细胞中，针晶长 $20 \sim 140 \mu m$。②淀粉粒众多，单粒类圆形、半圆形或圆多角形，直径 $2 \sim 20 \mu m$，脐点呈裂缝状、星状或人字形。复粒由 $2 \sim 6$ 分粒组成。③螺纹导管直径 $10 \sim 24 \mu m$。

3. 理化鉴别　取麦冬薄片置紫外光灯（365nm）下观察，显浅蓝色荧光。

【作业】

（1）绘制百部、麦冬横切面组织简图。

（2）绘制百部、麦冬、半夏粉末鉴别特征图。

（3）记录麦冬的理化鉴别方法与结果。

（彭艳丽）

实验八　根及根茎类中药鉴定（五）

【目的要求】

（1）掌握陈列药材的性状鉴别特征。
（2）掌握菖蒲、天麻显微鉴别特征。
（3）掌握天麻的理化鉴别方法。

【仪器、试剂、材料】

1. 仪器　紫外光灯、试管、蒸发皿、水浴锅、漏斗、滤纸等。
2. 试剂　水合氯醛、甘油、三氯化锑饱和的三氯甲烷溶液、乙醇等。
3. 药材　菖蒲、知母、山药、天麻、山药、姜黄、郁金等。
4. 永久制片　菖蒲、天麻。
5. 粉末　天麻。

【实验内容】

（1）菖蒲、知母、山药、天麻、姜黄、郁金等中药性状鉴别。
（2）菖蒲、天麻横切面组织观察。
（3）天麻粉末的显微鉴别
（4）天麻的理化鉴别。

【实验方法】

1. 性状鉴别

（1）石菖蒲　根茎扁柱形，有分枝，多弯曲。表面粗造，有稀疏不均的环节，节间长0.2～0.8cm，其上有左右交互排列的三角形叶痕，点状根痕，有的有毛鳞状的叶基残余。质硬，断面白色或微红色，纤维性，可见棕色油点及环纹。气芳香，味辛。

（2）水菖蒲　扁圆柱形，少有分枝，表面具环节，节间长1～3cm，上方有大型的三角形叶痕，左右交互排列。下方有多数凹陷的圆点状根痕。质硬，断面海绵状，类白色或淡棕色。内皮层环明显，有多数小空洞及微管束小点。气较浓而特异。味辛。

（3）知母　毛知母呈长条状，微弯曲，略扁，偶有分枝。顶端有浅黄色的叶痕及茎基，习称"金包头"；上面有一凹沟，具紧密排列的环状结，结上密生黄棕色的残存叶基，由两侧向根茎上方生长；下面隆起而略皱缩，并有点状根痕。质硬，易折断，断面黄白色。味微甜，略苦，嚼之带黏性。知母肉表面白色，有扭曲的沟纹，有的可见叶痕及茎痕。

（4）山药　本品略呈圆柱形，弯曲而稍扁。表面黄白色或淡黄色，有纵沟、纵皱纹及须根痕，偶有浅棕色外皮残留。体重，质坚实，不易折断，断面白色，粉性。气微，味淡、微酸，嚼之发黏。

光山药　呈圆柱形，两端齐平，长9~18cm，直径1.5~3cm。表面光滑，白色或黄白色。

（5）姜黄　圆形姜黄：为主根茎，药材呈不规则卵圆形、圆柱形或纺锤形，长3~4cm，直径2~3cm，表面棕黄色至淡棕色，多抽皱，有明显的环节及点状下陷的须根或少数圆形侧生根茎痕，称为"蝉肚姜黄"。质坚硬，不易折断。断面棕黄色至金黄色，角质样，有蜡样光泽，内皮层环纹明显，维管束呈点状散在。气香特异，味辛，味苦。

长形姜黄：为侧生根茎，呈圆柱形或少扁，长2.5~6cm，直径0.8~1.5cm，略弯曲，常有短的分枝，一端钝圆，另一端为断面，表面有纵皱纹和明显的环节。

（6）郁金　黄丝郁金　药材呈纺锤形，有的一端细长，长2.5~4.5cm，直径1~1.5cm。表面棕灰色或灰黄色，具细皱纹，断面橙黄色，外周棕黄色至棕红色。质坚实，不易折断；横断面平滑，角质有光泽，黄色或呈黄色，内皮层环明显。气微，有浓姜味。

白丝郁金　药材呈纺锤形，长2.5~5cm，直径0.7~1.5cm。断面呈浅黄色或灰白色。

温郁金　药材呈长圆形或卵圆形，稍扁，有的微弯曲，两端渐尖，长3.5~7cm，直径1.2~2.5cm。表面灰褐色或灰棕色，具不规则纵皱纹，皱纹隆起处色较浅。质坚实，断面平滑，灰黑色，有角质样光泽，内皮层环纹明显。有樟脑香气，味微辛。

绿丝郁金　呈长椭圆形，较粗壮，长1.5~3.5cm，直径1~1.2cm。气微，味淡。桂郁金药材呈长圆锥形或长圆形，有的稍扁，大小相差悬殊，长2.5~7cm，直径0.8~1.5cm。表面具疏浅纵纹或较粗糙网状皱纹。质较脆，易折断；断面呈浅棕色。气微，味微辛苦。

（7）天麻　呈椭圆形或长条形，略扁，皱缩而稍弯曲，长3~15cm，宽1.5~6cm，厚0.5~2cm。表面黄白色至淡黄棕色，有纵皱纹及由潜伏芽排列而成的横环纹多轮，有时可见棕褐色菌索。顶端有红棕色至深棕色干枯芽苞，习称"鹦哥嘴"或"红小瓣"；或为残留茎基。另端有自母麻脱落后的圆脐形疤痕。质坚硬，不易折断。断面较平坦，黄白色至淡棕色，饮片半透明，角质样。气微，味甘。

以质地坚实沉重、有鹦哥嘴、断面明亮、无空心者（冬麻）质佳；质地轻泡、有残留茎基、断面色晦暗、空心者（春麻）质次。

2. 显微鉴别

（1）石菖蒲横切面　表皮细胞方形，皮层宽，散有外韧型叶迹维管束及纤维束和晶纤维，维管束鞘纤维成环。内皮层明显。中柱维管束周木型或外韧型，维管束鞘纤维较少，其外方围有内皮层，凯氏点明显。薄壁组织中散有类圆形油细胞，薄壁细胞内有草酸钙方晶或淀粉粒。

（2）天麻横切面　外方为残留的表皮组织，皮层外侧是1至数列切向延长的下皮细胞，壁栓化；皮层为十数列多角形细胞，有的细胞含草酸钙针晶束。有时可见细胞内有入侵的菌丝体。中柱维管束周韧型，散在。薄壁细胞含多糖类团块，遇碘试液显棕色或淡棕黄色。

（3）天麻粉末　厚壁细胞多角形或长多角形，壁孔明显。草酸钙针晶散在或成束，长 25 ~ 93μm。螺纹、网纹及环纹导管。薄壁细胞含黏液质及卵形或长椭圆形而无偏光现象的颗粒状物质，有的粘结成块，加碘液显棕色或淡棕紫色。

3. 理化鉴别

（1）取天麻粉末 1g，加水 10ml 浸渍 4 小时，时时振摇，过滤。滤液加碘试液 2 ~ 4 滴，显紫红色或酒红色（检查多糖）。

（2）取天麻粉末 1g，加 45% 乙醇 10ml 浸渍 4 小时，时时振摇，过滤，取滤液加硝酸汞试液，有白色浑浊出现，加热则沉淀析出，沉淀微显浅黄棕色。

【作业】

（1）绘制菖蒲、天麻横切面组织简图。

（2）绘制天麻粉末主要鉴别特征图。

（3）记录天麻理化试验结果。

（彭艳丽）

实验九　茎木类中药鉴定（一）

【实验原理】

性状鉴定　是用感观来鉴定中药是否与规定的药用标准或标准品相符合，主要进行中药的品种、纯度鉴定或粗略地估计其质量的优劣。本实验重点观察供试品的形状、表面纹理、颜色、气味等特征。通过对单味药性状的系统观察和描述，确定其性状鉴别的主要特征。

显微鉴定　是利用显微镜、显微技术及显微化学方法等对中药进行分析鉴定。应用生物的解剖学和显微化学原理，通过不同的显微制片，观察中药的组织构造、细胞形状、内含物的特征，以鉴定中药的品种、纯度或质量。通过对单味药组织或粉末显微特征的系统观察和描述，确定其显微鉴别的主要特征。

【目的要求】

（1）掌握木通、苏木、沉香等茎木类中药的性状鉴别特征。
（2）掌握沉香三切面的组织鉴别特征。
（3）掌握沉香粉末显微鉴别特征。

【仪器、试剂、材料】

1. 仪器　生物显微镜、目镜测微尺、镊子、解剖针、载玻片、盖玻片、酒精灯、显微量尺、放大镜等。

2. 试剂　水合氯醛试剂、稀甘油、甘油醋酸、间苯三酚、浓盐酸等。

3. 药材　木通、川木通、苏木、沉香、桑寄生、槲寄生、海风藤等。

4. 永久制片　沉香三切面（横切面、切向纵切面、径向纵切面）。

5. 粉末　沉香。

【实验内容】

（1）木通、川木通、苏木、沉香、桑寄生、槲寄生、海风藤的性状鉴别。
（2）沉香三切面显微鉴别。
（3）沉香粉末显微鉴别。

【实验方法】

1. 性状鉴别

（1）木通　本品呈圆柱形，常稍扭曲，长 30～70cm，直径 0.5～2cm。表面灰棕色至灰褐色，外皮粗糙而有许多不规则的裂纹或纵皱沟，具突起的皮孔。节部膨大或不明显，具侧枝断痕。质坚体轻，不易折断；断面不整齐，皮部较厚，黄棕色，可见淡黄色颗粒状小点，木部黄白色，射线呈放射状排列，髓小或有时中空，黄白色或黄棕色。

（2）川木通　本品为呈长圆柱形，略扭曲，长 50～100cm，直径 2～3.5cm。表面黄棕色或黄褐色，有纵向凹沟及棱线；节处膨大，有叶痕及侧枝痕。残存皮部黄棕色，木部浅黄棕色或浅黄色，有黄白色放射状纹理及裂隙，其间布满导管孔，髓部较小，类白色或黄棕色，偶有空腔。

（3）苏木　本品多呈圆柱形，连接根部的则呈不规则稍弯曲的长条状或疙瘩状，长 10～100cm，直径 3～12cm。表面暗红棕色或黄棕色，有刀削痕、红黄相间的纵条纹及细小油孔。质坚硬，沉重，断面致密，纤维性强，横断面有明显类圆形同心环纹（年轮），中央色最深，髓部有点状的闪光结晶物。气微香，味微涩。

（4）沉香　本品呈不规则块、片状或盔帽状，有的为小碎块。表面凹凸不平，有刀痕，偶有孔洞，可见黑褐色树脂与黄白色木部相间的斑纹，孔洞及凹窝表面多朽木状。质较坚实，大多不沉于水，断面刺状。气芳香，味苦。燃烧时发浓烟及强烈香气，并有黑色油状物渗出。

（5）桑寄生　茎枝呈圆柱形，长 3～4cm，直径 0.2～1cm，表面红褐色或灰色，具细纵纹及细小凸起的皮孔，有的嫩枝可见灰褐色茸毛。叶片多卷缩，具短柄，叶片展开后呈卵形或椭圆形，全缘，长 3～8cm，宽 2～5cm；表面黄褐色，革质；幼叶被细茸毛，先端钝圆，基部圆形或宽楔形。茎坚硬，木质，断面不整齐、皮部红棕色，易与木部分离，中央有小形的髓，气微，味涩。

（6）槲寄生　茎枝呈圆柱形，2～5 叉状分枝，长约30cm，直径 0.3～1cm，节部膨大，表面黄绿色、金黄色或黄棕色；有不规则纵斜皱纹。叶对生于枝鞘，易脱落，无柄；叶片呈长椭圆状披针形。长 2～7cm，宽 0.5～1.5cm；先端钝圆，基部楔形、全缘；表面金黄至黄绿色，多具横皱纹，主脉 5 出，中间 3 条明显，革质。浆果有时存在，球形，皱缩。体轻，质脆，易折断，断面不平坦，茎枝皮部黄色，疏松，形成层环明显，木部有放射状纹理，髓小。味微苦，嚼之有黏性。

（7）海风藤　本品呈扁圆柱形，微弯曲，长 15～60cm，直径 0.3～2cm。表面灰褐色或褐色，粗糙，有纵向棱状纹理及明显的节，节间长 3～12cm，节部膨大，上生不定根。体轻，质脆，易折断，断面不整齐，皮部窄，木部宽广，灰黄色，导管孔多数，射线灰白色，放射状排列，皮部与木部交界处常有裂隙，中心有灰褐色髓。气香，味微苦、辛。

2. 显微鉴别

（1）沉香（白木香）三切面组织鉴别要点

①横切面：木射线宽 1～2 列细胞，呈径向延长，壁非木化或微木化，有的具壁孔，含棕色树脂状物质。导管呈圆形或多角形，直径42～128μm，常 2～10 个成群，偶有单个散在，有的含黄棕色树脂状物质。木纤维多角形，直径 20～45μm，壁稍厚，木化。木薄

壁细胞壁薄，非木化，大多十数个成群，多在导管四周，内含黄棕色树脂状物质，或含草酸钙柱晶。内涵韧皮部薄壁组织常呈长椭圆状或条带状，细胞壁薄，非木化，内含树脂状物及丝状物（菌丝）。

②切向纵切面：射线梭形，宽 1～2 列细胞，高 4～20 个细胞。导管为具缘纹孔，长短不一，多为短节状，两端平截，具缘纹孔互列，排列紧密，导管直径约 128μm，内含黄棕色树脂块。韧型纤维细长，直径 20～30μm，壁较薄，有壁孔。内涵韧皮部薄壁细胞长方形。

③径向纵切面：木射线排列呈横向带状，高 4～20 层细胞，细胞为方形或长方形。有时可见韧型纤维，径向壁有单纹孔。

（2）沉香粉末鉴别要点 木射线大多为 1 列细胞宽，高以 5 个细胞为多见，具缘纹孔导管直径至 150μm。韧型纤维较细，直径 6～40μm。草酸钙柱晶极少，长至 80μm。

【作业】

（1）绘制沉香三切面组织详图。

（2）绘制沉香粉末显微鉴别特征图。

（卢　燕）

实验十 茎木类中药鉴定（二）

【目的要求】

（1）掌握鸡血藤、钩藤、石斛等茎木类中药的性状鉴别特征。

（2）掌握金钗石斛横切面显微鉴别特征。

（3）掌握钩藤粉末显微鉴别特征。

【仪器、试剂、材料】

1. 仪器 生物显微镜、目镜测微尺、镊子、解剖针、载玻片、盖玻片、酒精灯、显微量尺等。

2. 试剂 水合氯醛试剂、稀甘油、甘油醋酸、间苯三酚、浓盐酸等。

3. 药材 鸡血藤、大血藤、石斛、钩藤、降香、通草等。

4. 永久制片 石斛、鸡血藤、大血藤。

5. 药材粉末 钩藤、大血藤。

【实验内容】

（1）鸡血藤、大血藤、金钗石斛、钩藤、降香、通草的性状鉴别。

（2）金钗石斛、鸡血藤、大血藤横切面组织鉴别。

（3）钩藤、大血藤粉末显微鉴别。

【实验方法】

1. 性状鉴别

（1）鸡血藤 本品为椭圆形、长矩圆形或不规则的斜切片，厚 0.3~1cm。栓皮灰棕色，有的可见灰白色斑，栓皮脱落处显红棕色。质坚硬。切面木部红棕色或棕色，导管孔多数；韧皮部有树脂状分泌物呈红棕色至黑棕色，与木部相间排列呈数个同心性椭圆形环或偏心性半圆形环；髓部偏向一侧。气微，味涩。

（2）大血藤 本品呈圆柱形，略弯曲，长 30~60cm，直径 1~3cm。表面灰棕色，粗糙，外皮常呈鳞片状剥落，剥落处显暗红棕色，有的可见膨大的节和略凹陷的枝痕或叶痕。质硬，断面皮部红棕色，有数处向内嵌入木部，木部黄白色，有多数细孔状导管，射线呈放射状排列（车轮纹）。气微，味微涩。

（3）金钗石斛 本品直径 4~6mm，节间长 2.5~3cm。表面金黄色或黄中带绿色。呈"之"字形弯曲，质轻而脆，断面较疏松。气微，味苦。

（4）钩藤 本品茎枝呈圆柱形或类方柱形，长 2~3cm，直径 0.2~0.5cm。表面红棕色至紫红色者具细纵纹，光滑无毛；黄绿色至灰褐色者有的可见白色点状皮孔，被黄褐色柔毛。多数枝节上对生两个向下弯曲的钩（不育花序梗），或仅一侧有钩，另一侧为突起的疤痕；钩略扁或稍圆，先端细尖，基部较阔；钩基部的枝上可见叶柄脱落后的窝点状痕迹和环状的托叶痕。质坚韧，断面黄棕色，皮部纤维性，髓部黄白色或中空。气微，味淡。

（5）降香　本品呈类圆柱形或不规则块状；表面紫红色或红褐色，有致密的纵向纹理，可见刀削痕。质坚硬，富油性。点燃后有黑烟及油冒出，残留灰烬为白色。气香，味微苦。

（6）通草　本品呈圆柱形，长 20～40cm，直径 1～2.5cm。表面白色或淡黄色，有浅纵沟纹。体轻，质松软，稍有弹性，易折断，断面平坦，显银白色光泽，中部有直径 0.3～1.5cm 的空心或半透明的薄膜，纵剖面呈梯状排列，实心者少见。气微，味淡。

2. 显微鉴别

（1）大血藤茎横切面　①木栓层为多列细胞，内壁常木化增厚，细胞内含红棕色物质。②栓内层及皮层散有石细胞群，石细胞长形、类圆形或分枝状，胞腔内有时含草酸钙方晶。③维管束约 12 个，外韧型，由宽狭不一的射线所分隔，近形成层部位的射线中有石细胞群。④韧皮部有多数含黄棕色物的分泌细胞，常切向相接，与筛管群相间，互列成数层，韧皮部亦有少数石细胞。⑤束内形成层明显。⑥木质部导管多单个散在，类圆形，直径约至 400μm，周围有木纤维；木纤维壁厚木化。⑦髓部较窄，可见石细胞群。⑧薄壁细胞均含有棕色或红棕色物质。

（2）大血藤粉末　淡黄棕色。①具缘纹孔导管，直径约至 400μm。②石细胞众多，类卵圆形、类三角形或纺锤形，长 38～72μm，直径 25～40μm，多数胞腔内含一至数个草酸钙方晶。③木纤维窄长，直径 28～36μm，壁厚强木化，纹孔明显。④薄壁细胞内含有草酸钙方晶，长 9～45μm；⑤木栓细胞多角形，微木化。⑥分泌细胞长圆形，内含黄棕色物质。

（3）鸡血藤茎横切面　①木栓细胞数列，含棕红色物。②皮层较窄，散有石细胞群，胞腔内充满棕红色物；薄壁细胞含草酸钙方晶。③维管束异型，由韧皮部与木质部相间排列成数轮。④韧皮部最外层为石细胞群与纤维束组成的厚壁细胞层；射线多被挤压；分泌细胞甚多，充满棕红色物，常数个至 10 个切向排列成层；纤维束较多，非木化至微木化，周围细胞含草酸钙方晶，形成晶纤维，含晶细胞壁木化增厚；石细胞群散在。⑤木质部射线有的含棕色物；导管多单个散在，类圆形，直径约至 400μm；木纤维束亦均形成晶纤维；木薄壁细胞少数含棕红色物。

（4）金钗石斛茎横切面　表皮细胞 1 列，扁平，外被鲜黄色角质层。基本组织细胞大小较悬殊，有壁孔，散在多数外韧型维管束，排成 7～8 圈。维管束外侧纤维束新月形或半圆形，其外侧薄壁细胞有的含类圆形硅质块，木质部有 1～3 个导管直径较大。含草酸钙针晶细胞多见于维管束旁。

（5）钩藤粉末显微鉴别要点　淡黄棕色。表皮细胞棕黄色，类方形、多角形或稍延长，直径达 32μm，壁稍增厚，细胞内有油滴状物，断面观可见较厚的角质层。韧皮纤维直径 16～42μm，壁极厚，木化，具明显的单斜纹孔。导管为螺纹、网纹、梯纹及具缘纹孔。薄壁细胞中含有草酸钙砂晶。

【作业】

（1）绘制石斛、大血藤横切面组织简图。

（2）绘制钩藤、大血藤粉末特征图。

（卢　燕）

实验十一　皮类中药鉴定（一）

【实验原理】

1. 性状鉴定　是用感观来鉴定中药是否与规定的药用标准或标准品相符合，主要进行中药的品种、纯度鉴定或粗略地估计其质量的优劣。本实验重点观察供试品的性状、表面、断面和气味等特征，确定皮类中药的鉴定特征。通过对单位药性状特征的系统观察和描述，确定其性状鉴别的主要特征。

2. 显微鉴定　是利用显微镜、显微技术及显微化学方法等对中药进行分析鉴定。应用生物的解剖学和显微化学原理，通过不同的显微制片，观察中药的组织构造、细胞性状、内含物的特征，以鉴定中药的品种、纯度或质量。通过对单味药组织或粉末显微特征的系统观察和描述，确定其显微鉴别的主要特征。

3. 理化鉴定　是利用某些物理的、化学的或仪器分析方法，鉴定中药的真实性、纯度和品质优劣程度的一种鉴定方法。主要包括物理常数测定、微量升华、电泳分析、化学定性定量分析、分光光度法、色谱鉴定法、质谱鉴定法、核磁共振光谱鉴别、聚类分析、热分析等。

【目的要求】

（1）掌握丹皮、厚朴、肉桂等重点中药材的性状鉴别特征。
（2）掌握厚朴、肉桂组织结构及鉴别特征。
（3）掌握丹皮、厚朴、肉桂等粉末鉴别特征。

【仪器、试剂、材料】

1. 仪器　显微鉴别常用实验器具。
2. 试剂　水合氯醛试液，稀甘油试液等。
3. 药材　丹皮、厚朴、肉桂。
4. 永久制片　厚朴、肉桂。
5. 粉末　丹皮、厚朴、肉桂。

【实验内容】

（1）厚朴、肉桂、丹皮等的性状鉴别。
（2）厚朴、肉桂组织结构及特征的观察。
（3）厚朴、肉桂、丹皮等粉末鉴定。

【实验方法】

1. 性状鉴别

（1）厚朴：干燥品呈卷筒状或双卷筒状，近根部的干皮一端展开如喇叭口。外表粗糙，有明显的椭圆形皮孔，内表面较平滑，紫棕色，划之显油痕。质坚硬油润。断面外侧颗粒性，内侧纤维性，有时可见多数发亮的细小结晶（厚朴酚结晶）。气香、味苦、带辛辣感。根朴似鸡肠。枝朴皮薄呈单筒状，断面纤维性。

（2）肉桂：呈槽状或卷筒状，外表面有横向突起的皮孔，内表面红棕色，用指甲可划出油痕。断面外层颗粒性，内层油润，红棕色，中间有一条黄棕色的线纹（石细胞环带）。香气浓烈，味甜辣。根据采收加工方法不同，可分为桂通、企边桂、板桂、桂碎等。

（3）丹皮：呈筒状或半圆筒块片状，有纵剖开的裂隙；外表面灰褐色或黄褐色，刮丹皮外表面淡灰黄色、粉红色或淡红棕色。内表面有明显纵细的纹理及白色结晶（丹皮酚结晶）。质硬脆，折断面较平坦，粉性。有特殊香气，味苦而涩，有麻舌感。

2. 显微鉴别

（1）厚朴横切面：木栓层为10余列细胞；有的可见落皮层。皮层外侧有石细胞环带（栓内层），内侧散有多数油细胞和石细胞群。韧皮部射线宽1～3列细胞；纤维多数个成束；亦有油细胞散在。

（2）肉桂横切面：数列木栓细胞最内层细胞的外壁特厚，木化。皮层散有石细胞、油细胞及黏液细胞。中柱鞘部位有石细胞群断续排列成环状层带，石细胞的外壁较薄，其外侧伴有纤维束存在，韧皮部较宽，有油细胞、黏液细胞及厚壁纤维散在，射线细胞内含草酸钙针晶。薄壁细胞内充满淀粉粒。

（3）丹皮横切面：木栓层细胞壁棕色。皮层、韧皮部薄壁细胞以及细胞间隙中含草酸钙簇晶和淀粉粒。

（4）厚朴粉末：石细胞类方形、椭圆形、卵圆形或不规则分枝状，直径11～65μm，有时可见层纹。纤维甚多，直径15～32μm，壁甚厚，有的呈波浪形或一边呈锯齿状，木化，孔沟不明显。油细胞椭圆形或类圆形，直径50～85μm，含黄棕色油状物。

（5）肉桂粉末：纤维多单个散在，长棱形，有的壁波状弯曲。石细胞类圆形或三角形，壁常三面增厚，一面菲薄。油细胞类圆形或长圆形。草酸钙小针晶多见射线细胞中。木栓细胞多角形，有的一边壁较薄，常含红棕色物质，细胞壁木化。淀粉粒众多。

（6）丹皮粉末：淀粉粒众多，有单粒和复粒。草酸钙簇晶甚多，较小，9～45μm，有的含晶细胞连接排列成行，有的一个细胞内含数个簇晶。木栓细胞浅红色。有时可见丹皮酚针状、片状结晶。

【作业】

（1）绘制厚朴、肉桂横切面组织简图。

（2）绘制厚朴、肉桂、丹皮粉末显微鉴别特征图。

（图　雅）

实验十二　皮类中药鉴定（二）

【目的要求】

（1）掌握黄柏、杜仲等重点中药材的性状鉴别特征。
（2）掌握黄柏、杜仲、枸杞组织结构及特征。
（3）掌握黄柏、杜仲等粉末显微鉴别特征
（4）掌握黄柏、秦皮等荧光鉴别特征。

【仪器、试剂、材料】

1. 仪器　显微鉴别常用实验器具、紫外灯等。
2. 试剂　水合氯醛试液、稀甘油试液。
3. 药材　黄柏、杜仲、秦皮等。
4. 永久制片　黄柏、杜仲。
5. 粉末　黄柏、杜仲、地骨皮。

【实验内容】

（1）黄柏、杜仲、秦皮等性状鉴别。
（2）黄柏、杜仲、枸杞等组织与粉末鉴别。
（3）黄柏、秦皮等荧光鉴别。

【实验方法】

1. 性状鉴别

（1）黄柏　呈板片状，外表面黄棕色或黄褐色，栓皮较薄，没有弹性，内表面暗黄色。断面深黄色，裂片状分层，纤维性，味甚苦。

（2）关黄柏　外表面黄绿色或淡黄棕色，残有栓皮；内表面黄棕色。断面鲜黄色或黄绿色。

（3）杜仲　呈板片状。外表面淡灰棕色，有斜方形皮孔，多刮去部分栓皮；内表面红棕色或紫褐色，光滑。折断面有细密银白色富弹性的胶丝相连，可拉至1cm以上。嚼之有胶状感。

（4）秦皮　干皮呈长条状块片，枝皮常呈卷筒状或条状，外表面棕灰色或黑灰色，有灰白色圆点状皮孔。内表面黄白色，平滑，质硬而脆。断面纤维性较强，易成层状。

2. 显微鉴别

（1）黄柏横切面组织鉴别要点

①川黄柏：残留的木栓层细胞内含棕色物质，栓内层细胞含草酸钙方晶。皮层较窄，散有纤维束和石细胞群，石细胞分枝状，壁较厚。韧皮部较宽，外侧有石细胞群，纤维束切向排列成断续层带（硬韧带），有晶纤维。射线弯曲，细而长。

②关黄白：木栓细胞方形。皮层宽广，石细胞较少。射线平直。硬韧部不发达。

（2）黄柏粉末　鲜黄色。纤维鲜黄色，直径 16~38μm，常成束，周围细胞含草酸钙方晶，形成晶纤维；含晶细胞壁木化增厚。石细胞鲜黄色，类圆形或纺锤形，直径 35~128μm，有的呈分枝状，枝端锐尖，壁厚，层纹明显；有的可见大型纤维状的石细胞，长可达 900μm。草酸钙方晶众多。

（3）杜仲横切面组织鉴别要点　木栓细胞数列，最内层细胞外壁特厚，木化。皮层散有石细胞、油细胞、黏液细胞。韧皮部约占皮的二分之一厚度，最外层细胞群排列成近于连续的环层，石细胞外侧有纤维束存在；射线细胞内常散有多数细小柱晶或针晶，薄壁细胞中充满淀粉粒。

（4）杜仲粉末鉴别要点　石细胞类长方形、类圆形、长条形或不规则形，有的胞腔中含有草酸钙簇晶和淀粉粒。

（5）地骨皮粉末　米黄色。草酸钙砂晶随处可见，结晶极细微，略呈箭头形，有的薄壁细胞充满砂晶；纤维多散在，长 110~230μm，木化或微木化，可见稀疏斜纹孔，腔内有时含黄棕色物；石细胞稀少，呈类圆形、纺锤形或类长方形，直径 45~72μm，长至 110μm；淀粉粒众多，单粒呈圆形、类圆形及椭圆形，长度至 14μm，复粒由 2~4 个分粒复合而成；木栓细胞表面观呈多角形，垂周壁平直或微波状，有的微木化，胞腔中含黄色物；可见落皮层薄壁细胞。

宁夏枸杞根皮构造与枸杞根皮相似，唯组织中无石细胞和纤维。

3. 理化鉴别

（1）取黄柏断面，置紫外灯下观察，显黄色荧光。

（2）取秦皮少许，加热水浸泡，浸出液在日光下可见碧蓝色荧光（检查七叶树苷及七叶树素）。

【作业】

（1）黄柏、杜仲横切面组织简图。

（2）绘制黄柏、杜仲、枸杞粉末鉴别特征图。

（3）记录理化试验方法与试验结果。

（图　雅）

实验十三 叶类中药鉴定

【实验原理】

1. 性状鉴别 指用人的感官对中药的品种、纯度及估计其品质优劣度的鉴别。叶类药材性状鉴别的重点是观察供试药材的状态（平展或皱缩）、形状、大小（长度及宽度）、颜色、表面特征、质地、叶柄、叶基、叶缘、叶尖（叶端）、托叶、叶脉及药材的气、味等特征，从而确定叶类药材的主要性状鉴别特征。

2. 显微鉴别 利用显微鉴定的各种技术，通过观察显微镜下的显微特征，并对组织的排列情况，细胞的形状、大小、颜色、数量及细胞壁的加厚情况进行描述，从而确定叶类药材的主要显微鉴别特征。

3. 理化鉴定 某些物理的、化学的或仪器分析方法，鉴定中药的真实性、纯度和品质优劣程度的一种鉴定方法。主要包括物理常数测定、微量升华、电泳分析、化学定性定量分析、分光光度法、色谱鉴定法、质谱鉴定法、核磁共振光谱鉴别、聚类分析、热分析等。

4. 显微常数的测定 显微常数一般在植物种内是恒定的，是中药的重要鉴别特征之一，包括栅表比、脉岛数、气孔数及气孔指数。多用于破碎的叶类及全草类中药的鉴别。①栅表比指叶片的1个表皮细胞下的栅栏细胞的平均数目。一般通过计算相邻4个表皮细胞下方的栅栏细胞数，并在叶片不同的部位重复测定5次，以20个表皮细胞下的栅栏细胞总数计算其平均值。②脉岛数 指叶片每平方毫米中脉岛的数目。脉岛是指细小的叶脉把叶肉组织分成的许多小块。③气孔数与气孔指数 气孔数指每平方毫米叶表皮面积上气孔的数目。同一植物叶的气孔数差异大，对叶类药材的鉴定有一定参考意义。气孔指数指叶单位面积上气孔数占表皮细胞数与气孔数之和的百分比。

$$气孔指数 = \frac{单位面积的气孔数 \times 100}{单位面积上的气孔数 + 表皮细胞数}$$

【目的要求】

（1）掌握番泻叶、艾叶、大青叶的性状鉴别特征。

（2）掌握番泻叶、大青叶的叶片组织结构及番泻叶、大青叶、艾叶的粉末鉴别特征。

（3）掌握显微常数的测定方法；了解栅表比、脉岛数、气孔数及气孔指数在中药鉴定中的作用。

（4）掌握番泻叶、大青叶的理化鉴别。

【仪器、试剂、材料】

1. 仪器　生物显微镜、目镜测微尺、放大镜、毫米刻度尺、镊子、解剖针、载玻片、盖玻片、酒精灯、微量升华装置、紫外分析灯、显微描绘器、试管、水浴锅、层析缸、层析板、分液漏斗、超声仪、三角瓶、圆底烧瓶等。

2. 试剂　水合氯醛试液、稀甘油试液、乙醚、无水硫酸钠、氨试液、三氯甲烷、乙酸乙酯、正丙醇、苯、丙酮、水、乙醇、5%氢氧化钾等。

3. 药材　番泻叶、大青叶、蓼大青叶、马蓝叶、马大青叶、艾叶等。

4. 永久制片　番泻叶、大青叶。

5. 粉末　番泻叶、大青叶、艾叶。

【实验内容】

（1）番泻叶、大青叶、艾叶的性状鉴别。

（2）番泻叶、大青叶叶片横切面的观察；番泻叶、大青叶、艾叶的粉末鉴定。

（3）番泻叶栅表比、气孔数、气孔指数、脉岛数的测定。

（4）番泻叶、大青叶的理化鉴别。

【实验方法】

1. 性状鉴别

（1）番泻叶

①狭叶番泻叶　叶片多完整平坦，长卵形或卵状披针形，长1.5～5cm，宽0.4～2cm，叶端急尖并有锐刺，全缘，基部稍不对称。上表面黄绿色，下表面浅黄绿色，陈叶呈浅棕色。无毛或近无毛，有叠压线纹。革质。气微弱而特异，味微苦，稍有黏性。

②尖叶番泻叶　与狭叶番泻叶相似，主要区别为：小叶片边缘略卷，有破碎，呈披针形或长卵形，叶端短尖或微凸，叶基不对称。上表面绿色，下表面灰绿色，两面均有细短毛茸。无叠压线纹。质地较薄、脆。

（2）大青叶：药材多卷缩，有的破碎。完整叶片呈长椭圆形至长圆状倒披针形，长5～20cm，宽2～6cm；先端钝圆，全缘或微波状，基部渐狭下延成翼状叶柄，叶柄长4～10cm，淡棕黄色；上表面暗灰绿色，有时可见色较深、微突起的小点；叶脉于叶背较明显。叶片纸质。质脆。气微，味微酸、苦涩。

（3）蓼大青叶：叶多皱缩、破碎，蓝绿色或黑蓝色。完整者展平后呈椭圆形或卵圆形，长3～8cm，宽2～5cm，叶端钝，叶基部渐狭成楔形，全缘，具白色细刺状纤毛。叶片纸质。叶柄扁平，偶带膜质托叶鞘。味微苦、涩。

（4）马蓝叶：叶绿黑色至黑色，卵形至椭圆状矩圆形，长7～20cm，宽3～5cm，边缘浅锯齿，稀近全缘。

（5）马大青叶：叶棕黄色，卵形或椭圆形，长5～12cm，宽3～6cm，全缘或微有锯齿。

（6）艾叶：多皱缩、破碎，完整叶展平后，叶片呈卵状椭圆形；羽状深裂，裂片呈椭圆状披针形，边缘有不规则粗锯齿。叶上表面呈灰绿色或深黄绿色，有稀疏柔毛和白色腺点，下表面密被灰白色丝状绒毛。质地柔软。气清香，味苦。艾绒多呈棉絮状，绿白色。

2. 显微鉴别

（1）番泻叶叶片横切面：表皮细胞1列，类长方形，常含黏液质，外被角质层；上下表皮均有气孔和单细胞非毛腺。叶肉组织为等面叶型。均有1列栅栏细胞，上表面的栅栏细胞长柱形约150μm，通过主脉；下表面的栅栏细胞较短，靠主脉下方具厚角组织；海绵组织细胞中常含有草酸钙簇晶。主脉维管束外韧型，上下两侧均有微木化的中柱鞘纤维束，且纤维外侧的薄壁细胞中含草酸钙方晶，形成晶鞘纤维。

（2）番泻叶粉末：淡绿色或黄绿色。晶鞘纤维多，草酸钙方晶的直径为12～15μm。非腺毛单细胞，壁厚，具疣状突起，基部稍弯曲，长100～350μm，直径12～25μm。表皮细胞表面观呈多角形，垂周壁平直；气孔平轴式，副卫细胞多为2个，少有3个。草酸钙簇晶较多，直径9～20μm。

（3）大青叶叶片横切面　上下表皮均为1列切向延长的细胞，外被角质层。叶肉中栅栏细胞3～4列，近长方形，与海绵组织无明显区分。主脉维管束4～9个，中间1个较大，均为外韧型；且每个维管束的上、下侧均分布有厚壁组织。薄壁组织中分布含芥子酶（myrosin）的类圆形分泌细胞，直径10～40μm，略小于周围的薄壁细胞，内含棕黑色颗粒状物质。

（4）大青叶粉末：绿褐色。上表皮细胞垂周壁近平直，外被角质层；下表皮细胞垂周壁略弯曲，略呈念珠状增厚。气孔下表皮较多，不等式，可见2～3个气孔聚集，具共同的副卫细胞，副卫细胞3～4个。蓝色的靛蓝结晶，呈细小颗粒状或片状常聚集成堆，存在于叶肉细胞中。有时存在于表皮细胞中。此外，可见橙皮苷样结晶、厚角细胞及螺纹、网纹导管等。

（5）艾叶粉末：绿褐色。非腺毛多，2种，一种呈"T"字形，顶端细胞长而弯曲，横生，臂不等长，柄2～4个细胞；一种为单列性非腺毛，3～5个细胞，顶端细胞较长且扭曲，多断落。腺毛表面观呈鞋底形，长20～45μm，宽9～23μm；侧面观呈对叠生状；无柄，由4、6个细胞相对叠合而成。表皮细胞不规则；气孔不定式，副卫细胞3～6个，尚有草酸钙簇晶，直径4～7μm；方晶，边长2～7μm；螺纹和网纹导管。

3. 显微常数测定

（1）栅表比

①取材　取2～5mm²的叶片或粉末，置于试管内，加水合氯醛试液2ml，于沸水浴中加热透化至透明为止。

②装片　取出叶片使其上表面向上置于载玻片上，加稀甘油封片。

③观察　将装好的载玻片置于高倍镜下，观察表皮细胞和栅栏细胞的清晰度，如细胞界限模糊不清，则重新透化装片。

④安装显微描绘器　在高倍镜下用HB铅笔描绘出4个相邻的上表皮细胞。再调节微焦螺旋，使焦点下移至能清晰地看见栅栏细胞为止，画下4个表皮细胞范围内所有的栅栏细胞。

⑤计数　计数时栅栏细胞的大部分面积在表皮细胞以外的不能计入。

⑥结果　将4个表皮细胞下的栅栏细胞总数除以4，所得值即为栅表比。注意：移动载玻片，按上法重复操作5次，计算平均值，即为最终结果。

$$栅表比 = \frac{4个上表皮细胞下地栅栏细胞数}{4}$$

（2）脉岛数

①取材　剪取叶片中部叶脉与叶缘之间的约4mm²的小叶片，置于试管内，加水合氯醛试液2ml，于沸水浴中加热透化至透明为止。必要时可用5% KOH溶液处理。

注意：因叶脉较细小，特别是当材料中含的草酸钙结晶、黏液质、色素等物质较多时会影响脉岛的观察。一般用10% HCl溶液处理除去草酸钙结晶；用次氯酸钠溶液浸泡6～24小时去除色素；含黏液质的表皮，可于透化后撕去。

②装片　将处理好的叶片洗净用甘油封片，即可。必要时可用番红染色，备用。

③安装显微描绘器　在显微镜载台上放一载台测微尺，用低倍镜检视，在图纸上描绘出约2×2mm²的正方形或4×1mm²的长方形图像，然后移动图纸，使正方形（或长方形）图像显现在视野中心。

④测量　移去载台测微尺，换上材料装片，并使叶片上的叶脉影像反映到图纸的正方形或长方形内，描绘出方框内的所有脉岛。

⑤计数　数出方框内的脉岛数。注意：位于方框四边缘的不完整脉岛，只计其中两侧的脉岛，另两侧不计。

⑥结果　将数出的脉岛数除以4，即得脉岛数。注意：重复操作至少5次，计算平均值，即为最终结果。

$$脉岛数 = \frac{4mm² 内的脉岛数}{4}$$

（3）气孔数

①取材　剪取叶片中部约5mm²的小叶片，置于试管内，加水合氯醛试液2ml，于沸水浴中加热透化至透明为止。或撕取表皮透化后观察。

②装片　将处理好的叶片洗净，用甘油封片，即可。

③安装显微描绘器　在图纸上描绘出约1×1mm²的正方形图形，然后移动图纸，使正方形图像显现在视野中心。

④测量　移去载台测微尺，换上材料装片，并使表皮细胞和气孔的影像映到图纸的正方形内，用"×"表示气孔，描绘出所有气孔。

⑤计数　数出所有气孔数。

⑥结果　重复检视10～30个视野，求平均值，即得。

（4）气孔指数

①取材　同气孔数项下操作。

②装片　同气孔数项下操作。

③安装显微描绘器　同气孔数项下操作。

④测量　移去载台测微尺，换上材料装片，并使表皮细胞和气孔的影像映到图纸的

正方形内，用"×"和"O"分别表示气孔和表皮细胞，描绘出所有气孔和表皮细胞。

⑤计数　数出描下的气孔数及表皮细胞数。

⑥结果　将数出的气孔数及表皮细胞数分别代入以下公式，算出。注意：检视10个视野，取平均值，即得。

$$气孔指数 = \frac{单位面积的气孔数 \times 100}{单位面积上的气孔数 + 表皮细胞数}$$

4. 理化鉴别

（1）取番泻叶粉末的稀醇浸出液，滴于滤纸上，晾干，置紫外光灯（365nm）下观察，可见棕红色荧光。（检查蒽醌类）

（2）取大青叶粉末少许进行微量升华，收集升华物镜检，可见蓝色或紫红色细小针状、片状或簇状结晶。

（3）取大青叶粉末水浸液，在紫外光灯（365nm）下观察，呈现蓝色荧光。

【作业】

（1）写出狭叶番泻叶与尖叶番泻叶；大青叶与蓼大青叶、马蓝叶、马大青叶；艾叶的性状鉴别特征。

（2）绘制番泻叶、大青叶的横切面组织简图及粉末特征图。

（3）记录番泻叶及大青叶的理化鉴别结果。

（白云娥）

实验十四　花类中药鉴定

【实验原理】

花类中药性状鉴别重点观察供试品的药用部位及其形状、颜色、大小、表面、质地、气味等特征。完整花应注意观察花萼、花冠、雄蕊群和雌蕊群；花序需注意花序类别、总苞或苞片；菊科植物还需观察花序托的形状、有无被毛等。通过对每种药材的系统观察，确定其性状鉴别的主要特征。

花类中药显微鉴别的原理同叶类中药。

【目的要求】

(1) 掌握丁香、洋金花、金银花、亳菊、红花性状鉴定特征。

(2) 掌握丁香的组织结构及特征。

(3) 掌握丁香、金银花、红花、洋金花粉末鉴定。

【仪器、试剂、材料】

1. 仪器　生物显微镜、镊子、解剖针、载玻片、盖玻片、酒精灯等。

2. 试剂　水合氯醛、稀甘油试液、蒸馏水等。

3. 药材　丁香、洋金花、金银花、亳菊、红花。

4. 永久制片　丁香。

5. 粉末　金银花、红花、丁香、洋金花。

【实验内容】

(1) 丁香、金银花、红花、洋金花的性状鉴别。

(2) 丁香组织结构观察。

(3) 金银花、红花、丁香、洋金花等粉末鉴定。

【实验方法】

1. 性状鉴别

(1) 丁香：呈研棒状，长1~2cm。花冠圆球形，花瓣4片，膜质，复瓦状抱合，呈棕褐色至黄褐色，花瓣内有多数向内弯曲的雄蕊和花柱，搓碎后可见众多黄色细粒状的花药。萼筒圆柱形，略扁，长0.7~1.4cm，直径0.3~0.6cm，红棕色或棕褐色，萼先端四裂，裂片三角形，十字状分开。质坚实，富油性。气芳香浓烈，味辛辣，有麻舌感。

入水则萼筒部垂直下沉。

（2）洋金花：通常皱缩成条状，完整者长9～15cm。花萼筒状，长为花冠的2/5，先端5裂，表面微具茸毛；花冠喇叭状，先端5浅裂，裂片先端有短尖，两裂片之间微凹。柱头棒状。

（3）金银花：花蕾呈棒状，上粗下细，稍弯曲，长2～3cm；上部约3mm，下部直径约1.5mm。表面密被短柔毛。花萼细小，先端5裂，裂片有毛。偶有开放者，花冠筒状，先端二唇形；雄蕊5个，附于筒壁，黄色；雌蕊1个，子房无毛。

（4）亳菊：呈倒圆锥形或圆筒形，有时稍压扁呈扇形，直径1.5～3cm，离散。总苞片3～4层，卵形或椭圆形，草质，黄绿色或褐绿色，外面被柔毛，边缘膜质。花托半球形。舌状花数层，雌性，位于外围，类白色，散生金黄色腺点；管状花多数，两性，位于中央，为舌状花所隐藏，黄色，顶端5齿裂。气清香。

（5）红花：为不带子房的管状花，长约1～2cm。花冠红黄色或红色，花冠筒细长，先端5裂，裂片狭条形。花药聚合成筒状，黄白色；柱头顶端微分叉。

2. 显微鉴别

（1）丁香横切面　萼筒中部横切面表皮细胞1列，具较厚的角质层和气孔。皮层外侧散有众多径向延长的椭圆形油室，2～3列排成环状，长150～200μm；小型双韧维管束20～50个，断续排列成环，维管束外围有少数中柱鞘纤维，厚壁，木化。维管束内侧为数列薄壁细胞构成的通气组织，有大型腔隙。中央轴部薄壁组织间散有多数细小维管束，约15～17个，环列，薄壁细胞较小，含众多细小的草酸钙簇晶。

（2）丁香粉末　暗红棕色，香气浓郁。油室众多，大至200μm，多破碎，分泌细胞界限不清，含黄色油状物。纤维大多单个散在，呈纤维梭形，顶端钝圆，长650μm，直径40μm，壁较厚，微木化。花粉粒众多，极面观呈三角形，赤道面观呈双凸镜形，具3副合沟，角端各有1个萌发孔，直径15～20μm，无色或淡黄色。草酸钙簇晶极多，直径4～26μm，往往成行排列，存在于较小的薄壁细胞中。

（3）金银花粉末　浅黄色。腺毛有二种，一种头部呈倒圆锥形，顶部略平坦，侧面观由10～30个细胞排成2～4层，直径40～108μm，腺柄2～6个细胞，长80～700μm；另一种头部类圆形或略扁圆形，由4～20个细胞组成，直径24～80μm，腺柄2～4个细胞。腺毛头部细胞含黄棕色分泌物。非腺毛为单细胞，有两种，一种长而弯曲，壁薄，壁疣明显；另一种较短，壁较厚，具壁疣，少数具单或双螺纹。花粉粒众多，黄色，类圆形，直径60～90μm，外壁表面有细密短刺及圆形细颗粒状雕纹，具3孔沟。草酸钙簇晶细小，直径6～45μm。

（4）红花粉末　橙黄色。长管状分泌细胞，常位于导管旁，直径约至66μm，含黄棕色至红棕色分泌物。花冠顶端表皮细胞外壁突起呈短绒毛状。柱头及花柱上部表皮细胞分化成圆锥形单细胞毛，先端较尖或稍钝。花粉粒类圆形、椭圆形或橄榄形，直径约至60μm，外壁有齿状突起，萌发孔3个。草酸钙方晶存在于薄壁细胞中，直径2～6μm。

（5）洋金花粉末　淡黄色。花粉粒类球形或长圆形，直径42～65μm，表面有条纹状雕纹，自两极向四周呈放射状排列。腺毛有两种，一种头部为1～5个细胞，柄1～5个细胞；一种头部为单细胞，柄2～5个细胞。花萼非腺毛由1～3个细胞组成，壁具疣突；花冠非腺毛1~10个细胞，壁微具疣突；花丝基部非腺毛粗大，由1~5个较短的细胞组成，基部直径约至128μm，顶端钝圆。薄壁细胞中有草酸钙砂晶、方晶及簇晶。

【作业】

（1）绘制丁香横切面组织简图。

（2）绘制丁香、金银花、红花及洋金花粉末鉴别特征图。

（高建平）

实验十五　果实类中药鉴定

【实验原理】

通过观察药材的性状特征掌握实验药材的性状鉴别特征。通过观察五味子、小茴香、砂仁的横切面组织构造，了解五味子、小茴香、砂仁的显微构造，掌握槟榔横切面的显微鉴别特征。通过观察五味子、吴茱萸、小茴香粉末的显微特征，掌握这些药材粉末的显微鉴别特征。

小茴香的主要成分为挥发油和香豆素类化合物。挥发油中的内酯类化合物和香豆素类化合物中的内酯结构，在碱性条件下，内酯开环，于盐酸羟胺中的羟基缩合生成异羟肟酸，然后在酸性条件下再与三价铁盐络合而现红色。这是小茴香理化鉴别反应的原理。

挥发油为砂仁的主要活性成分，砂仁挥发油的特征性成分为乙酸龙脑酯，因此本实验通过乙酸龙脑酯的薄层色谱方法鉴别砂仁。

【目的要求】

（1）掌握五味子、山楂、补骨脂、枳壳、枳实、陈皮、吴茱萸、小茴香、山茱萸、连翘、栀子、砂仁、豆蔻类等药材的性状鉴别特征。

（2）掌握五味子、吴茱萸、小茴香、砂仁的组织结构及显微鉴别特征。

（3）熟悉五味子、吴茱萸、小茴香、砂仁的理化鉴别方法。

【仪器、试剂、材料】

1. 仪器　pH 试纸、滤纸、漏斗、水浴锅、试管、移液管、1ml 容量瓶、硅胶 G 薄层板、吹风机、显微镜。

2. 试剂　乙醚、7%盐酸羟胺甲醇液、20%氢氧化钾乙醇液、盐酸、1%三氯化铁乙醇液、乙醇、乙酸龙脑酯对照品、环己烷、乙酸乙酯、5%香草醛硫酸溶液、水合氯醛、甘油。

3. 药材　五味子、山楂、补骨脂、枳壳、枳实、陈皮、吴茱萸、小茴香、山茱萸、连翘、栀子、砂仁、豆蔻。

4. 永久制片　五味子、吴茱萸、小茴香、砂仁。

5. 粉末　五味子、小茴香。

【实验内容】

（1）五味子、山楂、补骨脂、枳壳、枳实、陈皮、吴茱萸、小茴香、山茱萸、连翘、栀子、砂仁、豆蔻类等药材的性状鉴别。

（2）五味子、小茴香、砂仁的组织结构观察。

（3）五味子、吴茱萸、小茴香粉末鉴定。

（4）小茴香、砂仁的理化鉴别。

【实验方法】

1. 性状鉴别

（1）**五味子** 不规则的圆球形或扁球形，直径 5～8cm。外皮紫红色、暗红色、黑红色或被"白霜"，有网状皱纹，显油性。果肉柔软黏韧，内含种子 1～2 粒。种子呈肾形，表面棕黄色，有光泽，种皮硬脆，易破碎，种仁钩状，黄白色，半透明，富油性。果肉气弱，味酸；种子破碎后，有香气，味辛、微苦。

（2）**山楂** 圆形横切片，皱缩不平，多卷边。外皮红色，有细皱纹和灰白色的小点。果肉深黄至浅棕色。横切面具 5 粒浅黄色果核，有的已脱落而中空，有的片上可见短而细的果柄或凹陷的花萼残迹。气微清香，味酸微甜。

（3）**补骨脂** 呈肾形，略扁，长 3～5mm，宽 1.5～3mm，厚约 1mm。果皮黑色或黑褐色，具细微网状皱纹。凹侧有果梗痕。扩大镜下观察，果实表面凹凸不平。有时外附绿白色膜质宿萼，上有棕色腺点。质硬，果皮薄。种子 1 枚，黄棕色，光滑，质坚硬。子叶 2，黄白色，富油性。微有香气，味辛、微苦。

（4）**枳壳** 为半圆球形，翻口似盆状。直径 4.5～6cm。外表绿褐色或棕绿色，密被多数凹点状油室及微隆起的皱纹，顶端有明显的花柱基痕，基部有果柄痕。质坚硬，不易折断。横切面光滑而稍隆起，果皮黄白色，厚 0.4～1.2cm，果皮边缘外侧散有 1～2 列点状油点，中央褐色。瓤囊 7～12～15 瓣、汁囊干缩呈棕色至棕褐色，内有种子数粒，中心柱直径 0.7～1.1cm。气香，味苦而后微酸。

（5）**枳实** 半球形，少数为球形，直径 5～25mm。外果皮黑绿色或暗棕绿色，具颗粒状突起或皱纹，有明显的花柱残基或果柄痕。切面中果皮略隆起，黄白色或黄褐色，厚 3～12mm，边缘有 1～2 列油室，果皮不易剥离，瓤囊棕褐色，呈车轮形。质坚硬。气清香，味苦、微酸。

（6）**陈皮** 常剥成数瓣，基部相连，有的呈不规则片状，厚 1～4mm。外表面橙黄或红棕色、有圆形小凹点，对光近透明，内表面黄白色，粗糙呈海绵状。质柔软不易折断。味辛、微苦。

（7）**小茴香** 为双悬果，呈长圆柱形，两端稍尖，长 0.4～0.8cm，宽 2～4mm。基部有的带小果柄，顶端残留有黄棕色突起的花柱基；表面黄绿色或淡黄色，光滑。果实极易分离成两个小分果。分果呈长椭圆形，背面有 5 条微隆起的纵棱线，腹面稍平，断面边缘波状而较硬，中心灰白色，有油性。气特异芳香，具甜香气，压碎时更显著，味微甜。

（8）**山茱萸** 果肉呈不规则片状或囊状，多不完整，长 1～1.8cm，宽 0.5～1.2cm，厚 1～1.5cm，表面紫红色至紫黑色，皱缩而有光泽，基部有果柄痕；质柔软；气微，味酸涩而微苦。

吴茱萸 略呈扁球形，直径 2～5mm。顶端平，中间有凹窝及 5 条小裂缝，有的裂成

5 果瓣，呈五角状。基部有花萼及短果柄，果柄密生黄色毛茸。表面暗黄绿色至褐色，或绿黑色，粗糙，有细皱纹及多数点状突起或凹下细小油点。质坚脆，破开后内部黑色，用放大镜观察，边缘显黑色油质麻点（油室）。横切面可见子房5室，每室有淡黄色种子1~2粒。香气浓烈，味辛辣微苦。

（9）连翘　呈长卵形或卵圆形，稍扁。长1.5~2.5cm，顶端锐尖，表面有不规则的纵皱纹及多数凸起的小斑点，两面各有一条明显的纵沟。青翘多不开裂，绿褐色，种子多数，细长，一侧有翅，黄绿色；老翘自尖端开裂或裂成两瓣，表面黄棕色或红棕色，内表面多为浅黄棕色，种子棕色，多已脱落。微有香气，味苦。

"青翘"以色较绿、不开裂者为佳，"老翘"以色较黄、瓣大、壳厚者为佳。

（10）栀子　呈长卵形或椭圆形，长1.5~3.5cm，直径1~2cm。表面深红色或红黄色，具有6条翅状纵棱。顶端残留萼片，基部稍尖，有果柄痕。果皮薄脆，内表面呈鲜黄色，有光泽，具2~3条隆起的假隔膜，内有多数种子，粘结成团。种子扁长圆形，红棕色，密具细小疣状突起。浸入水中可使水染成鲜黄色。气微，味微酸而苦。

（11）阳春砂、绿壳砂　呈卵圆形或椭圆形，具不明显的三钝棱，长1.5~2cm，直径1~1.5cm。外表棕色至深棕色或棕褐色，有网状突起的纹理及密生短钝软刺，纵棱（维管束）隐约可见。顶端留有花被残基，基部常具果柄。果皮薄，易纵向撕裂，内表面淡棕色，纵棱明显。种子团圆形或长圆形，具三钝棱，中有白色隔膜，将种子团分成3瓣，每瓣种子5~26粒。种子呈不规则多面体，直径约2~3mm，表面棕红色或暗褐色，外具膜质的假种皮，在较小一端的侧面或斜面有明显凹陷（种脐），合点在较大的一端，种脊沿腹面而上，成一纵沟。种子质坚硬，种仁黄白色。气芳香浓烈，味辛凉、微苦。

海南砂　呈长椭圆形或卵圆形，有明显的三棱，长1.5~2cm，直径0.8~1.2cm。表面被片状、分枝的软刺，基部具果梗痕。果皮厚而硬。种子团较小，每瓣有种子3~24粒；种子直径1.5~2mm。气味稍淡。

（12）白豆蔻　果实近球形，略具钝三棱。直径约1.8cm，表面黄白色或淡黄棕色，有7~9条槽及许多纵线，顶端有突起的柱基，基部有凹下的果柄痕，两端均具有浅棕黄色毛茸。果皮薄、木质，易纵向开裂，种子团3瓣，每瓣有种子7~10粒，种子呈不规则多面体，背面略隆起，直径3~4mm，表面暗棕色，外被膜质假种皮，种脐圆形凹陷。质坚硬，断面白色，有油性。气芳香，味辛凉，略似樟脑。

2. 显微鉴别

（1）五味子横切面　①外果皮为一列方形或长方形表皮细胞，壁稍厚，外被角质层，散有油细胞；②中果皮有十余层薄壁细胞，细胞切向延长，内含淀粉粒、散有小型外韧型维管束十余个；③内果皮为1列小形薄壁细胞；④种皮最外层为1列径向延长的石细胞，呈栅栏状，壁厚，密具细小孔沟及纹孔，其下为数列类圆形、三角形、多角形的石细胞，壁厚，孔沟及纹孔较大，最内侧的石细胞形状不规则，壁较薄；⑤石细胞下方为数列较小的薄壁细胞。在种脊部位有维管束，并有纤维束；⑥油细胞层为1列径向延长的油细胞，含棕黄色挥发油；⑦油细胞下为3~5列小型细胞。种皮内表皮为1列小细胞，壁略厚；⑧胚乳细胞呈多角形，内含脂肪油和糊粉粒。

（2）小茴香横切面　①外果皮为1列呈切向延长的扁平细胞，外被角质层；②中果皮在接合面部分有两个椭圆形的油管，在背面的每二棱线间各有油管1个，共有油管6个。油管略呈椭圆形，四周为多数红棕色的扁小分泌细胞。棱线处有维管束柱，由2个外韧型维管束及纤维束连接而成，木质部为少数细小导管，韧皮部细胞位于束的两侧，维管束的内外两侧，围有多数大而特异的木化网纹细胞；③内果皮为1列扁平细胞，细胞长短不一（细胞呈镶嵌状排列）；④种皮细胞扁长，含棕色物质；⑤内胚乳细胞多角形，含众多细小糊粉粒，每个糊粉粒中包有细小草酸钙小簇晶；⑥种脊维管束由若干细小导管等组成，位于接合面的内果皮和种皮之间。

（3）砂仁横切面　①假种皮为长形薄壁细胞，易脱落；②种皮表皮细胞为一列径向延长的厚壁细胞，外被有角质层；③表皮下为1列含棕红色或棕色物质的色素细胞；④油细胞层为一列切向延长的油细胞，内含黄色油滴；⑤油细胞层下面是色素层，为数列多角形棕色细胞，排列不规则；⑥内种皮为1列栅状黄棕色石细胞，内壁及侧壁特厚，胞腔偏于上端。细胞小，内含硅质块。⑦外胚乳细胞较大，略呈圆柱形，内含淀粉粒，并有少数细小草酸钙方晶；⑧外胚乳细胞较大，呈多角形，排列不规则，内含淀粉粒。内胚乳中央为胚，细胞多角形而小。

（4）五味子粉末　①种皮表皮石细胞表面观呈多角形或稍长，大小颇均匀，直径或长度18～50μm，壁厚，孔沟极细密，胞腔小，内含深棕色物质。种皮内皮层细胞呈类圆形、多角形、不规则形，长70～100μm，壁稍厚，胞腔与纹孔较大；②果皮的表皮细胞表面观呈多角形，排列紧密整齐，表面有微细的角质线纹，内含颗粒状色素物质，表皮中散有类圆形或多角形的油细胞，其四周有6～7个细胞围绕；③胚乳细胞呈多角形，壁薄，内含脂肪油及糊粉粒。

（5）吴茱萸粉末　①油室众多，呈类圆形，直径约80～240μm，随处可见；②草酸钙簇晶较多，偶见有方晶；③非腺毛由2～6个细胞组成，可见明显的壁疣，有的胞腔内含有棕色物质；④石细胞类圆形或长方形，胞腔大，孔沟与壁孔明显；⑤腺毛的腺头由10～15个细胞组成，内含棕色物质，柄为2～5个细胞。

（6）小茴香粉末　①网纹细胞棕色，壁颇厚，木化，具卵圆形网状壁孔；②油管为黄棕色至深红棕色，常已破碎。分泌细胞呈扁平多角形；③镶嵌状细胞为内果皮细胞，由5～8个狭长细胞为1组，以其长轴相互作不规则方向嵌列；④内胚乳细胞多角形，无色，壁颇厚，含多数糊粉粒，每一糊粉粒中含细小簇晶1个。

3. 理化鉴别

（1）小茴香　取小茴香粉末0.5g，加适量乙醚冷浸1小时，滤过，浓缩滤液至1ml，加7%盐酸羟胺甲醇液2～3滴，20%氢氧化钾乙醇液3滴，水浴微热，冷却后以盐酸调pH 3～4，再加1%三氯化铁乙醇液1～2滴，显紫色。

（2）砂仁　取砂仁挥发油，加乙醇制成每1ml含20μl的溶液，作为供试品溶液。另取乙酸龙脑酯对照品，加乙醇制成每1ml含10μl的溶液，作为对照品溶液。取上述两种溶液各1μl，分别点于同一硅胶G薄层板上，以环己烷－乙酸乙酯（22:1）为展开剂，展开，取出，晾干，喷以5%香草醛硫酸溶液，热风吹数分钟后检视。供试品色谱中，在与对照品所在相应的位置上，显相同的紫红色斑点。

【作业】

(1) 绘制小茴香、砂仁横切面组织简图。

(2) 绘制五味子、吴茱萸、小茴香粉末显微鉴别特征图。

(3) 记录小茴香、砂仁理化鉴别结果，绘制砂仁薄层色谱图。

（陈随清）

实验十六　种子类中药鉴定

【实验原理】

通过观察药材的性状特征掌握实验药材的性状鉴别特征。通过观察槟榔种子的横切面组织构造，了解槟榔组织中"错入组织"的构造，掌握槟榔横切面的显微鉴别特征。通过观察马钱子、桃仁、杏仁、槟榔粉末的显微特征，掌握这些药材粉末的显微鉴别特征。

马钱子的主要成分为番木鳖碱和马钱子碱。番木鳖碱以马钱子胚乳内层含量较多，与钒酸铵银硫酸溶液反应显紫色；马钱子碱以胚乳外层含量较多，与加发烟硝酸反应显橙红色，因此可以通过马钱子胚乳部分切片的显色反应进行理化鉴别。

桃仁、杏仁含有苦杏仁苷。苦杏仁苷在适宜的条件下水解产生苯甲醛，苯甲醛可与三硝基苯酚反应产生砖红色的物质。这是桃仁、杏仁理化鉴别反应的原理。

槟榔主要成分为槟榔碱，在酸性条件下，槟榔碱与碘化铋钾试液反应产生沉淀，置显微镜下观察为石榴红色的球晶或方晶，因此该反应可用于槟榔的理化鉴别。

【目的要求】

(1) 掌握王不留行、葶苈子、桃仁、杏仁、郁李仁、马钱子、菟丝子、牵牛子、天仙子、牛蒡子、薏苡仁、槟榔等药材的性状鉴别特征。

(2) 掌握马钱子、苦杏仁、槟榔、栀子的显微鉴别特征。

(3) 熟悉马钱子、桃仁、杏仁、槟榔的理化鉴别方法。

【仪器、试剂、材料】

1. 仪器　滤纸、漏斗、水浴锅、试管、移液管、显微镜。

2. 试剂　1%钒酸铵硫酸溶液、硝酸、三硝基苯酚试纸、5%硫酸溶液、碘化铋钾试液、水合氯醛、甘油。

3. 药材　王不留行、葶苈子、桃仁、杏仁、郁李仁、马钱子、菟丝子、牵牛子、天仙子、牛蒡子、薏苡仁、槟榔。

4. 永久制片　槟榔横切片。

5. 粉末　马钱子、桃仁、杏仁、槟榔粉末。

【实验内容】

(1) 王不留行、葶苈子、桃仁、杏仁、郁李仁、马钱子、菟丝子、牵牛子、天仙子、牛蒡子、薏苡仁、槟榔等药材的性状鉴别。

（2）槟榔的组织结构观察。

（3）马钱子、桃仁、杏仁、槟榔粉末鉴定。

（4）马钱子、桃仁、杏仁、槟榔的理化鉴别。

【实验方法】

1. 性状鉴别

（1）王不留行　球形，直径约2mm。表面黑色，少数红棕色，略有光泽，有细密颗粒状突起，一侧有1凹陷的纵沟。质硬。胚乳白色，胚弯曲成环，子叶2。无臭，味微涩苦。

（2）葶苈子　北葶苈子呈扁卵形，长1~1.5mm，宽0.5~1mm。表面棕色或红棕色，微有光泽，具纵沟2条，其中1条较明显。一端钝圆，另一端尖而微凹，类白色，种脐位于凹入端。无臭，味微辛辣，黏性较强。南葶苈子呈长圆形略扁，长约1mm，宽约0.5mm。一端钝圆，另端微凹或较平截。味微辛、苦，略带黏性。

（3）桃仁　桃仁呈扁长卵形，长1.2~1.8cm，宽0.8~1.2cm，厚0.2~0.4cm。表面黄棕色至红棕色，密布颗粒状突起。一端尖中部膨大，另端钝圆稍偏斜，边缘较薄。尖端一侧有短线形种脐，圆端有颜色略深不甚明显的合点，自合点处散出多数纵向维管束。种皮薄，子叶2，类白色，富油性。气微，味微苦。山桃仁呈类卵圆形，较小而肥厚，长约0.9cm，宽约0.7cm，厚约0.5cm。

（4）杏仁　扁心形，长1~1.9cm，宽0.8~1.5cm，厚0.5~0.8cm。表面黄棕色至深棕色，一端尖，另端钝圆，肥厚，左右不对称。尖端一侧有短线形种脐，圆端合点处向上具多数深棕色的脉纹。种皮薄，子叶2，乳白色，富油性。无臭，味苦。

（5）郁李仁　小李仁呈卵形，长5~8mm，直径3~5mm。表面黄白色或浅棕色，一端尖，另端钝圆。尖端一侧有线形种脐，圆端中央有深色合点，自合点处向上具多条纵向维管束脉纹。种皮薄，子叶2，乳白色，富油性。气微，味微苦。大李仁长6~10mm，直径5~7mm。表面黄棕色。

（6）马钱子　扁圆纽扣状，通常一面微凹，另一面微隆起，直径1.5~3cm，厚3~6mm，表面灰绿色或灰黄色，密生匍匐的丝状毛，自中央向四周射出，底面中心有圆点状突起的种脐，边缘有微尖凸的珠孔，有的种脐与珠孔间隐约可见1条隆起的线条；质坚硬，沿边缘剖开，胚乳肥厚，淡黄白色，近珠孔处小凹窝内有细小菲薄子叶2片，有叶脉5~7条及短小的胚根；味极苦，有毒，口尝宜慎。

（7）菟丝子　呈类圆形或卵圆形，直径1~1.5mm，表面灰棕色或黄棕色，微粗糙，放大镜观察表现有细密深色小点，一端有微凹的线形种脐；质坚硬，用开水浸泡，表面有黏性，加热煮至种皮破裂时露出白色卷旋状的胚，形如吐丝；无臭，味微苦、涩。

（8）牵牛子　三棱状卵形，似橘瓣，两侧稍平坦，背面弓状隆起，长约4~8mm；表面黑灰色（黑丑）或浅黄白色（白丑），背面正中有纵直凹沟，两侧凸起部分凹凸不平，腹面为1棱线，棱线下端有类圆形浅色种脐；质坚韧；横切面可见淡黄色或黄绿色皱缩折叠的子叶，微显油性；本品加水浸泡后种皮呈龟裂状，手捻有明显的黏滑感；无臭，味辛、苦，有麻舌感。

（9）天仙子　肾形或卵圆形，两面扁平，直径约1mm；表面棕黄色或淡灰棕色，有细密的网纹及排列不整齐的麻点；脐点处突出；气微，味微辛。

（10）牛蒡子　倒长卵形，稍弯曲，长5～7mm，直径2～2.5mm，表面灰褐色或灰棕色，散有不规则紫黑色斑点，具较明显的纵脊5～8条，中肋有时明显突出；两端平截，较粗大的一端圆盘状，有1凹窝，为果柄痕。果皮坚硬，种皮淡黄白色，中央的胚具肥厚的子叶3枚，胚根位于子叶基部的接合面之间，富油性；味苦微辛，久嚼稍麻舌。

（11）薏苡仁　广卵形或长椭圆形，长4～8mm，宽3～6mm；基部较宽而略平；顶端钝圆，表面乳白色，光滑，有时残留有未除尽的浅棕色种皮；基部凹入，黑褐色，中央有淡棕色点状痕（种脐）；侧面有1条深而宽的腹沟；质坚硬，断面白色，有粉性；无臭，味甘淡。

（12）槟榔　近圆锥形或扁圆球形，高1.5～3.5cm，基部直径1.5～3cm；外表黄棕色至红棕色，粗糙，具稍凹下的网状浅沟纹；基底中央有一凹窝（珠孔），近珠孔之侧，有一新月形或三角形疤痕（种脐），常见清晰的维管束痕迹；质坚硬，不易破碎，断面呈棕白相间的大理石样花纹；气微，味涩，微苦。饮片为圆形、类圆形薄片，厚约1mm，表面有乳白色与棕红色相互交错形成的大理石样纹理。

2. 显微鉴别

（1）槟榔横切面　①种皮组织分内、外层，外层为数列细小石细胞，呈长圆形，切向延长，含有棕色物质；内层为数列薄壁细胞，含棕色物质（鞣质）。②错入组织系种皮内层不规则伸入胚乳中而形成，其中有维管束组织，为薄壁性细胞，导管非木化。③外胚乳较狭窄，种皮内层与外胚乳常插入内胚乳中，形成错入组织；内胚乳细胞白色，多角形，壁厚，纹孔大，含油滴和糊粉粒。

（2）苦杏仁横切面　①种皮表皮细胞为1层薄壁细胞，散有近圆形的橙黄色石细胞，突出表皮外，埋于表皮的部位有较大纹孔。向内为多层薄壁细胞，有小型维管束通过。②外胚乳为一薄层颓废细胞。③内胚乳为一至数列方形细胞，内含糊粉粒及脂肪油。④子叶细胞类多角形，含糊粉粒及脂肪油。

（3）马钱子种子表皮毛茸特征　刮取种子表皮毛茸少许，封藏在间苯三酚及盐酸中，置显微镜下观察。被染成红色的表皮细胞所形成的单细胞毛茸，细胞壁厚，强烈木化，具纵条纹，毛茸基部膨大略似石细胞样，但多数已折断。

（4）马钱子粉末　粉末灰黄色。①非腺毛单细胞，形如纤维，基部膨大似石细胞，壁极厚，多碎断，木化。②内胚乳细胞壁较厚或甚厚，隐约可见极细密的孔沟，有的胞间层呈细波状弯曲，内含脂肪油滴及糊粉粒。

（5）槟榔粉末　①种皮石细胞，形状不一，有为等径的，有呈长方形的，细胞壁不甚厚化。②内胚乳碎片众多，细胞形状不规则，壁颇厚，有大的类圆形壁孔。③糊粉粒直径5～40μm，含拟晶体1粒。

（6）栀子粉末　①果皮纤维直径约10μm，长约至110μm，斜向镶嵌状排列，石细胞群可见1～2个含簇晶薄壁细胞。②果皮石细胞及含晶石细胞类方形、类圆形或多角形，直径17～31μm，壁厚，胞腔内含草酸钙方晶，直径约8μm。③种皮石细胞黄色或淡棕色，呈多角形、长方形或不规则形状，直径60～112μm，长至230μm，壁厚，纹孔甚大，胞腔棕红色。④草酸钙簇晶直径 19 ~ 34μm。

3. 理化鉴别

（1）马钱子理化鉴别　取干燥种子的胚乳部分作切片，取一片加 1% 钒酸铵硫酸溶液 1 滴，胚乳即显紫色。（检查番木鳖碱，胚乳内层含量较多）；另取一片加发烟硝酸 1 滴，胚乳即显橙红色。（检查马钱子碱，以胚乳外层含量较多）

（2）桃仁、杏仁理化鉴别　取本品数粒，捣碎，即取约 0.1g，置试管中，加水数滴使湿润，试管中悬挂一条三硝基苯酚试纸，用软木塞塞紧，置温水浴中，10 分钟后，试纸显砖红色。

（3）槟榔理化鉴别　取槟榔粉末 0.5g，加水 3 ~ 4ml，加 5% 硫酸溶液 1 滴，微热数分钟，滤过，取滤液 1 滴于玻片上，加碘化铋钾试液 1 滴，即显混浊，放置后，置显微镜下观察，有石榴红色的球晶或方晶产生。（检查槟榔碱）

【作业】

（1）绘制槟榔横切面组织简图。

（2）绘制马钱子、槟榔、栀子粉末显微鉴别特征图。

（3）记录马钱子、桃仁、杏仁、槟榔理化鉴别结果。

（陈随清）

实验十七 全草类中药（一）

【实验原理】

性状鉴定 是用感观来鉴定中药是否与规定的药用标准或标准品相符合，主要进行中药的品种、纯度鉴定或粗略地估计其质量的优劣。本实验重点观察供试品的形状、表面纹理、颜色、气味等特征。通过对单味药性状的系统观察和描述，确定其性状鉴别的主要特征。

显微鉴定 是利用显微镜、显微技术及显微化学方法等对中药进行分析鉴定。应用生物的解剖学和显微化学原理，通过不同的显微制片，观察中药的组织构造、细胞形状、内含物的特征，以鉴定中药的品种、纯度或质量。通过对单味药组织或粉末显微特征的系统观察和描述，确定其显微鉴别的主要特征。

理化鉴定 指某些物理的、化学的或仪器分析方法，鉴定中药的真实性、纯度和品质优劣程度的一种鉴定方法。主要包括物理常数测定、微量升华、电泳分析、化学定性定量分析、分光光度法、色谱鉴定法、质谱鉴定法、核磁共振光谱鉴别、聚类分析、热分析等。

【目的要求】

（1）掌握下列药材的性状鉴别特征：伸筋草、石韦、麻黄、鱼腥草、淫羊藿、垂盆草、仙鹤草、紫花地丁、紫金牛、金钱草、广金钱草、马鞭草、广藿香、荆芥、益母草。

（2）掌握草麻黄横切面、广藿香纵切面的组织观察要点；麻黄粉末的显微观察要点。

（3）掌握麻黄理化鉴别方法。

【仪器、试剂、材料】

1. 仪器 显微鉴定常用实验器具、分液漏斗、试管、滤纸、温度计、紫外光灯。

2. 试剂 稀盐酸、氨试液、三氯甲烷、氨制氯化铜试液、二硫化碳。

3. 药材 伸筋草、石韦、麻黄、鱼腥草、淫羊藿、垂盆草、仙鹤草、紫花地丁、紫金牛、金钱草、广金钱草、马鞭草、广藿香、荆芥、益母草。

4. 永久制片 草麻黄横切面；广藿香纵切面。

5. 粉末 草麻黄、广藿香。

【实验内容】

（1）伸筋草、石韦、鱼腥草、淫羊藿、垂盆草、仙鹤草、紫花地丁、紫金牛、金钱草、广金钱草、马鞭草、广藿香、荆芥、泽兰、香薷的性状鉴别。

（2）麻黄横切面、广藿香纵切面的组织观察；麻黄、广藿香叶粉末的显微观察。

（3）麻黄理化鉴别。

【实验方法】

1. 性状鉴别

（1）庐山石韦：叶大型、披针形，先端渐尖，基部耳形，不对称。上表面散有黑色圆形小凹点；下面密生红棕色星状毛，能育叶侧脉间布满棕色圆点状的孢子囊群。叶片革质。

石韦：叶片披针形，基部楔形，对称。孢子囊群在侧脉间，排列紧密而整齐。

有柄石韦：叶片卷曲成筒状，较小，基部楔形，对称，侧脉不明显。孢子囊群布满叶背。

（2）草麻黄：细长圆柱形，有纵棱脊，节间长 2～6cm。节上膜质鳞叶先端多 2 裂，裂片锐三角形，先端反曲，基部联合成筒状，红棕色。折断面略呈纤维性，髓部红棕色。

木贼麻黄：多分枝，节间长 1.5～3cm，鳞叶先端多 2 裂，裂片短三角形，先端多不反曲。

中麻黄：分枝较多，节间长 2～6cm，鳞叶先端多 3 裂片，裂片锐三角型。

（3）鱼腥草　茎扁圆柱形，扭曲，具纵棱，节明显，叶皱缩，展平后呈心形，穗状花序顶生，搓破有鱼腥气。

（4）淫羊藿　茎细圆柱形，有光泽。叶对生，二回三出复叶，两侧小叶较小，偏心形，外侧较大，呈耳状，边缘具黄色刺毛状细锯齿；网状脉明显；叶片近革质。

箭叶淫羊藿：一回三出复叶，两侧小叶基部明显偏斜，外侧呈箭形。

柔毛淫羊藿：叶下表面及叶柄密被绒毛状柔毛。

巫山淫羊藿：叶边缘具刺齿，侧生小叶基部裂片偏斜，内边裂片小，圆形，外边裂片大，三角形，渐尖。

朝鲜淫羊藿：叶先端长尖，叶片较薄。

（5）紫花地丁　主根圆锥形。叶基生，灰绿色，湿润展开后，叶片披针形或卵状披针形，基部截形，稍下延成翅，边缘具钝锯齿；两面有毛；花茎纤细紫色或淡棕色，花距细管状，蒴果椭圆形通常三裂，内有种子多数，淡棕色。

（6）金钱草　多编结成团。茎细长、扭曲，暗棕红色。叶对生，卵形或心脏形，全缘，用水浸后，透光可见黑色或棕色条纹，叶柄长 1～4cm；有的叶腋具长柄的单花，花黄色。

（7）广金钱草　茎密被短柔毛，叶互生，小叶 1～3，圆形或矩圆形，先端微凹，上面无毛；下面有灰白色紧贴的柔毛，叶脉羽状。

（8）马鞭草　茎方形，每面均具纵沟槽，表面绿褐色。叶片 3 深裂，边缘有锯齿。穗状果穗细长着生于茎枝顶端或腋生。

（9）广藿香　嫩茎略呈方柱形，密被柔毛，老茎类圆柱形，被灰褐色栓皮。叶对生，下部常脱落完整叶呈卵形，边缘具不整齐钝锯齿，两面均被茸毛。香气特异。

石牌广藿香　枝条较瘦小，灰黄色或灰褐色。叶片较小而厚，暗绿褐色。

海南广藿香　枝条较粗壮，灰棕色至浅紫棕色。叶片较大而薄，浅棕褐色。

（10）荆芥　茎细方柱形，上部有分枝，直径 0.2～0.4cm。表面淡紫红或淡黄绿色，被短柔毛。叶多已脱落。枝顶端着生穗状轮伞花序。气芳香，味微涩而辛凉。

（11）益母草　干药材茎方柱形，四面凹下成纵沟，表面灰绿，叶交互对生，完整者下部叶掌状3裂，上部叶羽状深裂。轮伞花序腋生；苞片刺状；萼宿存。

2. 显微鉴别

（1）草麻黄茎横切面　类圆形而稍扁，边缘有棱线呈波状。表皮细胞类方形，外被较厚的角质层；两棱线间有下陷气孔。棱线处有非木化的下皮纤维束，壁厚。皮层宽广，有纤维束散在。维管束外韧型，8～10个。形成层环类圆形。韧皮部狭小，其外有新月形纤维束；木质部呈三角形。髓部薄壁细胞常含棕红色块状物，偶见环髓纤维。本品表皮、皮层细胞及纤维壁均有细小草酸钙方晶或砂晶。

（2）广藿香茎纵切面　表皮具有刺状突起的多细胞非腺毛和腺磷。皮层薄壁组织中有大形细胞间隙，内有单细胞头的间隙腺毛，纵向排列，内含黄色至黄绿色挥发油，柄极短。纤维成束。韧皮部狭窄。木质部由导管、木薄壁细胞及木纤维组成，均木化。薄壁细胞含草酸钙针晶束及片状结晶，稀有淀粉粒。

（3）草麻黄粉末　表皮细胞呈长方形，含颗粒状晶体。气孔特异，内陷，保卫细胞侧面观呈哑铃形或电话听筒形。角质层极厚，呈脊状突起，常呈不规则条块状。纤维多、成束、壁厚，木化或非木化，狭长，胞腔狭小，不明显，附有细小众多的砂晶和方晶，形成嵌晶纤维。皮层薄壁细胞类圆形，木化或非木化。导管分子端壁具麻黄式穿孔板。棕色块散在。

（4）广藿香叶片粉末　表皮细胞不规则形，壁薄弯曲，轮廓常模糊，毛茸基部表皮细胞清晰；气孔直轴式。非腺毛由1～6个细胞组成。平直或弯曲，壁上有疣状突起。腺鳞头部扁球形，由8个细胞组成，柄单细胞，极短。单细胞间隙腺毛呈不规则囊状，存在于栅栏组织或薄壁组织的间隙中。草酸钙针晶细小，散在。

3. 理化鉴别

（1）麻黄荧光检查：取草麻药材纵剖面，置紫外光灯（365nm）下观察，边缘显亮白色荧光，中心显亮棕色荧光。

（2）麻黄化学定性：取本品粉末约0.2g，加水5ml与稀盐酸1～2滴，煮沸2～3分钟，滤过。滤液置分液漏斗中，加氨试液数滴使成碱性，再加三氯甲烷5ml，振摇提取。分取三氯甲烷液，置2支试管中，一管加氨制氯化铜试液与二硫化碳各5滴，振摇，静置，三氯甲烷层显深黄色；另一管为空白，以三氯甲烷5滴代替二硫化碳5滴，振摇后三氯甲烷层无色或显微黄色。

【作业】

（1）写出金钱草与广金钱草，益母草与广藿香药材性状的不同点。

（2）绘制草麻黄和广藿香叶粉末显微鉴别特征图。

（3）绘制草麻黄横切面和广藿香纵切面组织简图。

（4）记录麻黄理化实验结果，并说明反应机制。

（崔亚君）

实验十八　全草类中药（二）

【实验原理】

（1）平面偏振光通过含有某些光学活性化合物的液体或溶液时，能引起旋光现象，使偏振光的平面向左或右旋转。旋转的度数称为旋光度。偏振光透过长 1dm 且每 1ml 中含有旋光性物质 1g 的溶液，在一定温度下测得的旋光度称为比旋光度。薄荷油具有旋光性。

（2）光线自一种透明介质进入另一透明介质的时候，由于两种介质的密度不同，光的进行速度发生变化，即发生折射现象。薄荷油具有折光性。

【目的要求】

（1）掌握薄荷、香薷、泽兰、肉苁蓉、穿心莲、车前草、白花蛇舌草、佩兰、茵陈、青蒿、大蓟、小蓟、蒲公英、淡竹叶性状鉴别特征。

（2）掌握薄荷茎、穿心莲茎、淡竹叶（主脉）横切面显微鉴别要点。掌握薄荷、穿心莲粉末显微鉴别要点。

（3）掌握薄荷理化鉴别方法和挥发油含量测定法。

（4）掌握薄荷油旋光度和折光率的测定方法。

【仪器、试剂、材料】

1. 仪器　显微鉴定常用实验器具、挥发油含量测定仪装置、移液管、电热套或电炉和石棉网、旋光仪、阿贝折射仪、分液漏斗、试管、滤纸、恒温水浴箱、温度计、擦镜纸、微量升华装置、紫外光灯。

2. 试剂　硫酸、香草醛结晶、薄荷油、乙醇、丙酮。

3. 药材　薄荷、香薷、泽兰、肉苁蓉、穿心莲、车前草、白花蛇舌草、佩兰、茵陈、青蒿、大蓟、小蓟、蒲公英、淡竹叶。

4. 永久制片　薄荷叶横切面、穿心莲叶片中部横切面、淡竹叶（叶主脉）横切片。

5. 粉末　薄荷粉末、穿心莲叶粉末。

【实验内容】

（1）薄荷、香薷、泽兰、肉苁蓉、穿心莲、车前草、白花蛇舌草、佩兰、茵陈、青蒿、大蓟、小蓟、蒲公英、淡竹叶的性状鉴别。

（2）薄荷粉末、穿心莲叶粉末显微鉴别要点的观察；薄荷叶横切面、穿心莲叶片中部横切面、淡竹叶（叶主脉）横切面显微鉴别要点的观察。

（3）薄荷理化鉴别和挥发油含量测定。

（4）薄荷油旋光度和折光率的测定。

【实验方法】

1. 性状鉴别

（1）薄荷　茎方柱形，紫棕色或淡绿色。叶对生，多卷缩或破碎，深绿色，完整者呈长椭圆形或卵形，锯齿缘，稀被茸毛，有凹点状腺磷。叶揉之有特殊的清凉芳香。

（2）肉苁蓉　肉质茎扁圆柱形，直径2~8cm；表面棕褐色，密被覆瓦状排列的肉质鳞片。体重，质硬，微有柔性，断面棕褐色，淡棕色点状维管束排列成放射状或波状环，味甜。

（3）穿心莲　茎方柱形，多分枝，节稍膨大。完整叶呈披针形或卵状披针形，基部楔形，上面深绿色。味极苦。

（4）车前草　须根丛生。叶基生，卵状椭圆形或宽卵形，具有明显弧形脉5~7条。穗状花序数条。蒴果，萼宿存。

平车前：主根直而长。叶片较狭，长椭圆形或椭圆状披针形。

（5）佩兰　茎圆柱形，节明显。叶对生，有柄，叶片多皱缩，完整叶片3裂，中间裂片较大，裂片披针形，基部窄，边缘有锯齿。气芳香，味微苦。

（6）茵陈　绵茵陈　多卷曲成团，灰白色或灰绿色，全株密被灰白色茸毛，绵软如绒。叶柔软，完整叶二至三回羽状深裂，裂片线形，全缘。茎细小。气微香。

茵陈蒿　茎表面淡紫色或紫色，有纵条纹。叶密集或脱落。小头状花序多数集成圆锥状。瘦果长圆形。

滨蒿主要鉴别特征：基生叶有长柄，叶片长圆形或宽卵形，裂片稍卵状，疏离，茎生叶线形。

（7）青蒿　茎圆柱形，表面黄绿色，具纵棱线。完整叶为三回羽状深裂，两面被短毛，气香特异。

（8）大蓟　大蓟草：茎有纵直的棱线。完整叶倒披针形，羽状深裂，边缘具不等长针刺，茎、叶均被灰白色蛛丝状毛。头状花序球形，羽状冠毛灰白色。

大蓟根：可单用，纺锤形或长椭圆形，数枚丛生而扭曲。

（9）小蓟　叶完整者展开后呈长椭圆形，全缘或微齿裂至羽状深裂，齿尖具针刺，两面均具有白色柔毛。头状花序，花紫红色。

（10）蒲公英　根圆锥状，根头部有棕色或黄白色的茸毛。叶基生，完整叶片呈倒披针形，边缘浅裂或羽状分裂，基部下延呈柄状，长椭圆形瘦果具白色长冠毛的。

（11）淡竹叶　茎中空。叶鞘开裂，叶片披针形，叶脉平行，具横行小脉，形成长方形网格状，叶背尤为明显。体轻、韧。味淡。

2. 显微鉴别

（1）薄荷茎横切面鉴别要点　呈四方形。表皮为1列长方形细胞，外被角质层，有扁球形腺磷、单细胞头的腺毛和非腺毛；皮层为数列薄壁细胞，排列疏松；四角有明显的棱脊，向内有10余列厚角细胞；内皮层1列，凯氏点清晰可见；维管束四角处发达，与相邻两角间具数个小维管束。韧皮部细胞狭窄。形成层成环。木质部在四棱处发达，射线宽窄不一；髓部由大型薄壁细胞组成，中心常有空隙。薄壁细胞中含橙皮苷结晶。

（2）薄荷粉末显微鉴别要点　腺鳞的腺头呈扁圆球形，由8个分泌细胞排列成辐射状，腺柄单细胞，极短，四周表皮细胞作辐射状排列。表皮细胞壁薄，呈波状，下表皮有众多直轴式气孔。腺毛为单细胞头，单细胞柄；非腺毛由2～8个细胞组成，常弯曲，壁厚，有疣状突起。

（3）穿心莲茎横切面鉴别要点　横切面呈方形，四角外突。表皮细胞长方形或类圆形，外壁加厚，角质化；有的细胞内含碳酸钙结晶（钟乳体）；腺鳞及气孔可见。皮层薄，细胞切向延长，含叶绿体，外侧有厚角组织，于角隅处较多。内皮层明显。韧皮部外侧有纤维，多单个散在。木质部发达，导管散生，木纤维多，木射线细胞1列，内含淀粉粒。髓部薄壁细胞排列疏松，环髓部位有的细胞含钟乳体。

（4）穿心莲叶粉末鉴别要点　钟乳体晶细胞甚多，多散在，卵形或椭圆形，亦有2个相接的双钟乳体；气孔直轴式，副卫细胞大小悬殊。腺鳞头部扁球形，4～6（8）个细胞，柄短，单细胞。非腺毛呈圆锥形1～3个细胞，具角质线纹。

（5）淡竹叶（叶主脉）横切面鉴别要点　上下表皮均为1列，上表皮有大型的运动细胞，径向延长。下表皮细胞较小，椭圆形，切向延长。上下表皮均具气孔及长、短2种非腺毛。栅栏细胞1列，小圆柱形。海绵组织为1～3列（多2列）排列较疏松的不规则圆形细胞。主脉中有1个较大形圆盾状禾本科型的维管束，外韧型，四周有1～2列纤维包围成维管束鞘，木质部排列成V形，在维管束的上下方与表皮相接处，有多列小形厚壁纤维。

3. 理化鉴别

（1）取薄荷粉末少许，经微量升华得油状物，加硫酸2滴及香草醛结晶少量，初显黄色至橙黄色，再加水1滴，即变紫红色。

（2）薄荷油旋光度测定：《中国药典》2010年版规定采用自动指示旋光仪。本品旋光度为 −17°～24°。采用钠光谱的 D 线（589.3nm）测定旋光度，测定管长长度为1dm（如使用其他管长，应进行换算），测定温度为20℃。用读数至0.01°并经过检定的自动指示旋光仪。

仪器　WZZ－自动指示旋光仪。

样品　市售薄荷油，配置成20%的乙醇溶液为供试液。

测定　取1dm测定管1支，先装入乙醇，使旋光值为0（标定测定管的位置和方向），取出测定管，用供试液洗涤数次，注入供试液，盖好后（注意不发生气泡）按相同的位置和方向放入样品室内，盖好箱盖，测定旋光度，然后按下列公式计算出比旋光度 $[\alpha]_D^t$。

$$[\alpha]_D^t = \alpha / ld$$

式中，$[\alpha]_D^t$ 为比旋光度；D 为钠光谱的 D 线；t 为测定时的温度；l 为测定管长度（dm）；α 为测得的旋光度；d 为液体的相对密度。

薄荷油在25℃时相对密度为0.888～0.908。

注意事项：每次测定前以溶剂作空白较正，测定后再校正一次，以确定测定时零点有无变动，如有变动应重测。配置溶液及测定时，均应调节温度在20℃ ±0.5℃。供试液应充分溶解并澄清，否则需先滤过并弃去初滤液，再测定。

（3）薄荷油折光率测定　折光率测定可选用折光仪，用钠光谱的 D 线（589.3nm）

（如选用阿培折光仪，可用白光光源）。供试品温度为20℃。测定用的折光计需能读至0.0001，测定范围1.3～1.7（如选用阿培折光仪或其他相当的仪器测定时应调节温度至20℃±0.5℃）。测定前应进行仪器校正，可用棱镜或水进行。

棱镜校正：从仪器盒中取出仪器置于干净的台面上，在棱镜外套上装上温度计，通入恒温水（20℃或25℃），恒温后松开锁钮，开启下面棱镜，使其镜面处于水平位置，滴1～2滴丙酮于镜面上，合上棱镜，促使难挥发的污物逸走，再打开棱镜，用擦镜纸轻擦拭镜面（注意：不能用滤纸），待镜面干后，校正标尺刻度。

水校正：打开棱镜，滴1～2滴水于镜面上，关紧棱镜，转动左面刻度盘，使读数镜内标尺读数等于水平的折光率（$n^{20}=1.3330$，$n^{25}=1.3325$，$n^{40}=1.3305$），调节反射镜，使光线射入棱镜，调节目镜使聚焦于"+"字上。若出现彩色光带，则可转动"补偿棱镜调节器"，使观察到一清晰的黑白界限，再转动直角棱镜，使界限恰巧通过"+"字的焦点即可。

薄荷油折光率测定：打开棱镜，将薄荷纯油1～2滴均匀地滴在棱镜上，使整个镜面湿润后，关紧棱镜，转动反射镜，使视场最亮，然后按上述方法进行操作，使分界线对准"+"叉线中心。从标尺上读得数据，记下温度，再重复读取两次，其三次平均值即为薄荷油的折光率。《中国药典》2010年版规定，薄荷油的折光率为1.456～1.466，在20℃±0.5℃进行。

（4）薄荷挥发油含量测定 仪器装置如图18－1。A为1000ml（或500ml、2000ml）的硬质圆底烧瓶，上接挥发油测定器B，B的上端连接回流冷凝管C，以上各部均用玻璃磨口连接。测定器B应具有0.1ml的刻度。

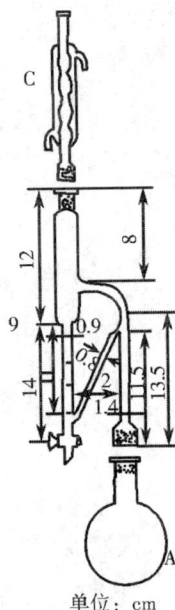

单位：cm

图18－1 挥发测定装置

注：装置中挥发油测定器的支管分厂分岔处应与基准线平行

测定 薄荷油相对密度为 0.888 ~ 0.908，应采用《中国药典》2010 年版规定的甲法测定。取切成段（5mm）的薄荷 100g，置于烧瓶中，加水约 600ml 及玻璃珠数粒，振摇后连接挥发油测定器和回流冷凝管。自冷凝管上加水使充满挥发油测定管的刻度部分。用适宜的方法加热至微沸，保持微沸 3 小时（注意：沸腾过激，测定管中的挥发油会被冲回到烧瓶中，因油的相对密度接近 1），至油层上端到达刻度零线上面 5mm 处为止，放置 1 小时，开启活塞，调整到油层恰与刻度 0 线平行，读取挥发油量。本品含挥发油不得少于 0.80%（ml/g）。

【作业】

（1）绘制薄荷叶横切面、穿心莲叶片中部横切面组织简图。
（2）绘制薄荷粉末、穿心莲叶粉末显微鉴别特征图。
（3）记录薄荷理化鉴别和挥发油含量测定结果。
（4）记录薄荷油旋光度和折光率的测定结果。

（崔亚君）

实验十九 藻、菌、地衣类中药

【实验原理】

1. 性状鉴定 是用外观形状来鉴定中药是否符合规定的药用标准，主要进行中药的品种、纯度鉴定或粗略地估计其品质的优劣。本实验重点观察供试品的形状、表面纹理、颜色、气味等特征。通过对单味药性状的系统观察和描述，确定其性状鉴别的主要特征。

2. 显微鉴定 是利用显微镜、显微技术及显微化学方法等对中药进行分析鉴定。应用解剖学和显微化学原理，通过不同类型的显微制片，观察中药的组织构造、细胞形状、内含物的特征，以鉴定中药的品种、纯度或质量。通过对单味药组织或粉末显微特征的系统观察和描述，确定其显微鉴别的主要特征。

3. 理化鉴别 是利用化学试剂能与中药中的某种或某化学成分产生特殊的气味、颜色、沉淀或结晶等反应，作为鉴定中药的手段。

【目的要求】

（1）掌握茯苓、猪苓、五倍子、冬虫夏草、苏合香、乳香、没药、血竭、安息香等药材的性状鉴别特征。

（2）掌握茯苓、猪苓、五倍子、冬虫夏草的显微鉴别特征。

（3）掌握茯苓、猪苓、五倍子、青黛、儿茶、乳香、没药、血竭、安息香等理化鉴别方法。

【仪器、试剂、材料】

1. 仪器 生物显微镜、目镜测微尺、镊子、解剖针、载玻片、盖玻片、酒精灯、显微量尺、放大镜等。

2. 试剂 5%氢氧化钾溶液、水合氯醛试剂、稀甘油、甘油醋酸、间苯三酚、浓盐酸等。

3. 药材 茯苓、猪苓、五倍子、冬虫夏草、苏合香、儿茶、乳香、没药、血竭、安息香等药材。

4. 永久制片 冬虫夏草子实体横切片、五倍子横切片。

5. 粉末 茯苓、猪苓、五倍子。

【实验内容】

（1）茯苓、猪苓、五倍子、冬虫夏草、苏合香、儿茶、乳香、没药、血竭和安息香的性状鉴别。

（2）冬虫夏草子实体和五倍子的显微鉴别。

（3）茯苓、猪苓和五倍子的粉末鉴别。

（4）茯苓和猪苓的理化鉴别。

【实验方法】

1. 重点药材性状鉴别要点

（1）茯苓

①茯苓个　呈类球形、椭圆形、扁圆形或不规则团块状，大小不一。外皮薄而粗糙，棕褐色至黑褐色，有明显的皱缩纹理。体重，质坚实，不易破裂，断面颗粒性，有的具有裂隙，外层淡棕色，内部白色，少数淡红色。无臭，味淡，嚼之粘牙。

②茯神　呈方块状，附有切断的一块茯神木，质坚实，色白。

③茯苓皮　为削下的茯苓外皮。形状大小不一，外面棕褐色至黑褐色，内面白色或淡棕色，体软质松，略具弹性。

④茯苓块、片　为去皮后切制的茯苓，呈块片状，大小不一，平滑细腻，白色、淡红色或淡棕色。

（2）猪苓　本品呈条形、类圆形、块状或扁块状，长 5～25cm，直径 2～6cm。表面黑色、灰黑色或棕黑色，皱缩或有瘤状突起。质致密而体轻，能浮于水面，断面细腻，类白色或黄白色，略呈颗粒状。气微、味淡。

（3）五倍子

①肚倍　呈长圆形或纺锤形囊状，长 2.5～9cm，直径 1.5～4cm。外表面灰褐色至淡棕色，被淡黄色柔毛。壁厚 2～3mm，质硬而脆，易破碎，断面角质状，具光泽，内壁平滑，有黑褐色死蚜及灰色粉末状排泄物。气特异，味涩。

②角倍　呈菱形，具不规则角状分枝，被灰白色柔毛，壁较薄，其他特征同肚倍。

（4）冬虫夏草　虫体形似蚕，长 3～5cm，直径 0.3～0.8cm；外表呈深黄色至黄棕色，偶见棕褐色，粗糙，环纹明显，共有 20～30 条，近头部的环纹绞细；全身有足 8 对，近头部 3 对，中部 4 对，近尾部 1 对，以中部 4 对最明显；头部红棕色，尾如蚕尾。质脆，易折断，断面略平坦，淡黄白色，中央有明显暗棕色"U"形纹。子座细长圆柱形，形似"金针"，一般比虫体长，长 4～7cm，直径约 0.3cm；表面深棕色至棕褐色，有细纵皱纹，上部稍膨大；质柔韧，折断面纤维状，类白色。有"草似金针虫似蚕"的比喻来形容冬虫夏草的形状。气微腥，味微苦。

（5）苏合香　粗制苏合香为灰棕色半流动的浓稠液体，精制后为棕黄色或暗棕色半透明香脂。质细腻，极黏稠，挑起时呈胶样，连绵不断。较水重。气芳香，味苦、辣，嚼之粘牙。

（6）乳香　本品呈小形乳头状、泪滴样或不规则小块，长 0.5～2cm，有时粘连成团块。表面淡黄色，有时微带绿色或棕红色，半透明而有光泽，有的因贮藏日久，互相摩擦而使表面带有一层类白色粉尘或外表呈棕黄色而无光泽。质坚脆，断面蜡样无光泽，亦有少数呈玻璃样光泽。气微芳香，味微苦，嚼之有砂粒感，随即软化成胶块而粘牙，唾液呈乳白色，微有香辣感。

（7）没药　本品呈不规则颗粒状或粘连成团块，一般直径约2.5cm，有的可达10cm，大小不等。表面粗糙，呈黄棕色或红棕色，被有粉尘。质坚脆，破碎面呈不规则颗粒状，带棕色油样光泽，并常伴有白色斑点或纹理；所得薄片半透明或近透明，有的明亮似琥珀。微有黏性，与水共研形成黄棕色乳状液。气微而芳香，味苦而微辛。

（8）血竭　通常分为原装血竭和加工血竭。

原装血竭：呈扁圆形或不规则块状物，大小不等。表面暗红色或红色或砖红色，多粗糙而有光泽；质脆易碎，断面有光泽或无光泽。因品质不一，有时可见果实、鳞片等少量杂质。无臭、味淡、口嚼不溶。

加工血竭：略呈扁圆四方形或长方砖状，直径6～8cm，厚约为4cm，重250～280g。表面暗红色或黑红色，有光泽，常附有因摩擦而产生的红粉。体坚质脆，碎断面黑红色，光亮，研粉则为血红色。无臭、味淡、口嚼不溶。

（9）安息香　本品呈不规则的小块，稍扁平，常黏结成团块。表面橙黄色，具蜡样光泽（自然出脂）；或为不规则的圆柱状、扁平块状，表面灰白色至淡黄白色（人工割脂）。质脆，易碎，断面平坦，白色，放置后表面与断面均渐变为淡黄棕色至红棕色。加热则软化熔融。气芳香，味微辛，嚼之有砂粒感。

2. 显微鉴别

（1）冬虫夏草子实体头部横切面　类圆形。周围由1列子囊壳组成，子囊壳大部陷入子座中，先端突出于子座之外，卵形或椭圆形。子囊壳内有多数长条状的线形子囊，每一子囊内有2～4个具有隔膜的子囊孢子。子座中央充满菌丝，其间有裂隙。子座先端不育部分无子囊壳。

（2）五倍子横切面　表皮细胞一列，类方形，间生多数1～3（～6）个细胞的非腺毛，长70～140（～350）μm；薄壁细胞直径约10μm，其中含多数已经糊化的淀粉粒，并可见少数草酸钙结晶。其中可见散在的外韧型维管束，维管束外为大型树脂道。

（3）茯苓粉末鉴别要点　粉末灰白色。用水装片，可见无色不规则颗粒状团块或末端钝圆的分枝状团块。遇水合氯醛或5％氢氧化钾溶液，团块溶化露出菌丝，菌丝细长，无色（内层菌丝）或淡棕色（外层菌丝），稍弯曲，有分枝，直径3～8μm，少数至16μm，横壁偶见。粉末加α-萘酚及浓硫酸，团块物即溶解，可显橙红色至深红色。本品不含淀粉粒及草酸钙晶体。

（4）猪苓粉末鉴别要点　粉末灰黄白色。菌丝团快大多无色，少数棕色。散在菌丝细长、弯曲，直径2～10μm，有的可见横隔，有分枝及结节状膨大部分。草酸钙方晶，大多呈正方八面体、规则双锥八面体或不规则多面体，直径3～60μm，长至68μm，有时可见数个结晶聚集在一起。

（5）五倍子粉末鉴别要点　粉末灰绿色至灰棕色。其中可见众多非腺毛，多数1～4个细胞，有的顶端弯曲呈鸟喙状；薄壁细胞含糊化淀粉粒，具黄棕色的树脂道碎片和树脂块，具少量草酸钙簇晶，直径约25μm；螺纹导管直径10～15μm。

3. 理化鉴别

（1）茯苓的理化鉴定

①茯苓片易燃烧，燃烧时无焦糊臭，灰炭不碎；水浸后表面无黏质，无崩散现象。

②取粉末 1g，加丙酮 10ml，在水浴上加热回流 10 分钟，过滤，滤液蒸干，残渣加冰醋酸 1ml 溶解，再加浓硫酸 1 滴，显淡红色，后变为淡褐色。（麦角甾醇反应）

③取粉末少许，加碘化钾 – 碘试液 1 滴，显深红色。（多糖类的显色反应）

④粉末加水煮沸，加碘试液 3 滴，溶液黄色，不得显蓝色或紫红色。（淀粉或糊精反应）

⑤取本品粉末少量，加氢氧化钠溶液，搅拌，呈黏胶状。

（2）猪苓的理化鉴定

①取本品粉末 1g，加稀盐酸 10ml，置水浴上煮沸 15 分钟，搅拌，呈黏胶状。

②取本品粉末少量，加氢氧化钠溶液，搅拌，呈悬浮状。

③取粉末少许，加碘化钾 – 碘试液 1 滴，显棕褐色。（多糖类的显色反应）

【作业】

（1）绘出冬虫夏草子实体头部横切面简图。

（2）绘出茯苓、猪苓粉末鉴别特征图。

（3）记录茯苓、猪苓理化实验结果。

（温学森）

实验二十 动物类中药鉴定

【实验原理】

（1）性状鉴定 主要依据动物的形态学、分类学知识和传统经验鉴别法，观察和描述动物类中药的性状特征，鉴定其是否符合规定的药用标准，鉴别其真伪、纯度或粗略估计品质的优劣。首先根据一般性状等确定其药用部位，然后分别按其形状、大小、颜色、表面特征、质地、断面、气味等特征进行观察和描述。

（2）显微鉴定 主要利用显微镜和显微技术观察动物类中药的组织和粉末特征，以鉴定其真伪和纯度。分别取各中药粉末或碎片少许，用水装片或水合氯醛透化装片观察。

【目的要求】

（1）掌握动物类中药的性状鉴别方法。

（2）掌握地龙、珍珠、全蝎、蟾酥、蛤蚧、僵蚕、金钱白花蛇、蕲蛇、乌梢蛇、鹿茸、羚羊角的识别要点。

（3）掌握蛇鳞片的表面制片及观察方法。

（4）掌握珍珠、蟾酥的理化鉴别方法。

【仪器、试剂、材料】

1. 仪器 紫外分光光度计、生物显微镜、酒精灯、石棉网。

2. 试剂 水合氯醛、甘油、1% 三氯甲烷、甲醇、丙酮、对二甲氨基苯甲醛、醋酐、硫酸。

3. 药材 地龙、珍珠、全蝎、蟾酥、蛤蚧、僵蚕、金钱白花蛇、乌梢蛇、蕲蛇、龟板、鳖甲、鹿茸、羚羊角等。

4. 粉末 蟾酥、珍珠、全蝎、鹿茸粉末。

5. 永久切片 金钱白花蛇、蕲蛇、乌梢蛇背鳞。

【实验内容】

（1）地龙、珍珠、全蝎、蟾酥、蛤蚧、僵蚕、金钱白花蛇、蕲蛇、乌梢蛇、鹿茸、羚羊角的性状鉴别。

（2）全蝎、鹿茸粉末的显微特征。

（3）金钱白花蛇、蕲蛇、乌梢蛇的鳞片鉴别。

（4）珍珠、蟾酥理化鉴别。

【实验方法】

1. 性状鉴别

（1）地龙　长条状薄片，边缘略卷。全体有多数明显的环节，背部棕褐色至紫灰色，腹部浅黄棕色；第14～16环节为生殖环带，习称"白颈"。

（2）珍珠　呈类球形、卵圆形、长圆形、棒状或不规则形。表面类白色、浅粉红色、浅蓝色或浅黄绿色，半透明，光滑或微有凹凸，具特有的彩色光泽。

天然珍珠形较圆，表面多平滑细腻，洁白如玉，内外一色。

淡水养殖的珍珠外形不规则，比天然品颗粒大，多为长粒状，大多数带有瘤结，断面中央有异物。

（3）全蝎　头胸部与前腹部呈扁平长椭圆形，后腹部呈尾状。头胸部呈绿褐色，前端可见1对短小的螯肢和1对较长大的钳状脚须。背面覆有梯形背甲，腹面有足4对。后腹部6节，末节有锐钩状毒刺。

（4）僵蚕　类圆柱形，多弯曲皱缩。表面灰黄色，被有白色粉霜状的气生菌丝和分生孢子，腹面有足8对，呈突起状。断面平坦，外层白色，中间棕色或黑色，有光泽，习称"镜口胶面"。

（5）蟾酥　扁圆形团块或饼状。棕褐色或红棕色。粉末嗅之作嚏。

（6）蛤蚧　头尾四足均撑直，呈扁平状。背部灰黑色或银灰色，有黄白色或灰绿色斑点（进口蛤蚧为橙红色，斑点多且明显）。尾细长而坚实，与背部颜色相同，有6～7个明显的银灰色环带。

（7）金钱白花蛇　呈圆盘状，蛇头近于长方形，黑色光滑而亮泽，盘在中间，盘径3～6cm。背部黑色或灰黑色，微有光泽，有45～58个黑白相间的环纹。背鳞通身15行，光滑细密略呈菱形。

（8）蕲蛇　呈圆盘状，头呈三角形而扁平，吻端向上翘起，习称"翘鼻头"。背部红棕色，两侧各有黑褐色与浅棕色组成的"V"形斑纹17～25个，其"V"形的两上端在背中线上相接，形成一系列连贯相接的斜方纹，习称"方胜纹"。腹部灰白色，鳞片较大，有多数类圆形的黑斑，习称"连珠斑"。尾部骤细，末端有三角形深灰色的角质鳞片1枚，习称"佛指甲"。

（9）乌梢蛇　呈圆盘状，盘径约至16cm，长可达2m。表面黑褐色或绿黑色，密被菱形鳞片。背鳞16～14行，背中央2～4行鳞片强烈起棱，形成两条纵贯全体的黑线。尾部渐细而长，尾下鳞双行。

（10）花鹿茸　"二杠"的主枝习称"大挺"，长17～20cm，枝顶钝圆；离锯口约1cm处分出侧枝，习称"门庄"。外皮红棕色或棕色，密被红黄色或棕黄色细茸毛。分岔间具1条灰黑色筋脉。锯口面黄白色，外围无骨质，中间密布蜂窝状细孔。

"三岔"具2个侧枝，大挺长23～33cm，直径较二杠细，略呈弓形而微扁。

（11）羚羊角　长圆锥形，略呈弓形弯曲。表面类白色或黄白色，嫩枝对光透视可见"血丝"或紫黑色斑纹。下部有10～16个隆起的环脊，习称"水波纹"，间距约2cm，用手握之，四指刚好嵌入凹处，习称"合把"。角基部横截面类圆形，内有长圆锥形角柱，习称"骨塞"或"羚羊塞"。对光透视，上部无骨塞部分中心有 1 条略呈扁三角形的细孔直通角尖，习称"通天眼"。

2. 显微鉴别 取材药材粉末少许，置载玻片上，加水合氯醛透化，稀甘油装片观察。

（1）全蝎粉末显微鉴别要点 体壁外表皮表面观呈多角形网格样纹理，密布细小颗粒，可见凸起的圆形毛窝、细小圆孔口及瘤状突起，刚毛常于基部折断。断面观，内、外表皮间纵贯较多长短不一的微细孔道。未角化外表皮表面观可见大小不一、排列不规则的类圆形凸起。横纹肌纤维较多，侧面观明带较宽，中有一暗线，暗带有致密的短纵纹理。刚毛先端锐尖或钝圆，体部中段直径 8 ~ 40μm，具纵直纹理，髓腔细窄，腔壁较平直。脂肪油滴极多，近无色或淡黄色。

（2）鹿茸粉末显微鉴别要点 梅花鹿茸 淡黄色。毛茸多碎断，棕黄色，毛干中部直径 13 ~ 50μm，表面为扁平细胞（鳞片），覆瓦状排列，细胞的游离缘指向毛尖，呈短刺状突起；皮质有棕色色素；髓质断续或无；毛根常与毛囊相连，基部膨大呈撕裂状。骨碎片淡黄色，不规则形，表面有明显纵纹理及细密点痕。骨陷窝呈类圆形、椭圆形或梭形，边缘骨小管隐约可见呈放射状沟纹。断面可见大的圆形孔洞，边缘凹凸不平。表皮角质层淡黄色，表面颗粒状，凹凸不平，茸毛脱落后的毛窝呈圆洞状。角质化梭形细胞多散在。

（3）金钱白花蛇、蕲蛇、乌梢蛇背鳞鉴别 分别取上述蛇类背鳞一片，置载玻片上，加稀甘油装片观察。

①金钱白花蛇背鳞外表面：鳞片呈黄白色，具众多细密纵直条纹，间距 1.1 ~ 1.7μm，沿鳞片基部至先端方向径向排列。

②蕲蛇背鳞外表面：鳞片呈深棕色或黄棕色，密布乳头状突起，乳突呈类三角形、类圆形或不规则形，覆瓦状排列，内含颗粒状色素。

③乌梢蛇背鳞外表面：鳞片呈黄棕色，具纵直条纹，条纹间距 13.7 ~ 27.4μm，沿鳞片基部至先端方向径向排列，内含色素斑。

3. 理化鉴别

（1）珍珠

①取本品置紫外光灯（365nm）下观察，显亮绿色荧光（淡水珍珠）或浅蓝色荧光（海水珍珠）。

②取本品数粒，置石棉网上，用烧杯扣住，用火烧之，有爆裂声，并呈层状破碎，碎片银灰色，内外色泽一致，仍有珠光闪耀。

③取本品 1 粒，置试管中，加丙酮适量振摇，表面珠光不退，光泽如常。

（2）蟾酥

①取粉末 0.1g，加甲醇 5ml，浸泡 1 小时，过滤，滤液加对二甲氨基苯甲醛固体少许，再加硫酸数滴，即显蓝紫色。（检查吲哚类化合物）

②取粉末 0.1g，加三氯甲烷 5ml，浸泡 1 小时，过滤，滤液蒸干，残渣加少量醋酐溶解，再缓缓滴加浓硫酸，初显蓝紫色，渐变蓝绿色。（检查甾类化合物）

③取 1% 蟾酥的三氯甲烷提取液，蒸干后用甲醇溶解，测定其紫外吸收光谱，在 300nm 波长附近有最大吸收。（检查脂蟾毒配基）

【作业】

（1）记述所列药材的性状特征。

（2）记录理化鉴别的过程和结果。

（3）绘金钱白花蛇、蕲蛇、乌梢蛇背鳞特征图。

（房志坚）

实验二十一 矿物类中药鉴定

【实验原理】

1. 性状鉴定 观察和描述矿物类中药的性状特征，鉴定其是否符合规定的药用标准，鉴别其真伪、纯度或优劣。首先根据矿物药的形状、颜色、质地、气味等进行鉴别，然后再检查其硬度、条痕、透明度、解离、断口、有无磁性以及比重等。粉末性的药材鉴定样品的颜色、质地、气味等。

2. 显微鉴定 透明的矿物利用透射偏光显微镜（简称"偏光显微镜"），不透明的矿物利用反射偏光显微镜鉴定，主要观察其颗粒的形状、透明度、颜色（或折射率和必要的物理常数）。应用这两种显微镜进行鉴定时，都要求将矿物磨片后才能用于观察。

3. 理化鉴定 理化分析方法可用于矿物药的定性和定量。对外形及粉末无明显特征或剧毒的矿物药尤为必要，如玄明粉、信石等。

【目的要求】

（1）掌握矿物类中药的性状鉴别方法。
（2）熟悉几种矿物药的理化鉴别特征。

【仪器、试剂、材料】

1. 仪器 试管、试管夹、白瓷板、蒸发皿、表面皿、生物显微镜、酒精灯、铜片、铂丝。

2. 试剂 盐酸-硝酸液（3∶1）、氢氧化钠液、碘化钾试液、硫化氢、氯化钡试液、醋酸铅试液、稀盐酸、氯化铵、氯酸钾饱和的硝酸溶液、亚铁氰化钾试液、草酸铵试液、氢氧化钙试液、硝酸银试液、氨试液、钼酸铵试液、氟化钙或氟化钠粉末、硝酸、硫酸、醋酸。

3. 药材 朱砂、自然铜、雄黄、滑石、胆矾、石膏、龙骨。

4. 粉末 朱砂、自然铜、雄黄、石膏、龙骨。

【实验内容】

（1）朱砂、自然铜、雄黄、滑石、石膏、胆矾、龙骨等的性状鉴别。
（2）朱砂、自然铜、雄黄、石膏、龙骨等的理化鉴别。

【实验方法】

1. 性状鉴别

（1）朱砂　呈颗粒状或块片状。鲜红色或暗红色，条痕红色至褐红色，具光泽，半透明。体重，质脆，粉末状者有闪烁的光泽。硬度2~2.5，相对密度8.09~8.20。

商品分为：朱宝砂　呈细小颗粒或粉末状，鲜红色，明亮。

镜面砂　多呈斜方形，长条形片状，大小薄厚不等。光亮如镜。

豆瓣砂　形如豆瓣状，方圆形块状，多棱角，赤红色，有光亮。

（2）自然铜　方块形，直径0.2~2.5cm。表面亮黄色，有金属光泽，有的表面由于氧化成氧化铁而呈棕褐色，无金属光泽，具条纹。条痕绿黑色或棕红色。体重，质硬脆，易砸碎，硬度6~6.5，相对密度4.9~5.2。断面黄白色，有金属光泽，或棕褐色，可见银白色亮星。

（3）雄黄　为块状或粒状集合体，呈不规则块状。深红色或橙红色，条痕淡橘红色，晶面具金刚石样光泽。质脆，易碎，断面具油脂光泽。微有特异的臭气，味淡。

（4）滑石　多为块状集合体，呈不规则块状。白色、黄白色或淡蓝灰色，有蜡样光泽。质软，细腻，手摸有滑润感，无吸湿性，置水中不崩散。硬度约为1，条痕白色，用指甲可以刮下白粉。

（5）石膏　长块状、板块状或不规则块状。白色、灰白色或淡黄色，半透明。上下两面较平坦，无纹理和光泽，纵断面具纤维状纹理和绢丝样光泽。质较松软，硬度1.5~2，相对密度2.3，指甲能刻划，条痕白色。

（6）胆矾　不规则的块状结晶体，半透明至透明，具玻璃样光泽，深蓝或淡蓝色。硬度2.5，相对密度2.1~2.3。条痕无色或带浅蓝色，断口贝壳状。

（7）龙骨　骨骼状或已破碎呈不规则的块状，大小不一。外表面白色、灰白色、黄白色或浅棕色，较平滑，有的具纹理或裂隙，或具棕色条纹和斑点。质硬，砸碎后的断面不平坦，有的中空，色白或黄白，细腻呈粉质。关节处膨大，断面常具蜂窝状小孔。吸湿性强，以舌舔之有吸力。无臭，无味。本品在无色火焰中灼烧，应不发烟，不变黑，无异臭。以质硬、色白、吸湿力强者佳。

五花龙骨：全体呈灰白色、黄白色或淡黄棕色，夹有蓝灰色和红棕色深浅粗细不同的花纹。

2. 理化鉴别

（1）朱砂

①粉末用盐酸润湿后，在光洁的铜片上摩擦，铜片表面显银白色光泽，加热烘烤后，银白色消失。

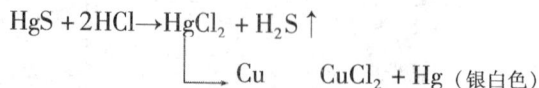

$$HgS + 2HCl \rightarrow HgCl_2 + H_2S \uparrow$$
$$\downarrow Cu \quad CuCl_2 + Hg \text{（银白色）}$$

②取本品粉末2g，加盐酸-硝酸液（3:1）2ml，使溶解，蒸至略干，加水2ml溶解后：a. 取试液2~3滴置白瓷板上加氢氧化钠液即有黄色沉淀（检查汞盐）。

b. 取少量试液以氢氧化钠中和至中性，加碘化钾试液即有红色沉淀产生；加过量的碘化钾液则又溶解。再以氢氧化钠液调至碱性,加氯化铵少许即生成红棕色沉淀(检查汞盐)。

c. 取试液 1 滴,加氯化钡试液 1 滴即产生白色沉淀,分离沉淀,再加盐酸,沉淀不溶解(检查硫酸盐)。

d. 取试液 1 滴,加醋酸铅试液 1~2 滴即产生白色沉淀,分离沉淀,再加氢氧化钠溶液沉淀溶解(检查硫酸盐)。

(2)自然铜 取本品 1g,加稀盐酸 4ml 于试管中,振摇,滤过,滤液加亚铁氰化钾试液,即生成深蓝色沉淀。分离沉淀,加稀盐酸,沉淀不溶解,再加氢氧化钠试液,沉淀即分解产生棕色沉淀(铁盐的鉴别反应)。

(3)雄黄 取本品少许于试管中,加氯酸钾饱和的硝酸溶液 2ml,溶解后,加氯化钡试液 1ml,产生大量白色沉淀。放置后,倾出上层酸液,再加水 2ml,振摇,沉淀不溶解。

(4)石膏

①取本品一小块约 2g,置具有小孔软木塞的试管内灼烧,管壁有水生成,小块变为不透明。

②取本品粉末约 0.2g,加稀盐酸 10ml,加热使溶解,供以下实验:

a. 取铂丝,用盐酸湿润后,蘸取供试液,在无色火焰中燃烧,火焰即显砖红色(检查钙盐)。

b. 取供试液,用氢氧化钠试液调 pH 至中性或偏碱性,加草酸铵试液,即发生白色沉淀,镜检呈簇状、针状、不规则状结晶,分离,沉淀在盐酸中溶解,但不溶于醋酸(检查钙盐)。

c. 取供试溶液,加氯化钡溶液,即发生白色沉淀,分离,沉淀在盐酸或硝酸中均不溶解(检查硫酸盐)。

(5)龙骨

①取本品粉末,滴加稀盐酸,即可发生泡沸,将产生的大量二氧化碳气体通入氢氧化钙试液中,即产生白色沉淀。

②取上述泡沸停止后的液体,滴加氢氧化钠中和。取滤液 1ml,加草酸铵试液,即产生白色沉淀,分离所得沉淀,加醋酸不溶,但溶于盐酸(检查钙盐)。取滤液 1ml,加硝酸银试液,即产生浅黄色沉淀;分离沉淀,加氨试液或稀硝酸,沉淀均易溶解(检查磷酸盐)。取滤液 1ml,加钼酸铵试液和硝酸,加热即产生黄色沉淀,分离沉淀,加氨试液则溶解(检查磷酸盐)。

【作业】

(1)记述理化实验结果和过程。

(2)观察药材标本,记述所观察药材的特征。

(房志坚)

实验二十二　中成药显微鉴定

【实验原理】

根据制剂的类型和原料药显微特征的相关性，通过对原料药专属性显微鉴别特征的提炼，采用粉末显微鉴定技术对二妙丸和六味地黄丸进行真伪鉴别。

【目的要求】

（1）掌握粉末性中成药的显微鉴别方法和操作步骤。
（2）掌握二妙丸和六味地黄丸的显微鉴别特征。

【仪器、试剂、材料】

1. 仪器　生物显微镜、目镜测微尺、镊子、解剖针、载玻片、盖玻片、酒精灯、显微量尺等。

2. 试剂　水合氯醛、稀甘油、甘油醋酸、间苯三酚、浓盐酸等。

3. 药材粉末　苍术、黄柏、山药、茯苓、熟地黄、牡丹皮、山茱萸、泽泻。

4. 中成药　二妙丸、六味地黄丸。

【实验内容】

（1）中成药处方分析。
（2）中成药单味药材显微观察。
（3）二妙丸、六味地黄丸显微鉴定。

【实验方法】

1. 处方分析

（1）将二妙丸和六味地黄丸处方中的各味原料药按照药用部位分类，然后将其粉末中的显微特征进行罗列。

（2）根据原料药在处方中的剂量、粉碎度等因素，确定其易检出的显微特征并列表。

（3）确定专属性的鉴别特征并进行显微分析。

2. 实验方法

（1）供试品大量时，水合氯醛透化过程可在小试管中进行，透化结束后，水洗，过滤或离心，取粉末用水或稀甘油封片，亦可进行细胞壁的特化反应。

（2）粉末性中成药显微鉴定的要点是处方分析、显微特征的罗列、易检出特征和专属性鉴别特征的确定。为了避免特征的遗漏，至少重复制备 3 张粉末制片并采用"之"字移动法进行镜检。

3. 二妙丸的显微鉴定　取供试品 1～2 粒，研成粉末，取粉末少许分别制水合氯醛透化片和间苯三酚–浓盐酸染色片，鉴别苍术和黄柏。二妙丸中苍术的专属性鉴别特征为草酸钙针晶和木栓细胞，黄柏的专属性鉴别特征为显黄色的晶纤维和分枝状石细胞。

（1）苍术的鉴定　观察草酸钙针晶的大小及存在状态，木栓细胞的形状、颜色、细胞壁木化程度等特征。

（2）黄柏的鉴定　观察晶纤维的颜色、草酸钙晶体的类型、含晶细胞壁的木化程度，石细胞的形状、颜色和细胞壁等特征。

4. 六味地黄丸的显微鉴定　取供试品 1 丸，切开，用解剖针或镊子在中心处取供试品少许，放于载玻片上，加水研匀，分别用水装片、制水合氯醛透化片和间苯三酚–浓盐酸染色片，鉴别山药、茯苓、熟地黄、牡丹皮、山茱萸、泽泻。六味地黄丸中山药的专属性鉴别特征为单粒淀粉粒和较长的草酸钙针晶束，茯苓的专属性鉴别特征为无色团块和菌丝，熟地黄的专属性鉴别特征为含有棕色核状物的灰棕色至深褐色薄壁细胞，牡丹皮的专属性鉴别特征为在细胞中排列成行的草酸钙簇晶和木栓细胞，山茱萸的专属性鉴别特征为橙黄色果皮表皮细胞，泽泻的专属性鉴别特征为有椭圆形纹孔并集成纹孔群的薄壁细胞。

（1）山药的鉴定　观察淀粉粒的形状、大小、脐点，草酸钙针晶的处在状态、大小等特征。

（2）茯苓的鉴定　观察无色团块的形状，菌丝的形状、大小、颜色等特征。

（3）熟地黄的鉴定　观察灰棕色至深褐色薄壁细胞的形状、内含物等特征。

（4）牡丹皮的鉴定　观察草酸钙簇晶的分布状态，木栓细胞的形状和颜色等特征。

（5）山茱萸的鉴定　观察橙黄色果皮表皮细胞的形状、细胞壁等特征。

（6）泽泻的鉴定　观察有椭圆形纹孔并集成纹孔群的薄壁细胞的形状、颜色等特征。

【作业】

（1）简述中成药显微鉴定的基本步骤。

（2）绘制二妙丸显微鉴别特征图。

（3）绘制六味地黄丸显微鉴别特征图。

（石俊英）

选择实验

实验二十三　中药高效液相色谱法鉴定

【实验原理】

高效液相色谱法是在经典的液相色谱法的基础上，于 20 世纪 60 年代后期引入了气相色谱法的理论，迅速发展起来的一种色谱分离技术。高效液相色谱法其填料颗粒细小而均匀，柱效高，具有用量少、分离效能高、检测灵敏度性高、分离速度快、专属性强、应用范围广的特点，因此在中草药的鉴别上具有较好的应用前景。

高效液相色谱法同其他色谱法一样，都是溶质在固定相和流动相之间进行的一种连续多次的分配过程，是借不同组分在两相间亲和力、吸附能力、离子交换过程或分子排阻作用等的差异进行分离。其基本方法是用高压输液泵将流动相泵入到装有填充剂的色谱柱，注入的供试品被流动相带入柱内进行分离后，各成分先后进入检测器，用记录仪或数据处理装置记录色谱图并进行数据处理，得到测定结果。

高效液相色谱法适用于能在特定填充剂的色谱柱上进行分离的药品的分析测定。常用的色谱柱填充剂有：硅胶，用于正相色谱；化学键合固定相，根据键合的基团不同可用于反相或正相色谱，其中最常用的是十八烷基硅烷键合硅胶（又称 DOS），可用于反相色谱或离子对色谱；离子交换填料，用于离子交换色谱；具有一定孔径的大孔填料，用于排阻色谱。

高效液相色谱仪由输液泵、进样器、色谱柱、检测器和色谱数据处理系统组成。检测器最常用的为可变波长的紫外 - 可见光检测器，其他检测器有二极管阵列紫外 - 可见光检测器、荧光检测器、电化学检测器、示差折光检测器、蒸发光散射检测器、质谱检测器等。色谱信息的收集和处理常用积分仪或数据工作站进行。洗脱分等度洗脱和梯度洗脱两种。梯度洗脱可用两台泵或单台泵加比例阀实现程序控制。

【目的要求】

（1）掌握高效液相色谱法鉴定中药的基本原理、基本方法和基本技术。
（2）熟悉用高效液相色谱法测定中药金银花中绿原酸和木犀草苷的含量。

【仪器、试剂、材料】

1. 仪器　岛津 LC – 10Avp 型高效液相色谱仪或 Agilent 1100 系列高效液相色谱仪，电子天平，超声波振荡器。

2. 试剂　绿原酸对照品、木犀草苷对照品；乙腈、磷酸、冰醋酸、甲醇、乙醇均为分析纯。

3. 药材　金银花粉末（过四号筛）。

【实验内容】

用高效液相色谱法测定金银花中绿原酸和木犀草苷的含量。

【实验方法】

1. 绿原酸的测定

（1）色谱条件　以十八烷基硅烷键合硅胶为填充剂；以乙腈 – 0.4%磷酸溶液（13：87）为流动相；检测波长为 327nm；流速：1ml/min。理论板数按绿原酸峰计算应不低于 1000。

（2）对照品溶液的制备　精密称取绿原酸对照品适量，置棕色量瓶中，加 50%甲醇制成每 1ml 含 40μg 的溶液，即得（10℃以下保存）。

（3）供试品溶液的制备　取本品粉末（过四号筛）约 0.5g，精密称定，置具塞锥形瓶中，精密加入 50%甲醇 50ml，称定重量，超声处理（功率 250W，频率 35kHz）30 分钟，放冷，再称定重量，用 50%甲醇补足减失的重量，摇匀，滤过，精密量取续滤液 5ml，置 25ml 棕色量瓶中，加 50%甲醇至刻度，摇匀，即得。

（4）测定法　分别精密吸取对照品溶液与供试品溶液各 5～10μl，注入液相色谱仪，测定，记录色谱图。采用外标法，按干燥品计算，含绿原酸（$C_{16}H_{18}O_9$）不得少于 1.5%。

2. 木犀草苷的测定

（1）色谱条件　以十八烷基硅烷键合硅胶为填充剂；以乙腈为流动相 A，以 0.5%冰醋酸溶液为流动相 B，按下表进行梯度洗脱；检测波长为 350nm；流速：1ml/min。理论板数按木犀草苷峰计算应不低于 2000。

时间（分钟）	时间（分钟）	流动相 B（%）
0～15	10→20	90→80
15～30	20	80
30～40	20→30	80→70

（2）对照品溶液的制备　精密称取木犀草苷对照品适量，加 70%乙醇制成每 1ml 含 40μg 的溶液，即得。

（3）供试品溶液的制备　取本品细粉（过四号筛）约 2g，精密称定，置具塞锥形瓶中，精密加入 70%乙醇 50ml，称定重量，超声处理（功率 250W，频率 35kHz）1 小时，放冷，再称定重量，用 70%乙醇补足减失的重量，摇匀，滤过，精密量取续滤液 10ml，回收溶剂至干，残渣用 70% 乙醇溶解，转移至 5ml 量瓶中，加 70% 乙醇至刻度，即得。

（4）测定法　分别精密吸取对照品溶液与供试品溶液各 10μl，注入液相色谱仪，测定，记录色谱图。采用外标法，按干燥品计算，含木犀草苷（$C_{21}H_{20}O_{11}$）不得少于 0.050%。

【作业】

（1）高效液相色谱法工作的基本原理是什么？
（2）常用的 HPLC 定量分析方法是什么？

（于燕莉）

实验二十四 中药薄层色谱扫描法鉴定

【实验原理】

薄层扫描法是用一束长宽可以调节的、一定波长、一定强度的光照射薄层上的斑点，用仪器测量照射前后光束强度的变化，从而求得物质含量的方法。

薄层扫描仪可分为单光束、双光束、双波长等类型。每台仪器都包括主机、数据处理及信号输出等部分。大多数薄层扫描仪的分光器为光栅，少数为棱镜，极个别的用滤光片。其测量范围是光栅为 200～800nm，棱镜为 200～2500nm。光源室具有可见光源钨灯，波长范围为 400～800nm；紫外光源氘灯，波长范围为 200～400nm；荧光光源为氙灯或汞灯。操作时可通过光源选择杆来变换光源选择镜的位置。检测器一般为光电倍增管。测定方法可分为吸收测定法、荧光测定法及荧光猝灭法，其中吸收测定法根据光测定方式的不同又可分为透射法、反射法、透射－反射法。测光形式分为单波长扫描、双波长扫描。扫描方式根据光束轨迹的不同，又可包括直线扫描（线型扫描）、锯齿扫描（曲折扫描）、圆形扫描、倾斜扫描、多通道自动扫描。

【目的要求】

（1）熟悉薄层扫描法的基本原理。
（2）熟悉用薄层扫描法测定中药牛黄中胆酸的含量。

【仪器、试剂、材料】

1. 仪器 岛津 CS－9301 型双波长飞点薄层扫描仪或 CAMAG 薄层扫描仪，CAMAG LINOMAT IV 半自动点样仪，电子天平，超声波振荡器。

2. 试剂 胆酸对照品；甲醇、乙醇、乙酸乙酯、异辛烷、盐酸、乙酸丁酯、冰醋酸、甲酸、氢氧化钠、无水硫酸钠、硫酸均为分析纯。

3. 药材 牛黄细粉。

【实验内容】

用薄层扫描法测定牛黄中胆酸的含量。

【实验方法】

（1）供试品溶液的制备　取本品细粉约 0.2g，精密称定，置具塞锥形瓶中，精密加入甲醇 50ml，称定重量，超声处理 30 分钟，再称定重量，用甲醇补足减失的重量，摇匀，滤过。精密量取续滤液 25ml，蒸干，残渣加 20% 氢氧化钠溶液 10ml，加热回流 2 小时，冷却，加稀盐酸 19ml 调节 pH 至酸性，用乙酸乙酯提取 4 次（25ml，25ml，20ml，20ml），提取液均用同一铺有少量无水硫酸钠的脱脂棉滤过，合并提取液，回收溶剂，残渣加甲醇溶解并转移至 10ml 量瓶中，加甲醇至刻度，摇匀，作为供试品溶液。

（2）对照品溶液的制备　另精密称取在 105℃ 干燥至恒重的胆酸对照品，加甲醇制成每 1ml 含 0.48mg 的溶液，作为对照品溶液。

（3）扫描测定条件及计算　精密吸取供试品溶液 2μl、对照品溶液 1μl 与 3μl，分别交叉点于同一硅胶 G 薄层板上，以异辛烷 – 乙酸丁酯 – 冰醋酸 – 甲酸（8：4：2：1）为展开剂，展至 14～17cm，取出，晾干，喷以 30% 硫酸乙醇溶液，在 105℃ 加热至斑点显色清晰，取出，在薄层板上覆盖同样大小的玻璃板，周围用胶布固定，放入薄层扫描仪中，波长 $\lambda_S = 380nm$，$\lambda_R = 650nm$，锯齿扫描，测量供试品吸光度积分值与对照品吸光度积分值，根据下列公式，按干燥品计算，含胆酸（$C_{24}H_{40}O_5$）不得少于 4.0%。

$$\frac{\left[\dfrac{(A - A_1)(M_2 - M_1) * S}{A_2 - A_1} + M_1 * Cs\right] * V}{100 * M * W * (1 - B)}$$

式中，A 为样品峰面积；A_1 为 1μl 对照品峰面积；A_2 为 3μl 对照品峰面积；M_1 为对照品的低点样量（1μl）；M_2 为对照品的高点样量（3μl）；C_S 为对照品的浓度（mg/ml）；M 为样品的点样量（2μl）；W 为样品的取样量（g）；B 为所测样品的水分百分含量；V 为稀释倍数，例如：本品的稀释倍数为 20，即 10ml 乘以 50ml 除以 25ml。

【作业】

（1）薄层扫描法的基本原理是什么？

（2）薄层扫描定量的影响因素是什么？

（于燕莉）

实验二十五　中药荧光光谱法鉴定

【实验原理】

物质的基态分子受一激发光源的照射，被激发至激发态后，在返回基态时，产生波长与入射光相同或较长的荧光。若物质分子用 X – 射线或红外光激发，则分别产生 X – 射线荧光或红外光荧光。通常所指的分子荧光是指紫外 – 可见光荧光，即利用某些物质受到紫外光照射后，发射出比吸收的紫外光波长更长或相等的紫外光荧光或可见光荧光，通过测定物质分子产生的荧光强度进行分析的方法称为荧光光谱法。

荧光光谱法可用于中药的定性检测及定量分析。由于中药中所含成分的化学结构（如具有苯环、双键共轭体系等）不同，所吸收的紫外光波长不同，在返回基态时，所发射的荧光波长也不同，利用这个性质进行中药的定性分析。对于同种成分的溶液，其荧光强度与浓度呈线性关系，利用这个性质可进行中药的定量分析。

【目的要求】

（1）掌握荧光鉴定中药的基本理论、基本方法和基本技术。
（2）掌握常用中药荧光鉴别的特征。

【仪器、试剂、材料】

1. 仪器　荧光分光光度计，紫外分析灯（365nm，254nm），回流装置，蒸馏装置，蒸发皿，试管，水浴锅，分液漏斗等。

2. 试剂　70%乙醇，乙酸乙酯，硼酸饱和的丙酮溶液，10%枸橼酸丙酮溶液，甲醇，三氯化铝，三氯甲烷，硝酸，氢氧化钠，盐酸，乙醚，冰醋酸，硫酸，无水乙醇，硫酸肼饱和溶液，醋酸钠等。

3. 材料　大黄，黄连，黄柏，板蓝根，葛根，丹参，苏木，秦皮，厚朴，天麻等。

【实验内容】

大黄，黄连，黄柏，板蓝根，秦皮，厚朴，天麻的荧光检查。

【实验方法】

1. 大黄　取本品粉末的稀乙醇浸出液，滴于滤纸上，再滴加稀乙醇扩散后呈黄色至淡棕色环，置紫外光灯（365nm）下观察，呈棕色至棕红色荧光，不得显持久的亮紫色荧光（检查土大黄苷）。

2. 黄连 根茎折断面在紫外光灯下观察显金黄色荧光，木质部尤为明显。

3. 黄柏 取黄柏断面，置紫外光灯下观察，显亮黄色荧光。

4. 板蓝根 取板蓝根水煎液，置紫外灯（365nm）下观察，显蓝色荧光。

5. 葛根 取本品粉末10g，加入70ml甲醇，在水浴上回流10分钟，趁热过滤，滤液供检查：①取滤液1ml，加入浓盐酸4～5滴及镁粉少量，在沸水浴上加热3分钟，显橙色（检查黄酮）。②取上述滤液滴在滤纸上喷洒1%三氯化铝乙醇溶液，干燥后，于紫外光灯下观察，显鲜黄绿色荧光（检查黄酮及其苷类）。

6. 丹参 取本品粉末0.2g，加75%甲醇25m，加热回流1小时，滤过，滤液浓缩至1ml，作为供试品溶液。另取丹酚酸B对照品，加75%甲醇制成每1ml含2mg的溶液，作为对照品溶液。照薄层色谱法试验，吸取上述两种溶液各5μl，分别点于同一硅胶GF$_{254}$薄层板上，以甲苯－三氯甲烷－乙酸乙酯－甲醇－甲酸（2:3:4:0.5:2）为展开剂，展开，取出，晾干，置紫外光灯（254nm）下检视。在与对照品色谱相应的位置上显相同颜色的斑点。

7. 苏木 取苏木粉末10g，加水50ml，放置4小时，时时振摇，滤过，滤液显橘红色，置紫外灯（365nm）下观察，显黄绿色荧光；取滤液5ml，加氢氧化钠试液2滴，显猩红色，置紫外灯（365nm）下观察，显蓝色荧光，再加盐酸使呈酸性后，溶液变为橙色，置紫外光灯（365nm）下观察，显黄绿色荧光。

8. 秦皮 取秦皮加热水浸泡，浸出液在日光下可见碧蓝色荧光。

9. 厚朴 取粉末0.5g，加甲醇5ml，密塞，振摇30分钟，滤过，滤液作为供试品溶液。另取厚朴酚与和厚朴酚对照品，加甲醇制成每1ml各含1mg的混合溶液，作为对照品溶液。吸取上述二种溶液各5μl分别点于同一硅胶G薄层板上，以苯－甲醇（27:1）为展开剂展开，取出、晾干，喷以1%香草醛的硫酸溶液，在100℃烘至斑点显色清晰。供试品色谱中，在与对照品色谱相应的位置上，显相同颜色的斑点。

10. 天麻 取本品粉末0.5g，加70%甲醇5ml，超声处理30分钟，滤过，滤液作为供试品溶液。另取天麻对照药材0.5g，同法制成对照药材溶液。再取天麻素对照品，加甲醇制成每1ml含1mg的溶液，作为对照品溶液。照薄层色谱法试验，吸取上述供试品溶液10μl，对照药材及对照品溶液各5μl，分别点于同一硅胶G薄层板上，以乙酸乙酯－甲醇－水（9:1:0.2）为展开剂，展开，取出，晾干，喷以10%磷钼酸乙醇溶液，在105℃加热至斑点显色清晰。供试品色谱中，在与对照药材及对照品色谱相应的位置上，显相同颜色的斑点。

【作业】

（1）简述荧光法鉴定生药的基本原理和方法。

（2）总结常用生药荧光鉴定的主要特征。

（舒晓宏）

实验二十六　中药紫外光谱法鉴定

【实验原理】

紫外光谱法是利用中药中所含成分有不饱和结构及共轭双键结构，在紫外光的照射下，能引起物质内部原子、分子、运动状态的变化，消耗一部分能量后再透射出来，通过棱镜或光栅分成按波长顺序排列的吸收光谱，不同物质产生的紫外吸收光谱各不相同。由于不同中药所含不饱和成分的差异，即根据光谱图所提示的参数，如最大吸收波长、最小吸收波长、肩峰及吸收系数等作为鉴定的依据。紫外光谱法所依据的光谱是中药中被测成分吸收特定波长的光而产生的吸收光谱，可对中药进行定性、定量及结构分析。

【目的要求】

(1) 掌握可见－紫外光谱鉴定生药的基本理论、基本方法和基本技术。
(2) 掌握常用中药的紫外光谱鉴别特征。

【仪器、试剂、材料】

1. 仪器　水浴锅，紫外分光光度计，容量瓶，分液漏斗，超声提取器，具塞试管，干燥器，电子天平，样品筛，碘量瓶，索氏提取器，粉碎机等。

2. 试剂　石油醚，乙醚，无水乙醇，氨水，硫酸，甲醇，三氯甲烷，15%亚铁氰化钾溶液，30%醋酸锌溶液。

3. 材料　红花，五味子，黄芩，半夏，天麻，附子，香加皮，莪术。

【实验内容】

红花，五味子，黄芩，半夏，天麻，附子，香加皮，莪术的吸光度检测。

【实验方法】

1. 红花　取本品粉末 0.5g，加 80% 丙酮溶液 5ml，密塞，振摇 15 分钟，静置，吸取上清液，作为供试品溶液。另取红花对照品药材 0.5g，同法制成对照药材溶液。照薄层色谱法试验，吸取上述两种溶液各 5μl，分别点于同一以羧甲基纤维素钠为黏合剂的硅胶 H 薄层板上，以乙酸乙酯－甲酸－水－甲醇（7:2:3:0.4）为展开剂，展开，取出，晾干。供试品色谱中，在与对照药材色谱相应的位置上，显相同颜色的斑点。

2. 五味子　取本品粉末 1g，加三氯甲烷 20ml，加热回流 30 分钟，滤过，滤液蒸干，残渣加三氯甲烷 1ml 使溶解，作为供试品溶液。另取五味子对照药材 1g，同法制成对照药材溶液。再取五味子甲素对照品，加三氯甲烷制成对照品溶液（1mg/ml）。吸取上述三种溶液各2μl，分别点于同一硅胶GF₂₅₄薄层板上，以石油醚（30~60℃）－甲酸乙酯－甲酸（15:5:1）的上层溶液为展开剂，展开，取出，晾干，置紫外光灯（254nm）下检视，供试品色谱中，在与对照药材和对照品色谱相应的位置上，显相同颜色的斑点。

3. 黄芩 取本品粉末1g，加乙酸乙酯－甲醇（3:1）的混合溶液30ml，加热回流30分钟，放冷，滤过，滤液蒸干，残渣加甲醇5ml使溶解，取上清液作为供试品溶液。另取黄芩对照品药材1g，同法制成对照药材溶液。再取黄芩苷对照品、黄芩素对照品、汉黄芩素对照品，加甲醇制成每1ml含1mg、0.5mg、0.5mg的对照品溶液。照薄层色谱法试验，吸取供试品溶液、对照药材溶液各2μl及上述三种对照品溶液各1μl，分别点于同一聚酰胺薄膜上，以甲苯－乙酸乙酯－甲酸－甲酸（10:3:1:2）为展开剂，预饱和30分钟，展开，取出，晾干，置紫外光灯（365nm）下检视。供试品色谱上中，在与对照药材色谱相应的位置上，显相同颜色的斑点；在与对照品色谱相应的位置上，显三个相同的暗色斑点。

4. 半夏 取本品粉末0.2g，加入乙醇20ml，放置12小时，滤过，滤液供测试用。照紫外－可见分类光度法（《中国药典》2010年版一部附录ⅤA）测定，本品在212nm±3nm、220nm±2nm处有最大吸收。

5. 天麻 取本品粉末0.5g，加70%甲醇5ml，超声处理30分钟，滤过，滤液作为供试品溶液。另取天麻对照药材0.5g，同法制成对照药材溶液。再取天麻素对照品，加甲醇制成每1ml含1mg的溶液，作为对照品溶液。照薄层色谱法试验，吸取上述供试品溶液10μl，对照药材及对照品溶液各5μl，分别点于同一硅胶G薄层板上，以乙酸乙酯－甲醇－水（9:1:0.2）为展开剂，展开，取出，晾干，喷以10%磷钼酸乙醇溶液，在105℃加热至斑点显色清晰。供试品色谱中，在与对照药材及对照品色谱相应的位置上，显相同颜色的斑点。

6. 附子 取黑顺片或白附片粗粉4g，加乙醚30ml与氨试液5ml，振摇20分钟，滤过。滤液置分液漏斗中，加0.25mol/L硫酸液20ml，振摇提取，分取酸液，照紫外－可见分光光度法（《中国药典》2010年版一部附录ⅤA）测定，在231nm与274nm波长处有最大吸收。

7. 香加皮 取香加皮粉末1g，加乙醇10ml，加热回流1小时，滤过，置25ml量瓶中，加乙醇至刻度，摇匀，量取1ml，置20ml量瓶中，加乙醇至刻度，摇匀，照紫外－可见分光光度法（《中国药典》2010年版一部附录ⅤA）测定，在278nm波长处有最大吸收。

8. 莪术 精密称取莪术中粉30mg，加三氯甲烷10ml，超声处理40分钟或浸泡24小时，滤过，滤液转移至10ml量瓶中，加三氯甲烷至刻度，摇匀，照紫外－可见分光光度法（《中国药典》2010年版一部附录ⅤA）测定，在242nm波长处应有最大吸收，吸光度不得低于0.45。

【作业】

（1）简述紫外光谱法鉴定中药的原理与基本方法。

（2）总结常用中药的紫外光谱鉴定的主要特征。

（舒晓宏）

实验二十七　中药红外光谱法鉴定

【实验原理】

傅立叶变换红外光谱仪是 20 世纪 70 年代问世的，其工作原理见图 27 - 1。

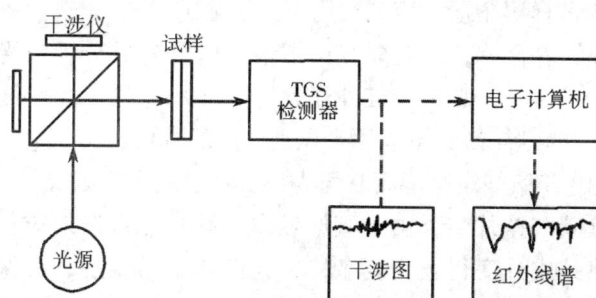

图 27 - 1　傅立叶变换红外光谱仪工作原理示意图

光谱发射红外光进入迈克耳逊干涉仪，获得干涉图。若入射光为恒定的单色光，其干涉图应为余弦曲线，即 $I(x) = I(v) \cos (2\pi xv)$ 式中 $I(v)$ 为入射光强度，v 为其频率；x 为光程差，它随干涉仪中动镜的移动而改变；$I(x)$ 为干涉光强度。若入射光为混合光，其干涉图应为上述公式的积分即：$I(x) = \int_{-\infty}^{+\infty} I(v) \cos (2\pi xv) \, dv$，当混合光波长连续且强度一致时，所得干涉图具有中间极大并向两边对称地迅速衰减的形状。当混合光通过试样时，由于试样对不同波长光的选择吸收，干涉图曲线发生变化。用 TGS 检测器检测，再经电子计算机进行快速傅立叶变换，就可得到普通的红外光谱图 $I(v)$。$I(v) = \int_{-\infty}^{+\infty} I(x) \cos (2\pi xv) \, dx$ 是傅立叶变换红外光谱学的基本方程。

傅立叶变换红外光谱计不用狭缝，可以同时获得光谱所有频率的全部信息，而且消除了狭缝对于通过它的光能的限制，具有许多优点，测量时间短，可在 1 秒钟之内获得红外光谱，适于对快速反应过程的追踪，也利于和色谱法联用；灵敏度高，可以分析 10^{-9} g 的微量试样；分辨本领高，波数精度高，可达 0.01cm^{-1}；光谱范围广，可研究整个红外区（$10000 \sim 10 \text{cm}^{-1}$）的光谱。

1. 红外光谱法对试样的要求

（1）试样纯度应大于 98%，或者符合商业规格。

（2）试样不应含水（结晶水或游离水）。

2. 制样方法

（1）气体制样　可用气体池测定，用减压抽气的办法将试样吸入气体池。

（2）**液体试样** ①液膜法，把试样滴在两片盐片之间，用专用夹具夹住，进行测定。此法适用于沸点较高的试样。②液体池法，低沸点易挥发的试样应注入封闭的吸收池中测定，液层厚度为 0.01～1mm。③多重衰减全反射法（attenuated total reflection，ATR），将试样溶液点于 ATR 晶体两侧，待溶剂挥发形成薄膜。

3. 固体试样

（1）**压片法** 将 1～2mg 试样与 200mg 纯 KBr 研细混匀，置于模具中，在真空条件下用油压机压成 1～2mm 厚的透明圆片，即可用于测定。

（2）**薄膜法** 将试样溶于挥发性溶剂，涂在 KBr 盐片上，挥干溶剂制成薄膜来测定。

（3）**调糊法** 将干燥处理后的试样研细，与液体石蜡或全氟代烃混合，调成糊剂，夹在 KBr 盐片中测定。

（4）**溶液法** 将试样溶于适当溶剂，用液体池测定。

中药是多种成分的混合体，其红外光谱图谱是所含各成分吸收光谱的叠加。正品或混淆品中所存在的不同物质，必定在红外光谱图上显示差异。凭借红外光谱的这些差异特征（峰位、峰强度和峰形状），可以用来识别中药的真伪优劣。

《中国药典》2010 年版规定金礞石基原为蛭石片岩或水黑云母片岩，青礞石基原为黑云母或绿泥石化云母碳酸盐片岩，由于基原较多，并且在自然地质作用形成过程中，受诸多因素的影响，使其成分变得较为复杂，单凭性状不易鉴别，为保证临床用药的安全有效，用红外光谱所具有的特征峰，可以准确地鉴别中药金礞石和青礞石。

【目的要求】

（1）了解红外光谱法工作的基本原理。

（2）熟悉用红外光谱法鉴别中药金礞石和青礞石。

【仪器、试剂、材料】

1. 仪器 美国 PE 公司 Paragon – 1000 型傅立叶变换红外光谱仪。

2. 试剂 实验用 KBr 为光谱纯。

3. 药材 金礞石、青礞石生品。

【实验内容】

用红外光谱所具有的特征峰，鉴别中药金礞石和青礞石。

【实验方法】

（1）**实验条件** 用美国 PE 公司 Paragon – 1000 型傅立叶变换红外光谱仪，测定区域 4000～400 cm^{-1}，扫描次数 8 次，分辨率 4cm^{-1}。

（2）分别取金礞石、青礞石生品各 25g，于玛瑙中碾碎，过四号筛，取样品粉末 1.5 mg，用 KBr 压片法测定，记录其红外光谱图。

（3）根据红外光谱特征图谱鉴定金礞石、青礞石，解释鉴定依据。

附：红外光谱法鉴别中药金礞石和青礞石

样品编号：1 号为蛭石族蛭石金礞石；2 号为水黑云母片金礞石；3 号为黑云母片岩青礞石；4 号为绿泥石化云母碳酸盐片岩青礞石。

实验结果：1 号样品在 $3300 \sim 3500$ cm^{-1} 附近有宽的吸收峰，这是由蛭石层间吸附水 H—O—H 的伸缩振动引起，1638.4 cm^{-1} 为蛭石层间吸附水 H—O—H 的弯曲振动吸收峰。1009.6 cm^{-1} 出现强的吸收峰，为蛭石 Si—O—Si 伸缩振动，459.9 cm^{-1} 为蛭石 Si—O 面外弯曲振动吸收峰。其图形形状、峰位与蛭石标准图谱基本一致（图 27 -2）。

2 号样品矿物组成以水黑云母为主，与蛭石主要区别有：3661.6 cm^{-1} 为 Mg_2Fe—OH 基团伸缩振动吸收峰，668.6 cm^{-1} 为内 2:1 层中和羟基层中 OH 弯曲振动吸收峰。其图形形状、峰位与水黑云母标准图谱基本一致（图 27 -3）。

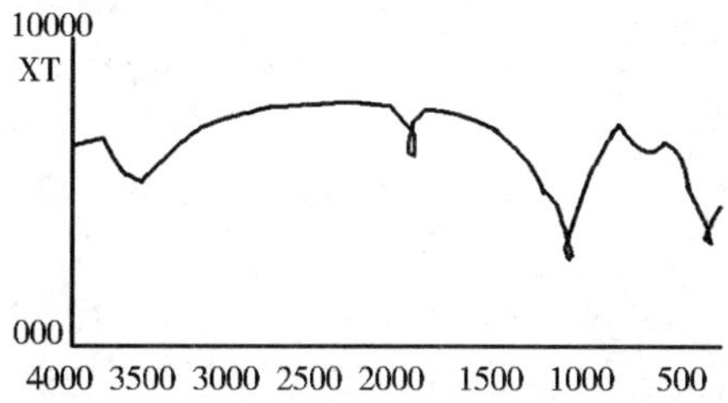

图27-2　金礞石（1#）的红外光谱 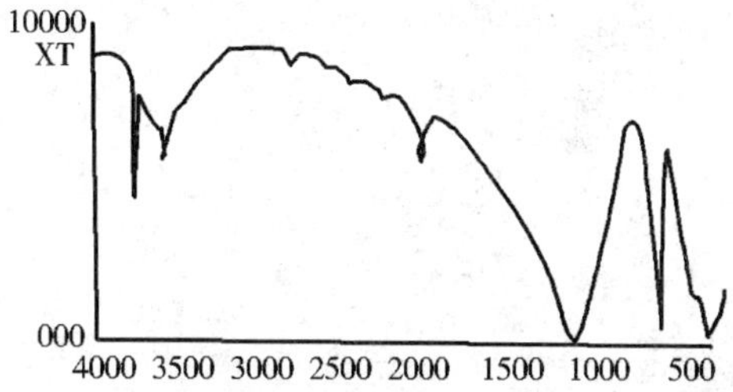　　　　图27-3　金礞石（2#）的红外光谱

3 号样品矿物组成以黑云母为主，主要吸收峰有：3566.0 cm^{-1} 为 $Fe^{2+} \cdot Fe^{3+}$—OH 基团振动吸收峰，3420.2 cm^{-1} 为层间吸附水 H—O—H 的伸缩振动吸收峰，1003.7 cm^{-1} 为 Si—O—Si 伸缩振动吸收峰，662.6 cm^{-1} 为内 2:1 层中和羟基层中 OH 弯曲振动吸收峰，442.0 cm^{-1} 为 Si—O 面外弯曲振动吸收峰。而 2320.0 cm^{-1} 可能是操作过程中样品吸附 CO_2 产生羰基峰。其图形形状、峰位与黑云母标准图谱基本一致（图 27 -4）。

4 号样品比较复杂，除有绿泥石峰特征外，还有方解石等碳酸盐类所特有的 CO_3^{2-} 峰，这些与绿泥石化碳酸盐片岩的组成相一致。绿泥石主要吸收峰有：$3677.7cm^{-1}$ 为 Mg_3—OH 基团振动吸收峰，3661.6 cm^{-1} 为 Mg_2Fe—OH 基团振动吸收峰，$3570.8cm^{-1}$ 为 $Fe^{2+} \cdot Fe^{2+}$—OH 振动吸收峰，$3426.6cm^{-1}$ 为层间吸附水振动吸收峰，$1017.6cm^{-1}$ 为 Si—O 伸缩振动吸收峰，$451.7cm^{-1}$ 为 Si—O 面外弯曲振动吸收峰，$668.0cm^{-1}$ 为内 2:1 层中和羟基层中 OH 弯曲振动吸收峰。方解石主要吸收峰有：$2977.0cm^{-1}$，$2522.5cm^{-1}$ 为方解石表面 CO_3^{2-} 质子化形态的伸缩振动吸收峰，$1434.5cm^{-1}$ 为方解石的 CO_3^{2-} 不对称伸缩振动，$880.9cm^{-1}$ 为方解石 CO_3^{2-} 面外弯曲振动（图 27 -5）。

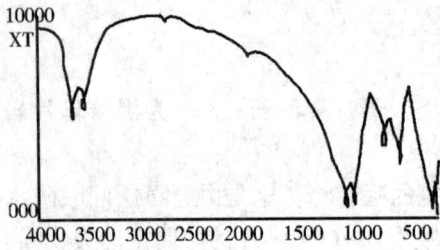

图27-4 青礞石（3#）的红外光谱

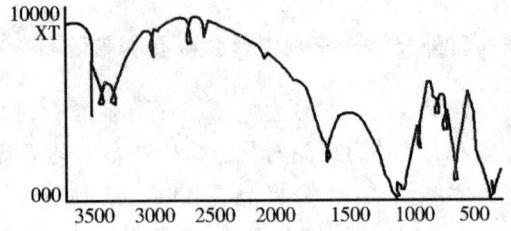

图27-5 青礞石（4#）的红外光谱

【作业】

（1）红外光谱法的基本原理是什么？

（2）红外光谱解析的基本步骤是什么？

（周　晔）

实验二十八 中药气相色谱法鉴定

【实验原理】

气相色谱法是一种以气体作为流动相，液体或固体作为固定相的具有高分离效能的分析技术。气相色谱按固定相类型不同可分为两类，固定相为固体的叫做气－固气相色谱，固定相为液体的为气－液气相色谱。前者分离机制多为吸附，后者分离机制多为分配。气相色谱分离混合物的原理是基于各种化合物对流动的气相和固定相的相对亲和性有所不同。很少量的样品被注射入进仪器，然后在色谱柱前端的加热区被气化，样品的蒸气被载气运送通过色谱柱，组成了气相部分。气相色谱中所用的固定相，可分为固体固定相、液体固定相和合成固定相三大类。不同的化合物在色谱柱中以不同的速率流动，于是流出色谱柱的时间也就不同，在流出柱时它们就被分离了。化合物在色谱柱中运行的时间称作保留时间，保留时间由化合物在流动相和固定相中的溶解度决定的。

气相色谱法使用普遍，具有高效、快速、灵敏、微量的特点，尤其适于分析含挥发性成分的样品。可以对中药中挥发油的主要有效成分进行定量分析。

气相色谱仪由载气源，进样部分，色谱柱，柱温箱，检测器和数据处理系统组成。载气源：气相色谱仪的流动相为气体，氦、氮和氢气可用作载气，除另有规定外，常用载气为氮气。进样方式一般可采用溶液直接进样或顶空进样。色谱柱为填充柱或毛细管柱；柱温箱控温精度应在 $\pm 1℃$，且温度波动小于每小时 $0.1℃$。温度控制系统分为恒温和程序升温两种。

检测器有氢火焰离子化检测器（FID）、热导检测器（TCD）、氮磷检测器（NPD）、电子俘获检测器（ECD）、火焰光度检测器（FPD）、质谱检测器（MS）等。数据处理系统可分为记录仪，积分仪以及计算机工作站等（图 28－1）。

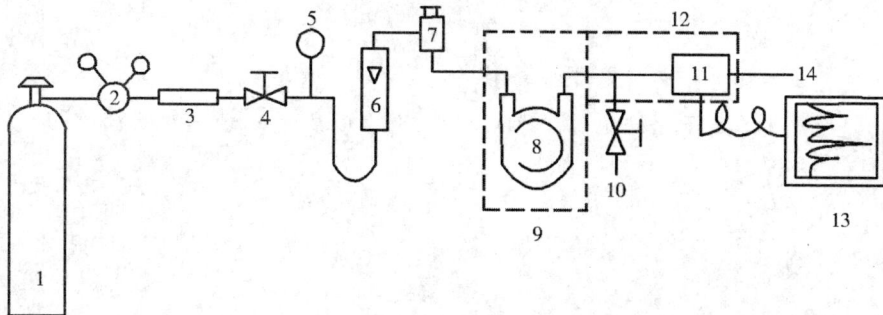

图 28－1 气相色谱仪流程示意图

1. 载气瓶 2. 压力调节器 3. 净化器 4. 稳压器 5. 柱前压力表 6. 转子流量计 7. 进样器 8. 色谱柱
9. 柱恒温箱 10. 馏分收集口 11. 检测器 12. 检测器恒温箱 13. 记录器 14. 尾气出口

【目的要求】

(1) 了解气相色谱法工作的基本原理。

(2) 熟悉用气相色谱法检测中药丁香中挥发油丁香酚的含量。

【仪器、试剂、材料】

1. 仪器 Agilent 6890N 气相色谱仪、Agilent 7683 自动进样器、电子天平、超声波振荡器。

2. 试剂 丁香酚对照品、正己烷为分析纯。

3. 药材 丁香粉末。

【实验内容】

用气相色谱法测定丁香中丁香酚的含量。

【实验方法】

1. 色谱条件 以聚乙二醇 20000 （PEG－20M）为固定相，涂布浓度为 10%；HP－FFAP 弹性石英毛细管柱（25m×0.20mm×0.33μm）；柱温 190℃；检测温度：190℃；气化室温度：190℃；FID 检测器；载气：N_2，流速：1ml/min；分流进样，分流比：40∶1；进样量 1μl。理论板数按丁香酚峰计算应不低于 1500。

2. 对照品溶液的配制 取丁香酚对照品适量，精密称定，加正己烷制成每 1ml 含 2mg 的溶液，即得。

3. 供试品溶液的制备 取本品粉末（过二号筛）约 0.3g，精密称定，精密加入正己烷 20ml，称定重量，超声处理 15 分钟，放置至室温，再称定重量，用正己烷补足减失的重量，摇匀，滤过，即得。

4. 测定法 分别精密吸取对照品溶液与供试品溶液各 1μl，注入气相色谱仪，测定，记录色谱图。用外标法计算丁香酚的含量，含丁香酚（$C_{10}H_{12}O_2$）不得少于 11.0%。

【作业】

(1) 气相色谱法工作的基本原理是什么？

(2) 使用氢火焰离子化检测器（FID）的注意事项是什么？

（周　晔）

实验二十九　中药高效毛细管电泳法鉴定

【实验原理】

高效毛细管电泳（high performance capillary electrophoresis，HPCE）又称毛细管电泳，该技术以高压电场为驱动力，毛细管为分离通道，依据样品中各组分之间淌度和分配行为上的差异实现分离的一类液相分离技术。具有分离效率高、速度快、灵敏度高、所需样品少、溶剂消耗少、成本低、前处理简单、抗污染能力强、应用范围广等特点。

仪器由一个高压电源、一根毛细管、一个检测器和两个供毛细管两端插入而又可和电源相连的缓冲液贮瓶组成。工作原理是在 pH > 3 的情况下，石英毛细管硅胶表面带负电与溶液接触时形成双电层，在高电压作用下，双电层中的水合阳离子引起溶液在毛细管内整体向负极方向流动，形成电渗流，粒子在毛细管电解质溶液中的迁移速度，等于电泳和电渗流两种速度的矢量和，正离子电泳方向和电渗一致，先流出；中性粒子电泳速度为零，其迁移速度相当于电渗流速度；负离子运动方向和电渗流方向相反，最后流出，从而实现不同组分分离的目的。

【目的要求】

（1）掌握高效毛细管电泳法的基本原理和操作技术。
（2）掌握乌梅、李子、萱草、黄花菜等中药的毛细管电泳鉴别方法。

【仪器、材料与试剂】

1. 仪器　美国 BIO – RAD 公司 BioFocus TM 3000 型 Capillary Ion Analyzer，配有紫外扫描检测器、熔融石英毛细管柱 $57cm \times 75\mu m$（有效长度 $50cm$）。

2. 材料　冬虫夏草、银杏叶、牛黄、麻黄、黄连等。

3. 试剂　电解缓冲液、硼酸、氢氧化钠、Tris、甘氨酸、盐酸、抗坏血酸、巯基乙醇、柠檬酸、Na_2HPO_4。

【实验内容】

（1）样品溶液的制备。
（2）高效毛细管电泳仪的正确连接。
（3）样品的电泳鉴别分析。
（4）电泳图谱绘制与结果分析。

【实验方法】

1. 样品溶液的制备　取药材样品0.5g，加入蛋白提取液5ml，在冰浴中研磨成匀浆状，转移至离心管内，以5000r/min离心20分钟，取上清液备用。

Tris－甘氨酸蛋白提取液：Tris 0.6g，甘氨酸2.88g，加蒸馏水溶解至1000ml。碱性蛋白提取液：Tris－HCl 0.1mol/L，0.1%抗坏血酸，巯基乙醇10mmol/L，pH 8.0。酸性蛋白提取液：柠檬酸80mmol/L，Na_2HPO_4 32 mmol/L，抗坏血酸5mmol/L，巯基乙醇10 mmol/L，pH 2.8。

2. 毛细管电泳仪连接　见图29-1。

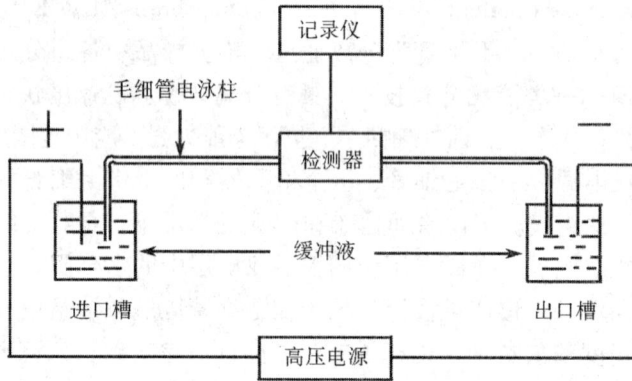

图29-1　毛细管电泳仪的连接

3. 进样　电极缓冲液为150mmol/L；硼酸盐溶液（pH 8.5）；电压为20kV；温度20℃；紫外检测波长200nm；重力进样，时间5秒。开机后先用0.1mol/L氢氧化钠冲洗毛细管2分钟，再用去离子水冲洗5分钟，然后用缓冲液冲洗至基线平稳后开始进样。每两次进样之间设定缓冲液冲洗2分钟。

4. 检测　进样之后，样品进入检测器进行检测，所有组分一般在半小时内全部出峰。

5. 样品的电泳鉴别分析　不同的中药材，其电泳指纹图谱以及鉴别特征是不同的。高效毛细管电泳最大的缺点就是重复性差；所以要控制温度、湿度、电渗流的恒定，将毛细管电泳仪放置于恒温的实验室里，并且经常更换缓冲液。

6. 电泳结果分析　图谱结果出来以后，就要对其进行分析，同一种中药在相同条件下的不同时间段进样，其峰形、峰高大致相同，保留时间有所差别。可以向样品中加入冬虫夏草、银杏叶、牛黄、麻黄、黄连等所含有的某种标准品，若峰高骤然增高，说明这个峰所代表的成分就是额外加入的这种标准品。

【作业】

（1）简述高效毛细管电泳的操作步骤。
（2）绘制各样品的高效毛细管电泳鉴别图谱。

（包华音）

实验三十 中药蛋白质电泳法鉴定

【实验原理】

中药电泳鉴别技术是利用中药细胞内普遍含有受遗传基因控制的蛋白质分子，且具有种的特异性和稳定性这一规律来鉴别不同种中药的方法。电泳所用的聚丙烯酰胺凝胶是由单体丙烯酰胺和交联剂 N，N′－亚甲基双丙烯酰胺在催化剂过硫酸铵和加速剂四甲基乙二胺的作用下聚合交联成三维网状结构的凝胶。电泳开始阶段，由于 pH 值、凝胶浓度和凝胶孔径等的不连续性，将样品压缩成一条狭窄的区带（浓缩效应），再加上整个电泳过程中存在的分子筛效应和电荷效应，使样品分析快速、准确、分辨率高。

【目的要求】

（1）掌握聚丙烯酰胺凝胶电泳法（PAGE）的基本原理和操作技术。

（2）掌握苦杏仁、桃仁、小茴香、人参、西洋参等中药的电泳鉴别方法。

【仪器、材料与试剂】

1. 仪器与材料

（1）仪器　SCR－稳压稳流电泳仪或 CYY－Ⅲ稳压稳流电泳仪；ZVS－100 型垂直板电泳槽；恒温培养箱；离心机；分析天平；扭力天平；真空干燥器；微量进样器。烧杯（100ml、500ml、1000ml）、量筒（10ml、100ml、1000ml）、刻度吸管（1ml、2ml、10ml）、试管、离心管、大培养皿、玻璃注射器（5ml、10ml、20ml）、剪刀、镊子、研钵、滤纸等。

（2）材料　苦杏仁、桃仁、小茴香、人参、西洋参等。

2. 试剂　分离胶缓冲液、分离胶贮液、浓缩胶缓冲液、浓缩胶贮液、电极缓冲液、40% 蔗糖溶液、过硫酸铵溶液、四甲基乙二胺、溴酚蓝指示剂、考马斯亮蓝染色液、脱色液等。

【实验内容】

（1）样品液的制备。

（2）电泳槽的正确安装。

（3）样品的电泳鉴别分析。

（4）电泳图谱绘制与结果分析。

【实验方法】

1. 样品液的制备　取纯净的中药样品约1g，加入稀释4倍的浓缩胶缓冲液（或电极缓冲液、稀醇液等）0.5～1ml，研磨成匀浆，3500r/min离心15分钟，取上清液加等体积的40%蔗糖溶液，4℃保存，供点样用。

2. 电泳槽的安装　垂直板电泳槽的式样很多，目前常用的是用有机玻璃做的由两个半槽组成的方形或长方形电泳槽。两半槽之间夹着凝胶模子，模子的两侧形成正负两个槽，供装电极缓冲液用。凝胶模子由两块玻璃装入一个塑料或硅酮橡胶的夹套内构成。

玻璃板先用热的去污剂轻轻擦洗或用洗液浸泡，然后用水冲洗干净，最后用蒸馏水冲洗，直立干燥，禁止用手接触洁净的玻璃板面。手持玻璃板两边，将两块玻璃板装入夹套内，然后垂直地放入两半槽之间，长螺杆固定。上螺丝时，要按顺序逐步拧紧，均匀用力。

电泳槽装好后，将琼脂熔化，放冷后注入正极槽的小池内，使在凝胶模子的下部凝结成约5mm厚的琼脂层。

3. 分离胶与浓缩胶的制备　将分离胶缓冲液、分离胶贮液、过硫酸铵溶液、蒸馏水按1:2:1:4的比例（V/V）混合，配成分离胶液16ml；将浓缩胶缓冲液、浓缩胶贮液、过硫酸铵溶液、40%蔗糖溶液按1:2:1:4的比例（V/V）混合，配成浓缩胶液4ml。将配好的两种胶液及20～50ml新鲜蒸馏水置真空干燥器内抽气20分钟。

分离胶液中加入四甲基乙二胺30μl，混匀，立即缓缓注入已安装好的凝胶模子中，注意防止气泡。分离胶液上覆盖约3mm后的蒸馏水，静置1小时以上，待分离胶与水层间界面清晰时，用滤纸条小心吸净水层。插上样品槽模板，使其底部距分离胶上层约1cm。向浓缩胶液中加入四甲基乙二胺15μl，混匀后注入凝胶模子中，静置30分钟，浓缩胶变为乳白色，垂直向上小心取出样品槽模板。向正负电极槽内加入电极缓冲液共约800ml，两槽内液面介于高低玻璃板之间。

4. 点样　用微量注射器吸取样品液20～40μl，注入样品槽底部即可。

5. 电泳　将正负极电泳槽分别与电泳仪的正负极相连，在负极槽电极缓冲液中加溴酚蓝指示剂1～2滴，打开电源，开始电泳。电泳采用稳流控制，开始时电流15mA，当样品进入分离胶后，电流25mA。为防止温度过高，可将电泳槽放在冰箱内。当溴酚蓝前沿行至距琼脂层约1cm时，停止电泳，整个过程约需3小时。

6. 染色与保存　打开电泳槽，取出胶板，标记前沿。将凝胶板浸于考马斯亮蓝染色液内，37℃染色1小时。染色后用蒸馏水冲去凝胶表面附着的染料，再用脱色液脱色。经常更换脱色液，直到背景清晰为止。凝胶板可放入脱色液中长期保存。

7. 结果分析　实验结果可绘制成电泳鉴别图谱或拍照留存，如有条件可进行凝胶板扫描或电泳指纹图谱分析。

【作业】

（1）总结聚丙烯酰胺凝胶电泳操作步骤。
（2）绘制各样品的蛋白质电泳鉴别图谱。

（石俊英）

实验三十一　鹿茸的特异 PCR 鉴定

【实验原理】

聚合酶链式反应（polymerase chain reaction，简称 PCR）是美国科学家 Mullis K. B. 等人于 1985 年发明的一种快速体外 DNA 片段扩增技术（亦称无细胞分子克隆技术）。PCR 技术是分子生物学领域的一项革命性的突破、是分子生物学发展史上的又一里程碑，该技术因此而获得了 1993 年的诺贝尔化学奖。其原理是以极少量供试品 DNA 链为模板，由一对人工合成的寡核苷酸链（即引物）作为介导，通过 DNA 聚合酶促反应，在体外进行特异 DNA 序列扩增。其过程包括高温变性、适温复性和延伸的重复循环。每一循环中合成的引物延伸产物都可作为下一循环中的模板，故每次循环中靶 DNA 的拷贝数几乎呈几何级数增长，因此经过 20~30 次循环，就可将痕量的供试品 DNA 片段扩增数百万倍。将不同待测中药（来源于生物的中药）的 DNA 片段扩增后比较其异同，就可以准确地鉴定中药的分类归属。

生物体特定的遗传信息包含在 DNA 分子特定的碱基序列中，不同物种遗传上的差异表现在 4 种碱基排列顺序的变化，特异 PCR 鉴定就是根据这一特点，先对某物种种上群体的特定基因进行 DNA 序列进行分析比较，找出序列差异。然后设计出能特异性的鉴别某个物种的特异引物对，并以此引物来鉴定供试品。

本实验取不同品种鹿茸材料分别提取 DNA，并以此作为 PCR 扩增待检模板，用已制备的马鹿茸特异引物对供试品模板进行 PCR 扩增，扩增结果具有特异性，可以准确鉴别马鹿茸与花鹿茸。

【目的要求】

（1）了解分子生物技术鉴定方法的基本理论、方法和技术。
（2）掌握鹿茸不同品种的特异 PCR 鉴定特征和基本方法。

【仪器、试剂、材料】

1. 仪器　PCR 基因扩增仪，潜水式凝胶电泳仪，紫外光灯，乳钵，微量进样器，离心机，分析天平，扭力天平，烧杯，量筒，三角瓶，刻度吸管（1ml，2ml，10ml），试管，离心管，培养皿，滤纸等。

2. 试剂　Tap 酶（0.9U），10mM/L dNTP（dATP，dCTP，dGTP，dTTP），50mM/L 马鹿特异 PCR 引物对（primer 1：5′GTTATGTAAACAAGACTGTTCGCCAGAGTA CTACCGGC3′，primer 2：5′TGACTGCAGAGGGTGACGGGCGGTGTGT3′），1.4% 琼脂糖溶液，溴化乙锭（EB），25mM/L $MgCl_2$ 溶液，10×buffer（缓冲溶液），ddH_2O，液氮，1×TAE 电泳缓冲液等。

3. 药材　马鹿茸，花鹿茸。

【实验内容】

本实验采用中药基因鉴定法中的特异 PCR 分析原理与技术，对鹿茸的品种或质量进行鉴定。

【实验方法】

1. 模板的制备　取马鹿茸约 0.3g，用刀片刮去表面层，无菌水清洗若干次，晾干，置洁净的乳钵内，加液氮研磨至细粉末，移入 10ml 的离心管中，用 SDS（十二烷基硫酸钠）法提取 DNA，作为供试品模板。同法制备梅花鹿茸的 DNA，作为对比品模板。

2. 引物的选择　马鹿茸特异 PCR 引物对。

3. PCR 扩增反应体系　50μl 反应体系（表 31-1），实验设一个 DNA 空白对照。

表 31-1　PCR 扩增反应体系

反应物	体积/μl	n 个反应
10×buffer	5	×n
MgCl₂	3	×n
dNTP	1	×n
primer 1	0.2	×n
primer 2	0.2	×n
DNA	2（约 30ng）	×n
Tap 酶	0.3	×n
ddH₂O	38.3	×n

4. PCR 扩增　设 DNA 空白对照（ck），用同样的引物和 PCR 条件进行扩增反应。扩增程序：预变性 94℃ 6 分钟，72℃ 4 分钟；35 个循环，其中 94℃ 40 秒，65℃ 1 分钟，72℃ 1 分钟；后延伸 72℃ 6 分钟。4℃ 保存。

5. 电泳　取扩增产物 10μl，用 DNA 相对分子量标准（200～2000bp）参照，走琼脂糖电泳（1.4% 的琼脂糖凝胶，1×TAE 电泳缓冲液），EB 染色，置紫外光灯（365nm）下观察，拍照或绘制电泳图谱。

6. 结果分析

【作业】

简述实验步骤，记录和分析实验结果。

（高建平）

实验三十二　　蛇类中药 PCR 鉴定

【实验原理】

聚合酶链式反应（PCR）技术是 20 世纪 80 年代中期发明的一种模拟体内 DNA 复制过程的体位酶促合成特异性核酸片段技术，又称无细胞分子克隆技术。它以待扩增的两条 DNA 链为模板，由一对人工合成的寡核苷酸引物（两条与被检测 DNA 片段正链和负链末端互补的寡核苷酸链，最适长度在 15～25 个碱基之间）介导，通过 DNA 聚合酶促反应，在体外进行特异 DNA 序列扩增。PCR 过程在经过变性、复性、延伸等约 30 个循环后，能在 2 小时内，将痕量的靶 DNA 扩增数百万倍。该方法具有操作简便、快速、特异、灵敏的特点，不需提纯 DNA，不需使用同位素，省去了基因克隆步骤，对动植物材料要求不严，用量少（＞50mg）。但该技术所需的一对引物设计，需要知道物种的遗传信息，因而在中药研究中有一定局限性。

【目的要求】

（1）掌握聚合酶链式反应（PCR）的基本原理、操作过程。
（2）掌握乌梢蛇、蕲蛇的聚合酶链式反应（PCR）鉴别方法。
（3）熟悉蛇类中药性状鉴别的主要特征。

【仪器、试剂、材料】

1. **仪器**　PCR 仪、离心机、电泳仪、乳钵、DNA 纯化柱、离心管等。
2. **试剂**　液氮、乙二胺四醋酸二钠、醋酸钾、Tris－盐酸溶液、无水乙醇等。
3. **药材**　乌梢蛇、蕲蛇、金钱白花蛇等。

【实验内容】

（1）乌梢蛇、蕲蛇的聚合酶链式反应鉴别。
（2）动物类中药的性状鉴别特征观察。

【实验方法】

1. 模板 DNA 提取　取供试品 0.5g，置乳钵中，加液氮适量，充分研磨使成粉末，取 0.1g，置 1.5ml 离心管中，加入消化液 275μl［细胞核裂解液 200μl，0.5mol/L 乙二胺四醋酸二钠溶液 50μl，蛋白酶 K（乌梢蛇为 20μg/ml；蕲蛇为 20mg/ml）20μl，RNA 酶溶液 5μl］，在 55℃水浴保温 1 小时，加入裂解缓冲液 250μl，混匀，加到 DNA 纯化柱中，离心（转速为每分钟 10000 转）3 分钟；弃去过滤液，加洗脱液 [5mol/L 醋酸钾溶液 26μl，1mol/L Tris – 盐酸溶液（pH 值 7.5）18μl，0.5mol/L 乙二胺四醋酸二钠溶液（pH 值 8.0）3μl，无水乙醇 480μl，灭菌双蒸水 273μl]，乌梢蛇加入洗脱液 80μl；蕲蛇加入洗脱液 800μl，分别离心（转速为每分钟 10000 转）1 分钟；弃去过滤液，用上述洗脱液反复洗脱 3 次，每次离心（转速为每分钟 10000 转）1 分钟；弃去过滤液，再离心 2 分钟，将 DNA 纯化柱转移入另一离心管中，加入无菌双蒸水 100μl，室温放置 2 分钟后，离心（转速为每分钟 10000 转）2 分钟，取上清液，作为供试品溶液，置零下 20℃ 保存备用。分别另取乌梢蛇和蕲蛇对照药材各 0.5g，同法制成对照药材模板 DNA 溶液。

2. PCR 反应　乌梢蛇鉴别引物：5′GCGAAAGCTCGACCTAGCGAAGGGGACCACA3′ 和 5′CAGGCTCCTCTAGGTTGTTATGGGGTACCG3′；蕲蛇鉴别引物：5′GGCAATTCACTACA-CAGCCAACATCAACT3′ 和 5′CCATAGTCAGGTGGTTAGTGATAC3′。PCR 反应体系：在 200μl 离心管中进行，反应总体积为 25μl，反应体系包括 10 × PCR 缓冲液 2.5μl，dNTP（2.5mmol/L）2μl，鉴别引物（10μmol/L）各 0.5μl，高保真 Taq DNA 聚合酶（5U/μl）0.2μl，模板 0.5μl，无菌双蒸水 18.8μl。将离心管置 PCR 仪，PCR 反应参数：95℃ 预变性 5 分钟，循环反应 30 次（95℃ 30 秒，63℃ 45 秒），延伸（72℃）5 分钟。

3. 电泳检测　照琼脂糖凝胶电泳法（《中国药典》2010 年版三部附录Ⅵ B），胶浓度为 1%，胶中加入核酸凝胶染色剂 GelRed；供试品与对照药材 PCR 反应溶液的上样量分别为 8μl，DNA 分子量标记上样量为 2μl（0.5μg/μl）。电泳结束后，取凝胶片在凝胶成像仪上或紫外透射仪上检视。供试品凝胶电泳图谱中，与乌梢蛇对照药材凝胶电泳图谱相应的位置上，在 300 ~ 400bp 应有单一 DNA 条带；与蕲蛇对照药材凝胶电泳图谱相应的位置上，在 200 ~ 300bp 应有单一 DNA 条带。

【作业】

1. 总结聚合酶链式反应（PCR）鉴别方法。
2. 记录蛇类中药乌梢蛇、蕲蛇的 PCR 鉴别结果。

（李　峰）

实验三十三 中药的农药残留量检测

【实验原理】

用气相色谱法将中药残留量的有机氯农药六六六（α - BHC，β - BHC，γ - BHC，δ - BHC）、滴滴涕（PP′ - DDE，PP′ - DDD，OP′ - DDT，PP′ - DDT）和五氯硝基苯（PC-NB）九个组分进行分离，根据各组分的量（重量或在载气中的浓度）与检测的响应值（通常表现为峰面积）成正比的关系，采用外标法计算含量。

【目的要求】

(1) 了解《中华人民共和国药典》2010 年版（一部）关于中药有机氯农药残留量的有关规定和测定方法。

(2) 熟悉中药有机氯农药残留量测定的基本方法和步骤。

【仪器、试剂、材料】

1. 仪器 气相色谱仪，容量瓶（5ml，10ml，1000ml），锥形瓶，刻度浓缩瓶，分析天平，量筒，超声提取器，离心机，旋转蒸发器，试管，烧杯，粉碎机等。

2. 试剂 石油醚（60～90℃），丙酮，三氯甲烷，二氯甲烷，无水硫酸钠，硫酸等。

3. 药材 黄芪。

4. 对照品 α - BHC，β - BHC，γ - BHC，δ - BHC，PP′ - DDE，PP′ - DDD，OP′ - DDT，PP′ - DDT，PCNB。

【实验内容】

采用《中华人民共和国药典》2010 年版（一部）规定的基本方法，测定黄芪有机氯农药残留量，以控制其质量。

【实验方法】

1. 色谱条件 弹性石英毛细管柱（30m × 0.32mm × 0.25μm）SE - 54（或 DB - 1701），^{63}Ni - ECD 电子捕获检测器。进样口温度230℃，检测器温度为300℃，不分流进样。程序升温：初始100℃，每分钟10℃升至220℃，每分钟8℃升至250℃，保持10分钟。理论板数按 α - BHC 峰计算应不低于1×10^{6}，两个相邻色谱峰的分离度应大于1.5。

2. 对照品储备液的制备 精密称取六六六（BHC）（α - BHC，β - BHC，γ - BHC，δ - BHC），滴滴涕（DDT）（PP′ - DDE，PP′ - DDD，OP′ - DDT，PP′ - DDT）及五氯硝基

苯（PCNB）农药对照品适量，用石油醚（60～90℃）分别制成每1ml约含4～5μg的溶液，即得。

3. 混合对照品贮备液的制备 精密量取上述各对照品贮备液 0.5ml 置 10ml 量瓶中，用石油醚（60～90℃）稀释至刻度，即得。

4. 混合对照品溶液的制备 精密量取上述混合对照品贮备液，用石油醚（60～90℃）制成每 1L 含 0μg、1μg、5μg、10μg、50μg、100μg、250μg 的溶液，即得。

5. 供试品溶液制备 取供试品于 60℃干燥 4 小时，粉碎成细粉，取约 2g，精密称定，置 100ml 具塞锥形瓶中，加水 20ml 浸泡过夜，精密加丙酮 40ml，称定，超声处理 30 分钟，放冷，用丙酮补足减失的重量，再加氯化钠约 6g，精密加二氯甲烷 30ml，称定，超声处理 15 分钟，用二氯甲烷补足减失的重量，静置（使分层），将有机相迅速移入装有适量无水硫酸钠的 100ml 具塞锥形瓶中，放置 4 小时。精密量取 35ml，于 40℃水浴减压浓缩至近干，加少量石油醚（60～90℃）如前反复操作至二氯甲烷及丙酮除净，用石油醚（60～90℃）溶解并转移至 10ml 具塞刻度离心管中，加石油醚（60～90℃）至 5ml。小心加入硫酸 1ml，振摇 1 分钟，每分钟 3000 转，离心 10 分钟。精密量取上清液 2ml，置具刻度的浓缩瓶（图 32－1）中，连接旋转蒸发器，40℃下（或用氮气）将溶液浓缩至适量，精密稀释至 1ml，即得。

6. 测定 分别精密吸取供试品溶液和与之相对应浓度的混合对照品溶液各 1μl，分别连续进样 3 次，取三次平均值，按外标法计算供试品中 9 种有机氯农药残留量。

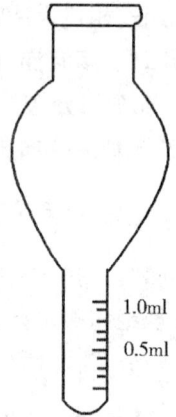

图 32－1 刻度浓缩瓶

【作业】

简述实验步骤，记录和分析实验结果，根据实验结果确定供试品是否符合药典标准。

（高建平）

实验三十四　中药的重金属检查

重金属系指在规定实验条件下能与硫代乙酰胺或硫化钠作用显色的金属杂质。常见的重金属离子有：在弱酸溶液（pH 3～3.5）中生成不溶性硫化物的 Ag^+、Pb^{2+}、Hg^{2+}、Cu^{2+}、Sb^{3+}、Bi^{3+}、As^{3+}、Sn^{2+}、Ni^{2+}、Zn^{2+}、Cb^{2+} 等离子；在碱性溶液中生成不溶性硫化物的 Pb^{2+}、Hg^{2+}、Cu^{2+}、Bi^{3+}、Ni^{2+}、Zn^{2+}、Cb^{2+}、Co^{2+}、Fe^{2+}、Mn^{2+} 等离子。

《中华人民共和国药典》2010 年版（一部）附录收载四种检查方法，根据实验条件的不同，可分别选择第一法、第二法、第三法或第四法。各法所显示的结果均为重金属硫化物微粒均匀混悬在溶液中所呈现的颜色。本实验采用第一法。

【实验原理】

重金属在规定实验条件下与硫代乙酰胺（或硫化钠）作用生成不溶性硫化物所呈现的颜色与一定量标准铅溶液同法处理后所呈颜色比较，来控制中药中的重金属量。

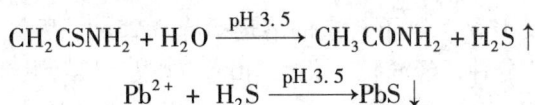

$$CH_2CSNH_2 + H_2O \xrightarrow{pH\,3.5} CH_3CONH_2 + H_2S \uparrow$$

$$Pb^{2+} + H_2S \xrightarrow{pH\,3.5} PbS \downarrow$$

【目的要求】

（1）了解重金属检查的意义。

（2）掌握重金属检查的方法及注意事项。

【仪器、试剂、材料】

1. 仪器　容量瓶（100ml；1000ml）、25ml 纳氏比色管、吸管、烧杯、锥形瓶、量筒、分析天平、电热套、微孔滤膜（孔径 3μm）等。

2. 试剂　硝酸铅、醋酸盐缓冲液（pH 3.5）、稀焦糖溶液、硫代乙酰胺试液、硝酸、盐酸、冰醋酸、抗坏血酸等。

3. 材料　石膏。

【实验内容】

石膏中重金属的检查。

【实验方法】

按《中国药典》2010 年版（一部附录Ⅸ E 第一法）测定。

1. 标准铅溶液的制备　称取硝酸铅 0.1599g，置 1000ml 量瓶中，加硝酸 5ml 与水

50ml 溶解后，用水稀释至刻度，摇匀，作为贮备液。

临用前，精密量取贮备液 10ml，置 100ml 量瓶中，加水稀释至刻度，摇匀，即得（每 1ml 相当于 10μg 的 Pb）。

注意：配制与贮存用的玻璃容器均不得含铅。

2. 供试品溶液的制备　取本品 8g，加冰醋酸 4ml 与水 96ml，煮沸 10 分钟，放冷，加水至原体积，滤过。滤液备用。

3. 测定法　取 25ml 纳氏比色管 3 支，甲管中加一定量标准铅溶液与醋酸盐缓冲液（pH 3.5）2ml 后，加水或各品种项下规定的溶剂稀释成 25ml，乙管中加入按各品种项下规定的方法制成的供试品溶液 25ml，丙管中加入与乙管相同量的供试品，加配制供试品溶液的溶剂适量使溶解，再加与甲管相同量的标准铅溶液与醋酸盐缓冲液（pH 3.5）2ml 后，用溶剂稀释成 25ml；若供试品溶液带颜色，可在甲管中滴加少量的稀焦糖溶液或其他无干扰的有色溶液，使之与乙管、丙管一致，再在甲、乙、丙三管中分别加硫代乙酰胺试液各 2ml，摇匀，放置 2 分钟，同置白纸上，自上向下透视，当丙管中显出的颜色不浅于甲管时，乙管中显示的颜色与甲管比较，不得更深。

石膏中重金属的含量不得过百万分之十。

4. 注意事项

（1）在测定中，如在甲管中加稀焦糖溶液仍不能使颜色一致时，可取该药品项下规定的二倍量的供试品和试液，加水或该药品项下规定的溶剂使成 30ml，将溶液分成甲乙二等份，乙管中加入水或该药品项下规定的溶剂稀释成 25ml；甲管中加入硫代乙酰胺试液各 2ml，摇匀，放置 2 分钟，经滤膜（孔径 3μm）滤过，然后甲管中加入标准铅溶液一定量，加水或该药品项下规定的溶剂使成 25ml；再分别在乙管中加硫代乙酰胺试液各 2ml，甲管中加水 2ml，照上述方法比较，即得。

（2）供试品如含高铁盐影响重金属检查时，可取该药品项下规定方法制成的供试品溶液，加抗坏血酸 0.5~1.0g，并在对照溶液中加入相同量的抗坏血酸，再照上述方法检查。

（3）配制供试品溶液时，如使用的盐酸超过 1.0ml（或与盐酸 1.0ml 相当的稀盐酸），氨试液超过 2.0ml，或加入其他试剂进行处理者，除另有规定外，对照溶液中应取同样同量的试剂置瓷皿中蒸干后，加醋酸盐缓冲液（pH 3.5）2ml 与水 15ml，微热溶解后，移置纳氏比色管中，加标准铅溶液一定量，再用水稀释成 25ml。

（4）中药中重金属的检查按现版药典中的规定执行。

【作业】

（1）写出重金属检查的原理。

（2）石膏中重金属含量的限度标准是多少？

（3）简述实验步骤，记录并分析实验结果，说明供试品是否符合药用标准。

（4）重金属检查的注意事项有哪些？

（白云娥）

实验三十五 中药的砷盐检查

砷盐检查为检查中药中微量砷的限量检查方法。《中华人民共和国药典》2010 年版（一部）附录收载两种检查方法，根据需要可分别选择第一法（古蔡氏法：Gutzeit）或第二法（二乙基二硫代氨基甲酸银法，简称 Ag – DDC 法）。本实验采用第一法。

【实验原理】

金属锌与酸作用生成新生态的氢，与中药中微量砷盐反应生成具有挥发性的砷化氢，遇溴化汞试纸产生黄色至棕色的砷斑，与定量的标准砷溶液所生成的砷斑比较，颜色不得更深，从而来判定中药中砷盐的含量。该法的灵敏度为 0.001mg。

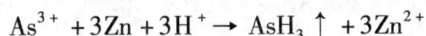

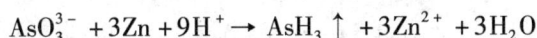

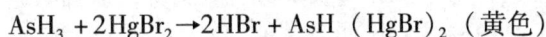

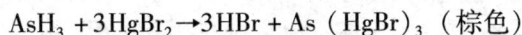

$$As^{3+} + 3Zn + 3H^+ \rightarrow AsH_3 \uparrow + 3Zn^{2+}$$

$$AsO_3^{3-} + 3Zn + 9H^+ \rightarrow AsH_3 \uparrow + 3Zn^{2+} + 3H_2O$$

$$AsH_3 + 2HgBr_2 \rightarrow 2HBr + AsH（HgBr）_2（黄色）$$

$$AsH_3 + 3HgBr_2 \rightarrow 3HBr + As（HgBr）_3（棕色）$$

五价砷在酸性溶液中也能被金属锌还原为砷化氢，但生成砷化氢的速度较三价砷慢，所以在反应液中加入碘化钾及酸性氯化亚锡使五价砷还原为三价砷，同时碘化钾被氧化生成的碘又可被氯化亚锡还原为碘离子，而溶液中的碘离子与反应中产生的锌离子能形成稳定的络合物，从而使生成砷化氢的反应不断进行。

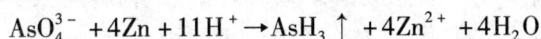

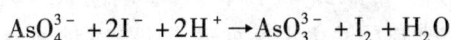

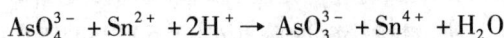

$$AsO_4^{3-} + 4Zn + 11H^+ \rightarrow AsH_3 \uparrow + 4Zn^{2+} + 4H_2O$$

$$AsO_4^{3-} + 2I^- + 2H^+ \rightarrow AsO_3^{3-} + I_2 + H_2O$$

$$AsO_4^{3-} + Sn^{2+} + 2H^+ \rightarrow AsO_3^{3-} + Sn^{4+} + H_2O$$

$$I_2 + Sn^{2+} \rightarrow 2I^- + Sn^{4+}$$

$$4I^- + Zn^{2+} \rightarrow （ZnI_4）^{2-}$$

氯化亚锡又可与锌作用，在锌粒表面形成锌锡齐，起去极化作用，从而使氢气均匀而连续地发生。

【目的要求】

（1）了解砷盐检查的意义。

（2）掌握砷盐检查的方法及注意事项。

【仪器、试剂、材料】

1. 仪器 古蔡氏法砷盐测定装置见图 35 – 1（A 为 100ml 标准磨口锥形瓶；B 为中空的标准磨口塞，上连导气管 C（外径 8.0mm，内径 6.0mm，全长 180mm）；D 为具塞的有机玻璃旋塞，其上部为圆形平面，中央有一圆孔，孔径与导气管 C 的内径一致，其下部孔径与导气管 C 的外径相适应，将导气管 C 的顶端套入旋塞下部孔内，并使管壁与旋塞的圆孔适相吻合，黏合固定；E 为中央具有圆孔（孔径 6.0 mm）的有机玻璃旋塞盖，与 D 紧密吻合）、容量瓶（100ml，1000ml）、水浴锅、吸管、分析天平、量筒、烧杯等。

2. 试剂 三氧化二砷、20% 氢氧化钠溶液、稀硫酸溶液、盐酸溶液、溴化汞试纸、碘化钾试液、酸性氯化亚锡试液、锌粒、醋酸铅棉花、氢氧化钙等。

3. 材料 冰片（合成龙脑）。

【实验内容】

冰片中砷盐的检查。

【实验方法】

按《中华人民共和国药典》2010 年版（一部附录Ⅸ F 第一法）。

1. 标准砷溶液的制备 称取三氧化二砷 0.132g，置 1000ml 量瓶中，加 20% 氢氧化钠溶液 5ml 溶解后，用适量的稀硫酸中和，再加稀硫酸 10ml，用水稀释至刻度，摇匀，作为贮备液。

临用前，精密量取贮备液 10ml，置 1000ml 量瓶中，加稀硫酸 10ml，用水稀释至刻度，摇匀，即得（每 1ml 相当于 1μg 的 As）。

2. 供试品溶液的制备 取本品 1g，加氢氧化钙 0.5g 与水 2ml，混匀，置水浴上加热使本品挥发后，放冷，加盐酸中和，再加盐酸 5ml 与水适量使成 28ml，备用。

3. 测定仪器（古蔡氏装置）的安装 各部分连接如图所示。

测试时，于导气管 C 中装入醋酸铅棉花 60mg（装管高度为 60 ~ 80mm），再于旋塞 D 的顶端平面上放一片溴化汞试纸（试纸大小以能覆盖孔径而不露出平面外为宜），盖上旋塞盖 E 并旋紧，即得。

4. 标准砷斑的制备 精密量取标准砷溶液 2ml，置 A 瓶中，加盐酸 5ml 与水 21ml，再加碘化钾试液 5ml 与酸性氯化亚锡试液 5 滴，在室温放置 10 分钟后，加锌粒 2g，立即将照上法装好的导气管 C 密塞于 A 瓶上，并将 A 瓶置于 25 ~ 40℃ 水浴中，反应 45 分钟，取出溴化汞试纸，即得。

若供试品需经有机破坏后再行检斑，则应取标准砷斑溶液代替供试品，照该品种项下规定方法同法处理后，依法制备标准砷斑。

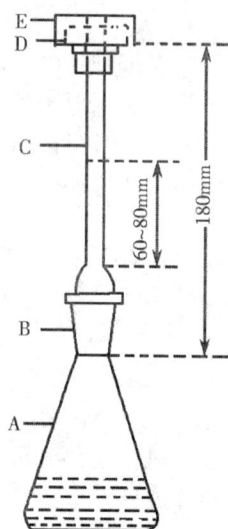

图35-1 古蔡氏仪器装置

5. 测定法 取供试品溶液，置 A 瓶中，照标准砷斑的制备，自"再加碘化钾试液 5ml"起，依法操作。将生成的砷斑与标准砷斑比较，不得更深。冰片含砷量不得过百万分之二。

6. 注意

（1）所用仪器和试液等照本法检查时，均不应生成砷斑或至多生成仅可辨认的斑痕。

（2）制备标准砷斑或标准砷对照液，应与供试品检查同时进行，且标准砷贮备液存放时间也不宜过长。

（3）本法所用的锌粒应无砷，以过一号筛的细粒为宜，如使用的锌粒较大时，用量应酌情增加，反应时间也应延长为 1 小时。

（4）醋酸铅棉花：取脱脂棉 1.0g，浸入醋酸铅试液与水的等容混合液 12ml 中，浸透后，挤压除去过多的溶液，并使之疏松，于 100℃以下干燥后，贮于玻璃塞瓶中，备用。

（5）醋酸铅棉花的作用：一是吸收检品中可能含有的硫化物在酸性溶液中产生的硫化氢气体，避免硫化氢气体与溴化汞生成的硫化汞色斑的干扰（1000μg 的 S^{2-} 存在也不干扰测定）；二是使砷化氢在反应中以适宜的速度通过，并保持干燥、避光，使砷斑保持稳定。故醋酸铅棉花的用量及塞得松紧程度应严格按药典附录规定执行。

（6）由于 2μg 砷所产生的砷斑色度最灵敏，故最好取 2ml 标准砷溶液作对照。供试品含砷的限度因药品而异，可按规定限量改变取用量，来与标准砷斑比较，但不能改变标准砷的用量，因为标准砷斑过深或过浅均会影响比色的正确性。

（7）如供试品为含硫化物、亚硝酸盐、硫代硫酸盐等中药时，应先加硝酸处理，使其氧化为硫酸盐，防止在酸性溶液中生成的硫化氢或二氧化硫气体与溴化汞生成硫化汞或金属汞色斑的干扰。

（8）如供试品为铁盐，则需先加酸性氯化亚锡试液，将高铁离子还原为低铁离子，避免铁盐消耗碘化钾、氯化亚锡等还原剂及氧化砷化氢等干扰。

（9）中药中砷盐的检查按现版药典中的规定执行。

【作业】

（1）冰片中砷盐含量的限度标准是多少？

（2）砷盐检查法的注意事项有哪些？

（白云娥）

实验三十六　中药重金属的原子吸收光谱法检查

【实验原理】

原子吸收光谱（atomic absorption spectroscopy，AAS），是基于气态的基态原子外层电子对紫外光和可见光范围的相对应原子共振辐射线的吸收强度来定量被测元素含量为基础的分析方法，是一种测量特定气态原子对光辐射吸收的方法，主要适用样品中微量及痕量组分分析。

原子吸收分光光度法的测量对象是呈原子状态的金属元素和部分非金属元素，系由待测元素灯发出的特征谱线通过供试品经原子化产生的原子蒸气时，被蒸气中待测元素的基态原子所吸收，通过测定辐射光强度减弱的程度，求出供试品中待测元素的含量。原子吸收分光光度法遵循分光光度法的吸收定律，一般通过比较对照品溶液和供试品溶液的吸光度，求得供试品中待测元素的含量。

【目的要求】

（1）掌握原子吸收分光光度法的基本原理和操作技术。

（2）掌握丹参、白芍、甘草、山楂、枸杞子等中药的铅、镉、砷、汞、铜测定方法。

【仪器、材料与试剂】

1. 仪器与材料

（1）仪器　原子吸收分光光度计；石墨炉原子化器；氢化物发生原子化器；冷蒸气发生原子化器；火焰原子化器；微波消解仪；电热板；粉碎机；天平；四氟乙烯消解罐；凯氏烧瓶；瓷坩埚；量筒、容量瓶、烧杯等。

（2）材料　山药、葛根、党参、枸杞子等。

2. 试剂　铅标准储备液，镉标准储备液，砷标准储备液，汞标准储备液，铜标准储备液，硝酸（分析纯），盐酸（分析纯），硫酸（分析纯），高氯酸（分析纯），磷酸二氢铵（分析纯），硝酸镁（分析纯），硼氢化钠（分析纯），氢氧化钠（分析纯），高锰酸钾（分析纯），盐酸羟胺（分析纯），去离子水，氮气，乙炔等。

【实验内容】

测定丹参、白芍、甘草、山楂、枸杞子等中药的铅、镉、砷、汞、铜含量。

【实验方法】

1. 铅的测定（石墨炉法）　测定参考条件：波长283.3nm，干燥温度100~120℃，持续20秒；灰化温度400~750℃，持续20~25秒；原子化温度1700~2100℃，持续4~5秒。

铅标准储备液的制备　精密量取铅单元素标准溶液适量，用2%硝酸溶液稀释，制成每1ml含铅（Pb）1μg的溶液，即得（0~5℃贮存）。

标准曲线的制备　分别精密量取铅标准储备液适量，用2%硝酸溶液制成每1ml分别含铅0ng，5ng，20ng，40ng，60ng，80ng的溶液。分别精密量取1ml，精密加含1%磷酸二氢铵和0.2%硝酸镁的溶液0.5ml，混匀，精密吸取20μl注入石墨炉原子化器，测定吸光度，以吸光度为纵坐标，浓度为横坐标，绘制标准曲线。

供试品溶液的制备　A法　取供试品粗粉0.5g，精密称定，置聚四氟乙烯消解罐内，加硝酸3~5ml，混匀，浸泡过夜，盖好内盖，旋紧外套，置适宜的微波消解炉内，进行消解（按仪器规定的消解程序操作）。消解完全后，取消解内罐置电热板上缓缓加热至红棕色蒸气挥尽，并继续缓缓浓缩至2~3ml，放冷，用水转入25ml量瓶中，并稀释至刻度，摇匀，即得。同法同时制备试剂空白溶液。

B法　取供试品粗粉1g，精密称定，置凯氏烧瓶中，加硝酸-高氯酸（4:1）混合溶液5~10ml，混匀，瓶口加一小漏斗，浸泡过夜。置电热板上加热消解，保持微沸，若变棕黑色，再加硝酸-高氯酸（4:1）混合溶液适量，持续加热至溶液澄明后升高温度，继续加热至冒浓烟，直至白烟散尽，消解液呈无色透明或略带黄色，放冷，转入50ml量瓶中，用2%硝酸溶液洗涤容器，洗液合并于量瓶中，并稀释至刻度，摇匀，即得。同法同时制备试剂空白溶液。

C法　取供试品粗粉0.5g，精密称定，置瓷坩埚中，于电热板上先低温炭化至无烟，移入高温炉中，于500℃灰化5~6小时（若个别灰化不完全，加硝酸适量，于电热板上低温加热，反复多次直至灰化完全），取出冷却，加10%硝酸溶液5ml使溶解，转入25ml量瓶中，用水洗涤容器，洗液合并于量瓶中，并稀释至刻度，摇匀，即得。同法同时制备试剂空白溶液。

测定法　精密量取空白溶液与供试品溶液各1ml，精密加含1%磷酸二氢铵和0.2%硝酸镁的溶液0.5ml，混匀，精密吸取10~20μl，照标准曲线的制备项下方法测定吸光度，从标准曲线上读出供试品溶液中铅（Pb）的含量，计算，即得。

2. 镉的测定（石墨炉法）　测定参考条件：波长228.8nm，干燥温度100~120℃，持续20秒；灰化温度300~500℃，持续20~25秒，原子化温度1500~1900℃，持续4~5秒。

镉标准储备液的制备　精密量取镉单元素标准溶液适量，用2%硝酸溶液稀释，制成每1ml含镉（Cd）1μg的溶液，即得（0~5℃贮存）。

标准曲线的制备　分别精密量取镉标准储备液适量，用2%硝酸溶液稀释制成每1ml分别含镉0ng，0.8ng，2.0ng，4.0ng，6.0ng，8.0ng的溶液。分别精密吸取10μl，注入石墨炉原子化器，测定吸光度，以吸光度为纵坐标，浓度为横坐标，绘制标准曲线。

供试品溶液的制备　同铅测定项下供试品溶液的制备。

测定法　精密吸取空白溶液与供试品溶液各 10 ~ 20μl，照标准曲线的制备项下方法测定吸光度（若供试品有干扰，可分别精密量取标准溶液、空白溶液和供试品溶液各 1ml，精密加含 1%磷酸二氢铵和 0.2%硝酸镁的溶液 0.5ml，混匀，依法测定），从标准曲线上读出供试品溶液中镉（Cd）的含量，计算，即得。

3. 砷的测定（氢化物法）　测定条件　采用适宜的氢化物发生装置，以含 1%硼氢化钠和 0.3%氢氧化钠溶液（临用前配制）作为还原剂，盐酸溶液（1→100）为载液，氮气为载气，检测波长为 193.7nm。

砷标准储备液的制备　精密量取砷单元素标准溶液适量，用 2%硝酸溶液稀释，制成每 1ml 含砷（As）1μg 的溶液，即得（0 ~ 5℃贮存）。

标准曲线的制备　分别精密量取砷标准储备液适量，用 2%硝酸溶液稀释制成每 1ml 分别含砷 0ng, 5ng, 10ng, 20ng, 30ng, 40ng 的溶液。分别精密量取 10ml，置 25ml 量瓶中，加 25%碘化钾溶液（临用前配制）1ml，摇匀，加 10%抗坏血酸溶液（临用前配制）1ml，摇匀，用盐酸溶液（20→100）稀释至刻度，摇匀，密塞，置 80℃水浴中加热 3 分钟，取出，放冷。取适量，吸入氢化物发生装置，测定吸收值，以峰面积（或吸光度）为纵坐标，浓度为横坐标，绘制标准曲线。

供试品溶液的制备　同铅测定项下供试品溶液的制备中的 A 法或 B 法制备。

测定法　精密吸取空白溶液与供试品溶液各 10ml，照标准曲线的制备项下，自"加 25%碘化钾溶液（临用前配制）1ml"起，依法测定。从标准曲线上读出供试品溶液中砷（As）的含量，计算，即得。

4. 汞的测定（冷蒸气吸收法）　测定条件　采用适宜的氢化物发生装置，以含 0.5%硼氢化钠和 0.1%氢氧化钠的溶液（临用前配制）作为还原剂，盐酸溶液（1→100）为载液，氮气为载气，检测波长为 253.6nm。

汞标准储备液的制备　精密量取汞单元素标准溶液适量，用 2%硝酸溶液稀释，制成每 1ml 含汞（Hg）1μg 的溶液，即得（0 ~ 5℃贮存）。

标准曲线的制备　分别精密量取汞标准储备液 0ml, 0.1ml, 0.3ml, 0.5ml, 0.7ml, 0.9ml，置 50ml 量瓶中，加 20%硫酸溶液 10ml，5%高锰酸钾溶液 0.5ml，摇匀，滴加 5%盐酸羟胺溶液至紫红色恰消失，用水稀释至刻度，摇匀。取适量，吸入氢化物发生装置，测定吸收值，以峰面积（或吸光度）为纵坐标，浓度为横坐标，绘制标准曲线。

供试品溶液的制备　A 法　取供试品粗粉 0.5g，精密称定，置聚四氟乙烯消解罐内，加硝酸 3 ~ 5ml，混匀，浸泡过夜，盖好内盖，旋紧外套，置适宜的微波消解炉内进行消解（按仪器规定的消解程序操作）。消解完全后，取消解内罐置电热板上，于 120℃缓缓加热至红棕色蒸气挥尽，并继续浓缩至 2 ~ 3ml，放冷，加 20%硫酸溶液 2ml，5%高锰酸钾溶液 0.5ml，摇匀，滴加 5%盐酸羟胺溶液至紫红色恰消失，转入 10ml 量瓶中，用水洗涤容器，洗液合并于量瓶中，并稀释至刻度，摇匀，必要时离心，取上清液，即得。同法同时制备试剂空白溶液。

B 法　取供试品粗粉 1g，精密称定，置凯氏烧瓶中，加硝酸－高氯酸（4:1）混合溶液 5 ~ 10ml，混匀，瓶口加一小漏斗，浸泡过夜，置电热板上，于 120 ~ 140℃加热消解 4 ~ 8 小时（必要时延长消解时间，至消解完全），放冷，加 20%硫酸溶液 5ml，5%高锰酸钾溶液0.5ml，摇匀，滴加5%盐酸羟胺溶液至紫红色恰消失，转入25ml量瓶中，用水洗涤容器，洗液合并于量瓶中，并稀释至刻度，摇匀，必要时离心，取上清液，即得。同法同时制备试剂空白溶液。

测定法　精密吸取空白溶液与供试品溶液适量，照标准曲线制备项下的方法测定。从标准曲线上读出供试品溶液中汞（Hg）的含量，计算，即得。

5. 铜的测定（火焰法）　测定条件　检测波长为324.7nm，采用空气－乙炔火焰，必要时进行背景校正。

铜标准储备液的制备　精密量取铜单元素标准溶液适量，用2%硝酸溶液稀释，制成每1ml含铜（Cu）10μg的溶液，即得（0~5℃贮存）。

标准曲线的制备　分别精密量取铜标准储备液适量，用2%硝酸溶液制成每1ml分别含铜0μg，0.05μg，0.2μg，0.4μg，0.6μg，0.8μg的溶液。依次喷入火焰，测定吸光度，以吸光度为纵坐标，浓度为横坐标，绘制标准曲线。

供试品溶液的制备　同铅测定项下供试品溶液的制备。

测定法　精密吸取空白溶液与供试品溶液适量，照标准曲线制备项下的方法测定。从标准曲线上读出供试品溶液中铜（Cu）的含量，计算，即得。

【作业】

（1）原子吸收分光光度法的基本原理是什么？

（2）计算样品中测定的铅、镉、砷、汞、铜含量。

（李宝国）

实验三十七　中药的二氧化硫残留量检查

【实验原理】

传统硫磺熏蒸药材和饮片的方法，是利用硫磺加热时产生的二氧化硫，达到杀菌、防霉、防虫及漂白中药的目的。这种传统的加工炮制技术弊大于利，硫磺熏蒸产生大量的二氧化硫不仅造成严重的环境污染，还会产生大量的有害物质，危害人们的身体健康，而且由于二氧化硫（SO_2）是一种较强的还原剂，可能会造成中药材本身有效成分的改变，影响其质量和疗效。过量的二氧化硫残留对眼、鼻黏膜有刺激性，服用此类药物会导致咽喉疼痛、胃部不适等不良反应。在中药材中二氧化硫多以亚硫酸、亚硫酸钠或亚硫酸钾形式存在，这些化合物与盐酸反应生成二氧化硫，二氧化硫与碘起还原反应，随着碘浓度的减少，溶液会有褪色现象，可以采用酸蒸馏碘滴定法来测定中药材中二氧化硫的含量，以控制中药材的质量。

【目的要求】

（1）掌握二氧化硫残留量测定的基本原理和操作技术。

（2）掌握山药、葛根、党参、枸杞子等中药的二氧化硫残留量测定方法。

【仪器、材料与试剂】

1. 仪器与材料

（1）仪器　粉碎机；天平；磁力搅拌器；电热套（调温型）；氮气贮瓶。1000ml两颈圆底烧瓶、竖式回流冷凝管、分液漏斗（带刻度）、连接氮气流入口、二氧化硫气体导出口（玻璃仪器按照中国药典标准定做）、250ml锥形瓶、酸式滴定管、量筒、容量瓶、烧杯等。

（2）材料　山药、葛根、党参、枸杞子等。

2. 试剂　盐酸（分析纯），亚硫酸钠（分析纯），淀粉指示液，碘滴定液（0.01 mol/L），蒸馏水，氮气等。

【实验内容】

测定山药、葛根、党参、枸杞子等药材中的二氧化硫残留量。

【实验方法】

（1）测定法　取药材或饮片细粉约10g，精密称定，置两颈圆底烧瓶中，加水300～400ml和6mol/L盐酸溶液10ml，连接刻度分液漏斗，并导入氮气至瓶底，连接回流冷凝管，在冷凝管的上端E口处连接导气管，将导气管插入250ml锥形瓶底部。锥形瓶内加水125ml和淀粉指示液1ml作为吸收液，置于磁力搅拌器上不断搅拌。加热两颈圆底烧瓶内的溶液至沸，并保持微沸约3分钟后开始用碘滴定液（0.01 mol/L）滴定，至蓝色或蓝紫色持续20秒钟不褪，并将滴定的结果用空白试验校正。

（2）计算　照下式计算：

$$供试品中二氧化硫残留量（mg/g）= \frac{(A-B) \times C \times 0.032 \times 1000}{W}$$

式中　A为供试品消耗碘滴定液的体积，ml；

B为空白消耗碘滴定液的体积，ml；

C为碘滴定液浓度，0.01mol/L；

W为供试品的重量，g；

0.032为每1ml碘滴定液（1mol/L）相当的二氧化硫的重量，g。

【作业】

（1）二氧化硫残留量测定的基本原理是什么？

（2）计算样品中测定的二氧化硫残留量。

（李宝国）

实验三十八　中药的黄曲霉毒素检查

【实验原理】

黄曲霉毒素（Aflatioxins，AFT）是曲霉菌和曲霉寄生菌族类产生的一类结构相似的有毒化合物，是目前为止发现的毒性最大的真菌毒素，其毒性相当于氰化钾的10倍，砒霜的68倍。在适宜的温度、湿度条件下，这类真菌会在中药材中生长繁殖，并产生毒素。黄曲霉毒素已被世界卫生组织（WHO）列为最强的致癌物质，在国际进出口贸易中，中药材中的AFT已成为限制进出口的技术壁垒。黄曲霉毒素是二氢呋喃香豆的衍生物，基本结构为二氢呋喃氧杂萘邻酮，其衍生物有20余种。常见的黄曲霉毒素有B_1、B_2、G_1、G_2，其中B_1被公认为是主要的有毒物质。

样品经甲醇 - 水提取，经过滤、稀释，当滤液通过免疫亲合柱时，黄曲霉毒素B_1、B_2、G_1、G_2（抗原）被亲和柱固体支持物上的特性抗体选择性键合，形成抗体 - 抗原复合体，被特异性吸附。用水洗脱杂质，用甲醇将亲合柱上的黄曲霉毒素B_1、B_2、G_1、G_2洗脱下来，收集洗脱液。通过高效液相色谱（HPLC）分离，柱后碘溶液衍生荧光检测，测定含量，以控制中药材的质量。

【目的要求】

（1）掌握黄曲霉毒素测定的基本原理和操作技术。

（2）掌握陈皮、胖大海、桃仁、酸枣仁、僵蚕等中药的黄曲霉毒素测定方法。

【仪器、材料与试剂】

1. 仪器与材料

（1）仪器　高效液相色谱仪（荧光检测器、柱后衍生系统、工作站）；衍生化泵；高速搅拌机；离心机；粉碎机；免疫亲合柱（AflaTest@ P）；微孔滤膜；天平；量筒、容量瓶、烧杯等。

（2）材料　山药、葛根、党参、枸杞子等。

2. 试剂　黄曲霉毒素B_1、黄曲霉毒素B_2、黄曲霉毒素G_1、黄曲霉毒素G_2标准品或标准溶液，氯化钠（分析纯），甲醇（分析纯、色谱纯），乙腈（色谱纯），纯净水，次氯酸钠等。

【实验内容】

测定陈皮、胖大海、桃仁、酸枣仁、僵蚕等药材中的黄曲霉毒素。

【实验方法】

1. 色谱条件与系统适用性试验 以十八烷基硅烷键合硅胶为填充剂；以甲醇－乙腈－水（40：18：42）为流动相，流速每分钟0.8ml；采用柱后衍生法检测，衍生溶液为0.05%的碘溶液（取碘0.5g，加入甲醇100ml使溶解，用水稀释至100ml制成），衍生化泵流速每分钟0.3ml，衍生化温度70℃；以荧光检测器检测，激发波长 λ_{ex} = 360nm（或365nm），发射波长 λ_{em} =450nm。两个相邻色谱峰的分离度应大于1.5。

2. 混合对照品溶液的制备 精密量取黄曲霉毒素混合标准品（黄曲霉毒素 B_1、黄曲霉毒素 B_2、黄曲霉毒素 G_1、黄曲霉毒素 G_2 标示浓度分别为 1.0μg/ml、0.3μg/ml、1.0μg/ml、0.3μg/ml）0.5ml，置10ml量瓶中，用甲醇稀释至刻度，作为储备液。精密量取储备液1ml，置25ml量瓶中，用甲醇稀释至刻度，即得。

3. 供试品溶液的制备 取供试品粉末约15g（过二号筛），精密称定，加入氯化钠3g，置于均质瓶中，精密加入70%甲醇溶液75ml，高速搅拌2分钟（搅拌速度大于11000转/分钟），离心5分钟（离心速度2500转/分钟），精密量取上清液15ml，置50ml量瓶中，用水稀释至刻度，摇匀，用微孔滤膜（0.45μm）滤过，量取续滤液20.0ml，通过免疫亲和柱（AflaTest@P），流速每分钟3ml，用水20ml洗脱，洗脱液弃去，使空气进入柱子，将水挤出柱子，再用适量甲醇洗脱，收集洗脱液，置2ml量瓶中，并用甲醇稀释至刻度，摇匀，即得。

4. 测定法 分别精密吸取上述混合对照品溶液5μl、10μl、15μl、20μl、25μl，注入液相色谱仪，测定峰面积，以峰面积为纵坐标，进样量为横坐标，绘制标准曲线。另精密吸取上述供试品溶液20～25μl，注入液相色谱仪，测定峰面积，从标准曲线上读出供试品中相当于黄曲霉毒素 B_1、黄曲霉毒素 B_2、黄曲霉毒素 G_1、黄曲霉毒素 G_2 的量，计算，即得。

【作业】

（1）黄曲霉毒素测定的基本原理是什么？
（2）计算样品中测定的黄曲霉毒素。

【附注】

（1）本实验应有相应的安全、防护措施，并不得污染环境。
（2）残留有黄曲霉毒素的废液或废渣的玻璃器皿，应置于专用贮存容器（装有10%次氯酸钠溶液）内，浸泡24小时以上，再用清水将玻璃器皿冲洗干净。

（李宝国）

实验三十九　中药鉴定综合实验设计

【目的要求】

应用所学中药显微鉴别技术，掌握对未知中药样品进行鉴别的方法和技术。

【仪器、试剂、材料】

1. 仪器　生物显微镜，目镜测微尺，镜台测微尺，显微描绘器，镊子，解剖针，载玻片，盖玻片，酒精灯，单面刀片，粉碎机，绘图板，铅笔等。

2. 试剂　水合氯醛试剂，苏丹Ⅲ试液，稀甘油试剂，盐酸，硝酸，碘化铋钾试剂，氯化锌碘试液，硫酸，α-萘酚浓硫酸试液，碘试液，间苯三酚试液，钌红试液，硝酸汞试液，乙醚，石油醚，90%乙醇，70%乙醇，α-萘酚乙醇溶液，稀盐酸，稀醋酸，绿原酸标准品、木犀草苷标准品等以及本实验所需仪器设备和化学试剂。

3. 药材样品　金银花（东银花、密银花）药材、原植物腊叶标本；未知混合粉末。

【实验内容】

1. 实验步骤（参考）　中药鉴定工作比较复杂，对一般性的中药鉴定来说是要求鉴定该样品是否符合法定的药用标准。其鉴定目的主要可分为3个方面：真伪鉴别，纯度检查（检查异质有机物和一般杂质），品质鉴定。鉴定程序通常按上述排列依次进行。根据药典规定，以中药材为例，主要有下列内容：本草及文献考证→来源（原植物）→性状→鉴别→检查→含量测定。

（1）来源　首先要观察样品的类别、药用部分是否与送检时提供的情况相符。中药中同名异物、同物异名者甚多，因此对来源必须认真考察。如看其是属植物药、动物药、矿物药，还是加工品；然后看其药用部位是否相符，有无非药用部位，是否符合产地加工的要求等。对于常见混乱品种较多的药材，尤其应特别注意来源鉴别。

（2）性状　主要是与中药标准中描述的特征相对照，看其有无差异。必要时与标准药材相比较。

（3）鉴别　包括经验鉴别、显微鉴别和理化鉴别。一般鉴别试验只能体现某一药材的某一特性，而不能将某一个鉴别试验作为鉴定的惟一依据，应结合其他项目全面考察。例如化学鉴别试验，是根据中药所含某种成分的化学结构特性，选择用以识别此种成分的试剂来完成的。那么，对含相同成分的中药材来说，采用同一种化学鉴别法就起不到鉴别的作用。

（4）检查　主要是对药材的纯净与否的限度检查，以控制其质量。检查内容是指药材在加工、生产和贮藏过程中可能含有并需要控制的物质。其中有有害物质、水分、灰分或浸出物等需测定的项目。

（5）含量测定 含量测定是控制中药质量的主要方法之一。主要用于有效成分已经明确药材的品质鉴定。目前对于有效成分不明确的药材尚无含量测定这一项目。在测定中药的有效成分含量时，首先要对试样进行提取、净化及分离，除去供试样品中混存的杂质成分，而使其被测的化学成分能定量地被提取完全。此外，要注意操作尽量简便，方法适宜，以减少误差。

上述鉴定程序，亦可根据具体情况灵活掌握。例如：供鉴定用样品为完整药材，一般先按"来源"、"性状"、"鉴别"项下的规定进行真伪鉴定。若根据"来源或性状"已能确定其真伪，则"鉴别"项下的规定可不进行。药材经鉴定无误后，再按"检查"及"含量测定"项下的规定，进行纯度和品质优劣的鉴定。一般情况下，如药材不含"检查"项下的规定，则可根据具体情况考虑，是否有必要进行"含量测定"。此外，供鉴定用药材的样品在进行各项测定时，凡需粉碎的药材，亦应尽量切碎或捣碎。药材中如混有异物，在粉碎前应先将杂质拣出。

2. 未知粉末鉴定

（1）对未知粉末进行初步分析，设计实验方案（如需用几种试剂装片？如何鉴别不同性质的细胞壁？如何鉴别不同细胞内含物等?）

（2）按照实验设计方案，逐步进行未知粉末的显微镜检。

（3）镜检找出药材的代表性显微鉴别特征，对照中药材显微鉴别图谱或相关参考资料，确定药材种类或中药材名称。

（4）绘图或显微照像并用文字描述，记录观察到的显微鉴别特征。

（5）完成未知混合粉末的显微鉴定，总结验证实验结果，写出实验报告。

3. 实验记录及结果判断 实验记录是科技档案材料，也是写出鉴定报告书的依据，因此实验记录要求详细、真实和整洁。记录内容主要有：检品名称、规格、产地、批号、包装、抽样送检单位（或人名）、鉴定目的、抽样及送检日期、送检数量、鉴定方法及结果、鉴定者、核对者等。其中鉴定目的、鉴定项目及方法、观察的现象、实验数据及结果为记录的主要部分。对于检验过程中一些现象的变化、实验数据，要详细记下全部的情况。鉴定项目、方法，可简略扼要记录，要从实际出发，不可照抄某些药品标准。在检验中，若需废弃的实验记录，均应在其试验结果部分注明"本结果作废"，并写明作废原因及经验教训。当检验工作完成后，再细致地、全面地、客观地分析研究一下有关问题，作出对被检中药的评价，并综合各鉴定项目的结果作出结论。然后，应按规定的格式填写鉴定结果报告书。从国家指定的检验机构发出的鉴定结果报告书，具有法律上的意义，要求书写清楚，意思明确，不得涂改。

【作业】

1. 写出实验设计方案。
2. 绘出未知粉末的主要鉴别特征图。
3. 写出实验报告并保存完整的实验原始记录。

（李　峰）

附 录

附录一 显微鉴定试剂的配制

1. 透明剂及浸润剂

（1）甘油醋酸液（史氏液）　取甘油、醋酸、水各等量混合。

（2）稀甘油　取甘油 33ml，加水至 100ml，苯酚 1 滴。

（3）水合氯醛液　取水合氯醛 50g，加水 15ml 与甘油 10ml 溶解。

（4）甘油酒精液　取等量的甘油与 50% 乙醇溶液混合，即得。

（5）乳酸氯醛液　取水合氯醛 50g，溶于乳酸 50ml 中，即得。用于难透化的供试品。

（6）乳酸酚液　取苯酚 2g、乳酸 2g、甘油 4g 与水 2ml，混合，即得。

2. 封藏剂

（1）加拿大树胶　常为黄色或黄棕色的浓厚液体，同时可加二甲苯稀释。是组织切片最常用的封藏剂之一，封藏后可保存多年。

（2）甘油明胶　取明胶（纯品）1 份，甘油 7 份，水 6 份，苯酚结晶适量。将明胶溶于水中。溶解后，加入甘油及苯酚结晶（每 100ml 甘油明胶溶液加 1g 苯酚），搅拌均匀，趁热用纱布或玻璃丝滤过。在天气寒冷时，冷后会凝冻，用时需加热溶解。多用于徒手切片或滑走切片法所切成的组织薄片以及花粉粒、孢子等做临时或短时间内观察用，制片保存时间数月到两年。

（3）透明松香　将松香溶解于无水乙醇或二甲苯中，其浓度与常用的加拿大树胶相似。材料经脱水至无水乙醇时，可封藏于松香乙醇液中；材料脱水后，用二甲苯透明，用松香二甲苯液封藏，可作为加拿大树胶的代用品，缺点是黏力不强。

（4）树胶甘油　取白色的阿拉伯胶 40g，加水 30ml，在水浴上加温溶解，加入甘油 40g，麝香草酚 0.1g，混合，溶解，即得。

3. 制作组织切片试剂

（1）番红溶液　番红为碱性染料，易溶于水及乙醇中。1% 番红水溶液或取番红 1g 溶于 100ml 的 50% 乙醇溶液中。配制时需加热 50~70℃，用玻棒时常搅拌，溶解后放冷，滤过，即可。可使木化及角质化细胞壁染成红色，淀粉粒呈淡红色。

（2）甲紫溶液　为碱性染料，能溶于水、乙醇及丁香油中。配制方法是将甲紫 1g 溶于 90%~95% 乙醇 100ml 中。染色 1~15 分钟，可使纤维素细胞壁染成紫色，通常与番红做二重染色。

（3）快绿溶液　为酸性染料，易溶于水，难溶于乙醇中。常用 0.2%~0.4% 的乙醇溶液，即取快绿 0.5g、乙醇 50ml、加水 45ml。纤维素细胞壁可染成绿色。本品用低浓度乙醇溶液配制，易着色，染时也较迅速。

（4）Johansen 番红溶液　取番红1g，溶于甲基溶纤素（乙二醇－甲醚）50ml，加乙醇25ml、水25ml，再加醋酸钠1g与甲醛溶液（36%～40%）2ml，混合溶解，即得。

（5）Delafield 苏木精溶液　取苏木精1g，溶于乙醇6ml中（A液）；另取硫酸铵铝约10g，溶于100ml水中，使成饱和溶液（B液）。将A液逐滴注入B液中，同时搅拌均匀，然后装入广口瓶中，瓶口用细纱布覆盖并扎紧，防止尘埃侵入。放在光线充足、空气流通处，3～5天后用滤纸滤过。滤液中加入甘油25ml与甲醇25ml。将此液暴露在光线中至呈暗色为止（约需两个月）。再滤过并贮存在带塞瓶中。临时将此贮备液加水稀释3～4倍。

（6）曙红溶液　取曙红1g，溶于90%乙醇溶液100ml中即得。

（7）FAA 固定剂　取甲醛溶液（36%～40%）10ml、冰醋酸5ml、50%或70%乙醇溶液90ml，混合，即得。

（8）郝氏黏合剂　取明胶1g，加水100ml，放置待膨胀后，在水浴上加热使溶解，再加入结晶苯酚2g与甘油l5ml，搅匀，滤过，即得。

（9）梅氏黏合剂　取新鲜鸡蛋一个，两端各开一小孔，用针刺破壳膜，将蛋竖立在清洁的量杯或玻璃瓶中，使蛋白完全流出，蛋黄仍留在壳中，如有韧带流出，可用镊子取去。加入与蛋白等量的甘油，搅匀，再加入水杨酸钠1g或研碎的麝香草酚结晶少许，混匀。用2～3层的消毒细纱布滤过，装入清洁的玻璃瓶中备用。可保存2～6个月，但一个月后黏力逐渐降低。

4. 显微化学试剂

（1）间苯三酚试液　取间苯三酚0.5g，加乙醇25ml使溶解，即得。

（2）氯化锌碘试液　取氯化锌20g，加水10ml使溶解，加碘化钾2g溶解后，再加碘使饱和，即得。

（3）稀碘液　用0.1mol/L碘液。

（4）铜氨试液（氨制氧化铜）　取硫酸铜10g，加水100ml溶解后，加氢氧化钠溶液（1→25）适量，使氢氧化铜沉淀，滤过，沉淀用冷水洗净，至洗液不再显硫酸盐的反应，将沉淀用氨试液极少量溶解，即得。

（5）苯肼试液　A液：甘油10ml，盐酸苯肼1g；B液：甘油10ml，醋酸钠1g。用时各取1滴。

（6）α－萘酚试剂　取α－萘酚1.5g，加乙醇溶解至10ml，即得。

（7）硝酸汞试液　取黄氧化汞40g，加硝酸32ml与水15ml的混合液使溶解，即得。

（8）苏丹Ⅲ试液　取苏丹Ⅲ 0.01g，加乙醇5ml溶解后，加甘油5ml，摇匀，即得。置棕色瓶内保存，在两个月内应用。

（9）紫草试液　取紫草粗粉10g，加90%乙醇溶液100ml，浸渍24小时后，滤过，滤液中加入等量的甘油，混合，放置2h，滤过，即得。本液应在棕色玻璃瓶中保存，在两个月内应用。

（10）稀盐酸溶液　取盐酸243ml，加水稀释至1000ml，即得。

（11）乙醇制氢氧化钾　取氢氧化钾35g，置锥形瓶中，加无水乙醇适量，使溶解并稀释成1000ml，用橡皮塞密塞，静置24小时后，迅速倾出上清液置棕色瓶中，即得。

（12）稀硫酸溶液　取硫酸57ml，加水稀释至1000ml，即得。

（13）稀醋酸溶液　取冰醋酸60ml，加水稀释至1000ml，即得。

（14）间苯三酚硫酸试液　取硫酸5ml，慢慢加入水5ml中，混匀，冷后加入间苯三酚10ml，混匀，即得。

（15）硫酸苯胺试液　取硫酸苯胺1g，加水70ml溶解，再加乙醇30ml、硫酸3g，混匀，即得。

（16）醋酸苯胺试液　取苯胺1g，加醋酸2ml及50%乙醇溶液87ml，混匀，即得。

（17）锇酸试液　取锇酸0.1g，溶于5ml水中，即得。需密塞避光保存。

（18）多能试剂　先分别配制下列3种溶液：A.取乳酸20ml，加苏丹红G或苏丹Ⅲ至饱和为止，加乳酸30ml稀释；B.取硫酸苯胺0.55g溶于35ml水中；C.取碘化钾0.55g及碘0.05g溶于5ml水中，再加入乙醇5ml。将上述三种溶液混合，搅拌加入浓盐酸溶液2.5ml，即得。然后慢慢加热，必要时补加少量试液。

（19）三硝基苯酚（苦味酸）试液　取三硝基苯酚1g，加水或90%乙醇溶液95ml，溶解，即得。

（20）钨酸钠试液　取钨酸钠1g与醋酸钠2g，加水溶解使成10ml，即得。

（21）麝香草酚试液　取麝香草酚1.5g，溶于10ml乙醇中，即得。

（22）钌红试液　取钌红80mg，加10%醋酸钠溶液100ml使溶解，即得。此试液易失效，一般在用前配制，避光保存。用量少时，可用针尖挑取钌红少量溶于少量10%醋酸钠溶液中，使呈酒红色，即得。

（23）可拉林钠溶液　有两种配制方法：a.取可拉林（corallin）或玫红酸（rosolic acid）0.5g溶于90%乙醇溶液10ml中为甲液；另取结晶碳酸钠25g，溶于100ml水中为乙液。两液分装贮存，临用时取甲液1ml与乙液20ml混合，即得。b.取碳酸钠3g，溶于7ml水中。临用时取此液少量，加可拉林一小片，使呈粉红色即得。混合液不耐久贮。

（24）亚甲蓝试液　a.醇溶液　取亚甲蓝0.1g，溶于25ml乙醇中。b.甘油溶液　取亚甲蓝0.1g，溶于5ml乙醇及25ml甘油中。使用时，先加亚甲蓝醇溶液1~2滴，加盖玻片，过1~2分钟后，再加亚甲蓝甘油溶液。

（25）硫堇试液　取硫堇（thionine）0.2ml，溶于25%乙醇溶液100ml中，即得。

（26）墨汁液　取商品墨汁，在临用前加水稀释10倍，即得。

（27）氯化汞溴酚蓝试液　取氯化汞10g，溴酚蓝0.001g，加水100ml，溶解，即得。

（28）甲紫溶液　取甲紫0.7g，溶于100ml水中，即得。

其他主要用于化学成分检识的显微化学试剂，详见化学鉴定试剂部分。

5. 脱色剂　次氯酸钠溶液　取漂白粉10g，分次加水75ml，研匀；另取结晶碳酸钠15g，溶于25ml水中，分别加入上述溶液中，搅匀，放置待沉淀后，取用上清液，必要时滤过。

6. 组织解离剂

（1）硝铬酸溶液　取铬酸（三氧化二铬）10g，溶于10%硝酸溶液中使全量为100ml，即得。

（2）5%氢氧化钾溶液　取氢氧化钾5g，溶于水中至100ml，必要时用玻璃棉或垂熔玻璃漏斗滤过，即得。

（石俊英）

附录二　理化鉴定试剂的配制及试纸

1. 化学定性常用试剂

（1）乙醇制氢氧化钾试液　可取用乙醇制氢氧化钾滴定液（0.5mol/L）。

（2）乙醇制氨试液　取无水乙醇，加浓氨试液使100ml中含NH3 9～11g，即得。本液应置橡皮塞瓶中保存。

（3）乙醇制硫酸试液　取浓硫酸57ml，加乙醇稀释至1000ml，即得。本液含H_2SO_4应为9.5%～10.5%。

（4）二硝基苯肼试液　取2，4-二硝基苯肼1.5g，加硫酸溶液（1→2）20ml，溶解后，加水使成100ml，滤过，即得。

（5）三氯化铁试液　取三氯化铁9g，加水使溶解成100ml，即得。

（6）三氯化铝试液　取三氯化铝1g，加乙醇使溶解成100ml，即得。

（7）三氯化锑试液　本液为三氯化锑饱和的三氯甲烷溶液。

（8）对二甲氨基苯甲醛试液　取对二甲氨基苯甲醛0.125g，加无氮硫酸65ml与水35ml的冷混合液溶解后，加三氯化铁试液0.05ml，摇匀，即得。本液配制后7日即不适用。

（9）亚铁氰化钾试液　取亚铁氰化钾1g，加水10ml使溶解，即得。本液应临用新制。

（10）茚三酮试液　取茚三酮2g，加乙醇使溶解成100ml，即得。

（11）钒酸铵试液　取钒酸铵0.25g，加水使溶解成100ml，即得。

（12）氢氧化钠试液　取氢氧化钠4.3g，加水溶解成100ml，即得。

（13）氢氧化钡试液　取氢氧化钡，加新沸过的冷水使成饱和溶液，即得。本液应临用新制。

（14）氢氧化钾试液　取氢氧化钾6.5g，加水使溶解成100ml，即得。

（15）重铬酸钾试液　取重铬酸钾7.5g，加水使溶解成100ml，即得。

（16）铁氰化钾试液　取铁氰化钾1g，加水10ml使溶解，即得。本液应临用新制。

（17）氨试液　取浓氨溶液400ml，加水使成1000ml，即得。

（18）高锰酸钾试液　本液为0.02mol/L高锰酸钾溶液。

（19）高氯酸试液　取70%高氯酸13ml，加水500ml，用70%高氯酸精确调至pH 0.5，即得。

（20）高氯酸铁试液　取70%高氯酸10ml，缓缓分次加入铁粉0.8g，微热使溶解，放冷，加无水乙醇稀释至100ml，即得。用时取上液20ml，加70%高氯酸6ml，用无水乙醇稀释至500ml。

（21）α-萘酚试液　取15%的α-萘酚乙醇溶液10.5ml，缓缓加硫酸6.5ml，混匀后再加乙醇40.5ml及水4ml，混匀，即得。

（22）硅钨酸试液　取硅钨酸10g，加水使溶解成100ml，即得。

（23）硝酸银试液　本液为0.1mol/L硝酸银溶液。

（24）硫酸亚铁试液　取硫酸亚铁结晶8g，加新沸过的冷水100ml使溶解，即得。本液应临用新制。

（25）硫酸汞试液　取黄氧化汞5g，加水40ml后，缓缓加硫酸20ml，随加随搅拌，再加水40ml，搅拌使溶解，即得。

（26）硫酸铜试液　取硫酸铜12.5g，加水使溶解成100ml，即得。

（27）氯化亚锡试液　取氯化亚锡1.5g，加水10ml与少量的盐酸使溶解，即得。本液应临用新制。

（28）氯化金试液　取氯化金1g，加水35ml使溶解，即得。

（29）氯化钙试液　取氯化钙7.5g，加水使溶解成100ml，即得。

（30）氯化钠明胶试液　取白明胶1g与氯化钠10g，加水100ml，置不超过60℃的水浴上微热使溶解。本液应临用新制。

（31）氯化铵镁试液　取氯化镁5.5g与氯化铵7g，加水65ml溶解后，加氯试液35ml，置玻璃瓶内，放置数日后，滤过，即得。本液如显浑浊，应滤过后再用。

（32）稀乙醇溶液　取乙醇529ml，加水稀释至1000ml，即得。本液在20℃时含C_2H_5OH应为49.5%～50.5%（V/V）。

（33）稀甘油溶液　取甘油33ml，加水稀释使成100ml，再加樟脑一小块或液化苯酚1滴，即得。

（34）稀盐酸溶液　取盐酸234ml，加水稀释至1000ml，即得。本液含HCl应为9.5%～10.5%。

（35）稀硝酸溶液　取硝酸105ml，加水稀释至1000ml，即得。本液含HNO_3应为9.5%～10.5%。

（36）稀硫酸溶液　取硫酸57ml，加水稀释至1000ml，即得。本液含H_2SO_4应为9.5%～10.5%。

（37）稀醋酸溶液　取冰醋酸60ml，加水稀释至1000ml，即得。

（38）碘试液　本液为0.1mol/L碘液。

（39）碘化汞钾试液　取二氯化汞1.36g，加水60ml使溶解，另取碘化钾5g，加水10ml使溶解，将两液混合，加水稀释至100ml，即得。

（40）碘化钾试液　取碘化钾16.5g，加水使溶解成100ml，即得。本液应临用新制。

（41）碘化钾碘试液　取碘0.5g，与碘化钾1.5g，加水25ml使溶解，即得。

（42）碘化铋钾试液　取碱式硝酸铋0.85g，加冰醋酸10ml与水40ml溶解后，加碘化钾溶液（4→10）20ml，摇匀，即得。

（43）改良碘化铋钾试液　取碘化铋钾试液1ml，加0.6mol/L盐酸溶液2ml，加水至10ml，即得。

（44）稀碘化铋钾试液　取碱式硝酸铋0.85g，加冰醋酸10ml与水40ml溶解后，分取5ml，加碘化钾溶液（4→10）5ml，再加冰醋酸20ml，用水稀释至100ml，即得。

（45）硼酸试液　本液为硼酸饱和的丙醛溶液。

（46）溴试液　取溴 2～3ml，置用凡士林涂塞的玻璃瓶中，加水 100ml。振摇使成饱和的溶液，即得。本液应置暗处保存。

（47）酸性氯化亚锡试液　取氯化亚锡 20g，加盐酸使成 50ml，滤过，即得。本液配成后三个月即不适用。

（48）碱式醋酸铅试液　取氯化铅 14g，加水 10ml，研磨成糊状，用水 10ml 洗入玻璃瓶中，加醋酸铅 22g 的水溶液 70ml，用力振摇 5 分钟后，时时振摇，放置七天，滤过，加新沸过的冷水使成 100ml，即得。

（49）碱性三硝基苯酚试液　取 1% 三硝基苯酚溶液 20ml，加 5% 氢氧化钠溶液 10ml，用水稀释至 100ml，即得。本液应临用新制。

（50）碱性盐酸羟胺试液　①取氢氧化钠 12.5g，加无水甲醇使溶解成 100ml。②取盐酸羟胺 12.5g，加无水甲醇 100ml，加热回流使溶解。用时将两液等量混合，滤过，即得。本液应临用新制，配成后 4h 即不适用。

（51）碱性酒石酸铜试液　①取硫酸铜结晶 6.93g，加水使溶解成 100ml。②取酒石酸钾钠结晶 34.6g 与氢氧化钠 10g，加水使溶解成 100ml。用时将两液等量混合，即得。

（52）碳酸钠试液　取一水合碳酸钠 12.5g，或无水碳酸钠 10.5g，加水使溶解成 100ml，即得。

（53）碳酸氢钠试液　取碳酸氢钠 5g，加水使溶解成 100ml，即得。

（54）醋酸铅试液　取醋酸铅 10g，加新沸过的冷水溶解后，滴加醋酸使溶液澄清，再加新沸过的冷水使成 100ml，即得。

（55）磷钨酸试液　取磷钨酸 1g，加水使溶解成 100ml，即得。

（56）磷钼酸试液　取磷钼酸 5g，加无水乙醇使溶解成 100ml，即得。

（57）磷酸氢二钠试液　取磷酸氢二钠结晶 12g，加水使溶解成 100ml，即得。

（58）糠醛试液　取糠醛 1ml，加水使溶解成 100ml，即得。本液应临用新制。

（59）鞣酸试液　取鞣酸 1g，加乙醇 1ml，加水溶解并稀释至 100ml，即得。本液应临用新制。

2. 常用试纸

（1）三硝基苯酚试纸　取滤纸条浸入三硝基苯酚的饱和水溶液中，湿透后，取出，阴干，即得。临用时，浸入碳酸钠溶液（1→10）中，使均匀湿润。

（2）姜黄试纸　取滤纸条浸入姜黄指示液中，湿透后，置玻璃板上，在 100℃ 干燥。即得。

（3）硝酸汞试纸　取硝酸汞的饱和溶液 45ml，加硝酸 1ml，摇匀，将滤纸条浸入此溶液中，湿透后，取出晾干，即得。

（4）碘化钾淀粉试纸　取滤纸条浸入含有碘化钾 0.5g 的新制的淀粉指示液 100ml 中，湿透后，取出，干燥，即得。

（5）醋酸铅试纸　取滤纸条浸入醋酸铅试液中，湿透后，取出，在 100℃ 干燥，即得。

（6）醋酸铜联苯胺试纸　取醋酸联苯胺的饱和溶液 9ml，加水 7ml 与 0.3% 醋酸铜溶液16ml，将滤纸条浸入此溶液中，湿透后，取出，晾干，即得。

3. 常用缓冲溶液

（1）枸橼酸 - 磷酸氢二钠缓冲液（pH 4.0）　　甲液：取枸橼酸21g或无水枸橼酸19.2g，加水使溶解成1000ml，置冰箱内保存。乙液：取磷酸氢二钠71.63g，加水使溶解成1000ml。取甲液61.45ml与乙液38.55ml，混合，摇匀，即得。

（2）醋酸 - 醋酸钠缓冲液（pH 3.7）　　取无水醋酸钠20g，加水300ml溶解后，加溴酚蓝指示液1ml及冰醋酸60~80ml，至溶液从蓝色转变为纯绿色，再加水稀释至1000ml，即得。

（3）醋酸 - 醋酸钠缓冲液（pH 4.5）　　取醋酸钠18g，加冰醋酸9.8ml，再加水稀释至1000ml，即得。

（4）醋酸 - 醋酸钠缓冲液（pH 6.0）　　取醋酸钠54.6g，加1mol/L醋酸溶液20ml溶解后，加水稀释至500ml，即得。

（5）醋酸 - 醋酸铵缓冲液（pH 4.5）　　取醋酸铵7.7g，加水50ml溶解后，加冰醋酸6ml与适量的水使成100ml，即得。

（6）醋酸 - 醋酸铵缓冲液（pH 4.8）　　取醋酸铵77g，加水约200ml使溶解，加冰醋酸57ml再加水至1000ml，即得。

（7）醋酸 - 醋酸铵缓冲液（pH 6.0）　　取醋酸铵100g，加水300ml使溶解，加冰醋酸7ml摇匀，即得。

（8）磷酸盐缓冲液（pH 6.8）　　取0.2mol/L磷酸二氢钾溶液250ml，加0.2mol/L氢氧化钠溶液118ml，用水稀释至1000ml，即得。

4. 常用指示剂与指示液

（1）石蕊指示液　取石蕊粉末10g，加乙醇40ml，回流煮沸1小时，静置，倾去上层清液，再用同一方法处理两次，每次用乙醇30ml，残渣用水10ml洗涤，倾去洗液，再加水50ml煮沸，放冷，滤过，即得。变色范围pH 4.5~8.0（红→蓝）。

（2）甲基红指示液　取甲基红0.1g，加0.05mol/L氢氧化钠溶液7.4ml使溶解，再加水稀释至200ml，即得。变色范围pH 4.2~6.3（红→黄）。

（3）荧光黄指示液　取荧光黄0.1g，加乙醇100ml使溶解，即得。

（4）钙黄绿素指示剂　取钙黄绿素0.1g，加氯化钾10g，研磨均匀，即得。

（5）钙紫红素指示剂　取钙紫红素0.1g，加无水硫酸钠10g，研磨均匀，即得。

（6）姜黄指示液　取姜黄粉末20g，用冷水浸渍四次，每次100ml，除去水溶性物质后，残渣在100℃干燥，加乙醇100ml，浸渍数日，滤过，即得。

（7）酚酞指示液　取酚酞1g，加乙醇100ml使溶解，即得。变色范围pH 8.3~10.0（无色→红）。

（8）铬黑T指示剂　取铬黑T 0.1g，加氯化钠10g，研磨均匀，即得。

（9）淀粉指示液　取可溶性淀粉0.5g，加水5ml搅匀后，缓缓倾入100ml沸水中，随加随搅拌，继续煮沸2分钟，放冷，倾取上层清液，即得。本液应临用新制。

（10）硫酸铁铵指示液　取硫酸铁铵8g，加水100ml使溶解，即得。变色范围pH 9.3~10.5（无色→蓝）。

（11）麝香草酚蓝指示液　取麝香草酚蓝0.1g，加0.05mol/L氢氧化钠溶液4.3ml使溶解，再加水稀释至200ml，即得。变色范围pH 1.2～2.8（红→黄）；pH 8.0～9.6（黄→紫蓝）。

5. 常用滴定液

（1）氢氧化钠滴定液（1mol/L、0.5mol/L或0.1mol/L）　NaOH＝40.00　40.00g→1000ml；20.00g→1000ml；4.000g→1000ml。

配制：取氢氧化钠适量，加水振摇使溶解成饱和溶液，冷却后，置聚乙烯塑料瓶中，静置数日，澄清后备用。①氢氧化钠滴定液（1mol/L）　取澄清的氢氧化钠饱和溶液56ml，加新沸过的冷水使成1000ml，摇匀。②氢氧化钠滴定液（0.5mol/L）　取澄清的氢氧化钠饱和溶液28ml，加新沸过的冷水使成1000ml。③氢氧化钠滴定液（0.1mol/L）取澄清的氢氧化钠饱和溶液5.6ml，加新沸过的冷水使成1000ml。

标定：①氢氧化钠滴定液（1mol/L）　取在105℃干燥至恒重的基准邻苯二甲酸氢钾约6g，精密称定，加新沸过的冷水50ml，振摇，使其尽量溶解；加酚酞指示液两滴，用本液滴定；在接近终点时，应使邻苯二甲酸氢钾完全溶解，滴定至溶液显粉红色。每1ml氢氧化钠滴定液（1mol/L）相当于204.2mg的邻苯二甲酸氢钾。根据本液的消耗量与邻苯二甲酸氢钾的取用量，算出本液的浓度，即得。②氢氧化钠滴定液（0.5mol/L）　取在105℃干燥至恒重的基准邻苯二甲酸氢钾约3g，照上法标定。每1ml氢氧化钠滴定液（0.5mol/L）相当于102.1mg的邻苯二甲酸氢钾。③氢氧化钠滴定液（0.1mol/L）　取在105℃干燥至恒重的基准邻苯二甲酸氢钾约0.6g，照上法标定。每1ml氢氧化钠滴定液（0.1mol/L）相当于20.42mg的邻苯二甲酸氢钾。

如需用氢氧化钠滴定液（0.05mol/L、0.02mol/L或0.01mol/L）时，可取氢氧化钠滴定液（0.1mol/L）加新沸过的冷水稀释制成。必要时，可用盐酸滴定液（0.05mol/L、0.02mol/L或0.01mol/L）标定浓度。

贮藏：置聚乙烯塑料瓶中，密封保存；塞中有二孔，孔内各插入玻璃管一支，一管与钠石灰管相连，一管供吸出本液使用。

（2）重铬酸钾滴定液（0.01667mol/L）　$K_2Cr_2O_7$＝294.18　4.903g→1000ml。

配制：取基准重铬酸钾，在120℃干燥至恒重后，称取4.903g，置1000ml量瓶中，加水适量使溶解并稀释至刻度，摇匀，即得。

（3）盐酸滴定液（1mol/L、0.5mol/L、0.2mol/L或0.1mol/L）　HCl＝36.46　36.46g→1000ml；18.23g→1000ml；7.292g→1000ml；3.646g→1000ml。

配制：①盐酸滴定液（1mol/L）　取盐酸90ml，加水适量使成1000ml，摇匀。②盐酸滴定液（0.5mol/L、0.2mol/L或0.1mol/L）　照上法配制，但盐酸的取用量分别为45ml、18ml或9.0ml。

标定：①盐酸滴定液（1mol/L）　取在270～300℃干燥至恒重的基准无水碳酸钠约1.5g，精密称定，加水50ml使溶解，加甲基红-溴甲酚绿混合指示液10滴，用本液滴定至溶液由绿色转变为紫红色时，煮沸2min，冷却至室温，继续滴定至溶液由绿色变为暗紫色。每1ml盐酸滴定液（1mol/L）相当于53.00mg的无水碳酸钠。根据本液的消耗量与无水碳酸钠的取用量，算出本液的浓度，即得。②盐酸滴定液（0.5mol/L）　照上法标定，但基准无水碳酸钠的取用量改为约 0.8g。每 1ml 盐酸滴定液（0.5mol/L）相当于 26.50mg 的无水碳酸钠。③盐酸滴定液（0.2mol/L）　照上法标定，但基准无水碳酸钠的取用量改为约 0.3g。每 1ml 盐酸滴定液（0.2mol/L）相当于 10.60mg 的无水碳酸钠。④盐酸滴定液（0.1mol/L）　照上法标定，但基准无水碳酸钠的取用量改为约 0.15g。每 1ml 盐酸滴定液（0.1mol/L）相当于 5.30mg 的无水碳酸钠。如需用盐酸滴定液（0.05mol/L、0.02mol/L 或 0.01mol/L）时，可取盐酸滴定液（1mol/L 或 0.1mol/L）加水稀释制成。必要时，标定浓度。

（4）高氯酸滴定液（0.1mol/L）　　$HClO_4 = 100.46$　10.05g→1000ml。

配制：取无水冰醋酸（按含水量计算，每 1g 加醋酐 5.22ml）750ml，加入高氯酸（70%~72%）8.5ml，摇匀，在室温下缓缓滴加醋酐 23ml，边加边摇，加完后再振摇均匀，放冷，加无水冰醋酸适量使成 1000ml，摇匀，放置 24 小时。若所测供试品易乙酰化，则需用水分测定法（《中国药典》2010 年版 附录 Ⅷ M 第一法 A）测定本液的含水量，醋酐调节至本液的含水量为 0.01%~0.2%。

标定：取在 105℃ 干燥至恒重的基准邻苯二甲酸氢钾约 0.16g，精密称定，加无水冰醋酸 20ml 使溶解，加甲紫指示液 1 滴。用本液缓缓滴定至蓝色。并将滴定的结果用空白试验校正。每 1ml 高氯酸滴定液（0.1mol/L）相当于 20.42mg 的邻苯二甲酸氢钾。根据本液的消耗量与邻苯二甲酸氢钾的取用量，算出本液的浓度，即得。

如需用高氯酸滴定液（0.05mol/L 或 0.02mol/L）时，可取高氯酸滴定液（0.1mol/L）用无水冰醋酸稀释制成，并标定浓度。

本液也可用二氧六环配制：取高氯酸（70%~72%）8.5ml，加异丙醇 100ml 溶解后，再加二氧六环稀释至 1000ml。标定时，取在 105℃ 干燥至恒重的基准邻苯二甲酸氢钾约 0.16g，精密称定，加丙二醇 25ml 与异丙醇 5ml，加热使溶解，放冷，加二氧六环 30ml 与甲基橙－二甲苯蓝 FF 混合指示液数滴。用本液滴定至由绿色变为蓝灰色，并将滴定的结果用空白试验校正，即得。

贮藏：置棕色玻瓶中，密闭保存。

（5）高锰酸钾滴定液（0.02mol/L）　　$KMnO_4 = 158.03$　3.161g→1000ml。

配制：取高锰酸钾 3.2g，加水 1000ml，煮沸 15 分钟，密塞。静置两日以上，用垂熔玻璃滤器滤过，摇匀。

标定：取在 105℃ 干燥至恒重的基准草酸钠约 0.2g，精密称定，加新沸过的冷水 250ml 与硫酸 10ml，搅拌使溶解，自滴定管中迅速加入本液约 25ml，待褪色后，加热至 65℃，继续滴定至溶液显微红色并保持 30 秒不褪；当滴定终了时，溶液温度应不低于 55℃，每 1ml 高锰酸钾滴定液（0.02mol/L）相当于 6.70mg 草酸钠，根据本液的消耗量与草酸钠的取用量，算出本液的浓度，即得。

如需用高锰酸钾滴定液（0.002mol/L）时，可取高锰酸钾滴定液（0.02mol/L）加水稀释，煮沸，放冷，必要时滤过，再标定其浓度。

贮存：置玻璃塞的棕色玻瓶中，密闭保存。

（6）硝酸银滴定液（0.1mol/L）　　$AgNO_3 = 169.87$　16.99g→1000ml。

配制：取硝酸银 17.5g，加水使溶解成 1000ml，摇匀。

标定：取在110℃干燥至恒重的基准氯化钠约0.2g，精密称定，加水50ml使溶解，再加糊精溶液（1→50）5ml，碳酸钙0.1g与荧光黄指示液8滴，用本液滴定至浑浊液由黄绿色变为微红色，每1ml硝酸银滴定液（0.1mol/L）相当于5.844mg的氯化钠。根据本液的消耗量与氯化钠的取用量，算出本液的浓度，即得。

如需用硝酸银滴定液（0.01mol/L）时，可取硝酸银滴定液（0.1mol/L）在临用前加水稀释制成。

贮藏：置玻璃塞的棕色玻瓶中，密闭保存。

（7）硫代硫酸钠滴定液（0.1mol/L）　　$Na_2S_2O_3 \cdot 5H_2O = 248.19$　　24.82g→1000ml。

配制：取硫代硫酸钠26g与无水碳酸钠0.20g，加新沸过的冷水适量使溶解成1000ml，摇匀，放置一个月后滤过。

标定：取在120℃干燥至恒重的重铬酸钾0.15g，精密称定，置碘瓶中，加水50ml使溶解，加碘化钾2.0g，轻轻振摇使溶解，加稀硫酸40ml，摇匀，密塞；在暗处放置10分钟后，加水250ml稀释，用本液滴定至近终点时，加淀粉指示液3ml，继续滴定至蓝色消失而显亮绿色，并将滴定的结果用空白试验校正，每1ml硫代硫酸钠滴定液（0.1mol/L）相当于4.903mg的重铬酸钾。根据本液的消耗量与重铬酸钾的取用量，算出本液的浓度，即得。

室温在25℃以上时，应将反应液及稀释用水降温至约20℃。

如需用硫代硫酸钠滴定液（0.01mol/L或0.005mol/L）时，可取硫代硫酸钠滴定液（0.1mol/L）在临用前加新沸过的冷水稀释制成。

（8）硫氰酸铵滴定液（0.1mol/L）　　$NH_4SCN = 76.12$　　7.612g→1000ml。

配制：取硫氰酸铵8.0g，加水使溶解成1000ml，摇匀。

标定：精密量取硝酸银滴定液（0.1mol/L）25ml，加水50ml，硝酸2ml与硫酸铁铵指示液2ml，用本液滴定至溶液微显淡棕红色，经剧烈振摇后仍不褪色，即为终点。根据本液的消耗量算出本液的浓度，即得。

硫氰酸钠滴定液（0.1mol/L）或硫氰酸钾滴定液（0.1mol/L）均可作为本液的代用品。

（9）硫酸滴定液（0.5mol/L、0.25mol/L、0.1mol/L或0.05mol/L）　　$H_2SO_4 = 98.08$
49.04g→1000ml；24.52g→1000ml；9.81g→1000ml；4.904g→1000ml。

配制：硫酸滴定液（0.5mol/L）取硫酸30ml缓缓注入适量水中，冷却至室温，加水稀释至1000ml，摇匀。

硫酸滴定液（0.25mol/L、0.1mol/L或0.05mol/L）照上法配制，但硫酸的取用量分别为15ml、6.0ml及3.0ml。

标定：照盐酸滴定液（1mol/L、0.5mol/L、0.2mol/L或0.1mol/L）项下的方法标定，即得。

如需用硫酸滴定液（0.01mol/L）时，可取硫酸滴定液（0.5mol/L、0.1mol/L或0.05mol/L）加水稀释制成。必要时，标定浓度。

（石俊英）

附录三 生物鉴定试剂的配制

一、电泳鉴定常用试剂。

1. 分离胶缓冲液（pH 8.9） 取 Tris（三羟甲基氨基甲烷）36.6g，加 1mol/L 盐酸溶液 48.0ml，加水至 100ml。

2. 分离胶贮液 取丙烯酰胺 28g，N，N' – 亚甲基双丙烯酰胺 0.74g，加水至 100ml，滤过后使用。

3. 过硫酸铵溶液 取过硫酸铵 0.56g，加水至 100ml。

4. 浓缩胶缓冲液（pH 6.7） 取 Tris 5.98g，加 1mol/L 盐酸溶液 48.0ml，加水至 100ml。

5. 浓缩胶贮液 取丙烯酰胺 10g，N，N' – 亚甲基双丙烯酰胺 2.5g，加水至 100ml，滤过后使用。

6. 40% 蔗糖溶液 取蔗糖 40g，先加少量水溶解，再加水至 l00ml。

7. 四甲基乙二胺 原液。

8. 电极缓冲液 取 Tris 6.0g，甘氨酸 28.8g，加水至 1000ml 作为贮液，稀释 10 倍后使用。

9. 琼脂液 取琼脂 3g，加水 200ml，加热至沸即可。

10. 染色液 取考马斯亮蓝 R_{250} 0.2g，用少量甲醇溶解后，用含 20% 甲醇和 7% 醋酸的水溶液稀释至 200ml。

11. 脱色液 含 20% 甲醇和 7% 醋酸的水溶液。

二、基因鉴定常用试剂

1. Tris 缓冲液 配制见附表 3 – 1。

2. 常用的电泳缓冲液 配制见附表 3 – 2。

3. 常用贮存液

（1）30% 丙烯酰胺溶液 将 29g 丙烯酰胺和 1g N，N' – 亚甲基双丙烯酰胺溶于总体积为 60ml 的水中，加热至 37℃ 溶解后，补加水至体积为 100ml，用 Nalgene 滤器（0.45μm 孔径）滤过除菌，查证该溶液的 pH 值不应大于 7.0，置棕色瓶中保存于室温（注：丙烯酰胺具有很强的神经毒性并可通过皮肤吸收。称量聚丙烯酰胺和亚甲双丙烯酰胺时应戴手套和面具。胶聚合后可认为聚丙烯酰胺无毒，但也应谨慎操作，因为它还可能会含有少量未聚合材料。一些价格较低的丙烯酰胺和双丙烯酰胺通常含一些金属离子，在丙烯酰胺贮存期间，加入大约 0.2 倍体积的单床混合树脂（MBl – 1 Mall – inckrodt），搅拌过夜，然后用 Whatman 1 号滤纸滤过以纯化之。在贮存期间，丙烯酰胺和双丙烯酰胺会缓慢转化成丙烯酰和双丙烯酸。）

所需 pH 值（25℃）	0.1mol/L HCl 的体积/ml
7.10	45.7
7.20	44.7
7.30	43.4
7.40	42.0
7.50	40.3
7.60	38.5
7.70	36.6
7.80	34.5
7.90	32.0
8.00	29.2
8.10	26.2
8.20	22.9
8.30	19.9
8.40	17.2
8.50	14.7
8.60	12.4
8.70	10.3
8.80	8.5
8.90	7.0

附表 3 – 2　常用的电泳缓冲液

缓冲液	使用液	贮存液 1
Tris – 乙酸（TAE）	1×：0.04mol/L Tris – 乙酸 0.001mol/L EDTA	50×：242g Tris 57.1ml 冰醋酸 100ml 0.5mol/L EDTA（pH 8.0）
Tris – 磷酸（TPE）	1×：0.09mol/L Tris – 磷酸 0.002mol/L EDTA	10×：108g Tris 15.5ml 85%（1.679g/ml） 40ml 0.5mol/L EDTA（pH 8.0）
Tris – 硼酸（TBE）	0.5×：0.045mol/L Tris – 硼酸 0.001mol/L EDTA	5×：54g Tris 27.5g 硼酸 20ml 0.5mol/L EDTA（pH 8.0）
碱性缓冲液	1×：50mmol/L NaOH 1mmol/L EDTA	1×：5ml 10mmol/L NaOH 2ml 0.5mmol/L EDTA（pH 8.0）

（2）0.1mol/L 腺三磷酸（ATP）溶液　在 0.8ml 水中溶解 60mg ATP，用 0.1mol/L NaOH 调 pH 值至 7.0，用蒸馏水定容至 1ml，分装成小份保存于 –70℃。

（3）10mol/L 醋酸铵溶液　把 770g 醋酸铵溶解于 800ml 水中，加水定容至 1L，滤过，灭菌。

（4）10% 过硫酸铵溶液　把 1g 过硫酸铵溶解于 10ml 的水溶液中，该溶液可在 4℃保存数周。

（5）2×BES 缓冲盐溶液　用总体积 90ml 的蒸馏水溶解 1.07g BES [N, N'– 双（二 – 羟乙基）–2 – 氨基乙磺酸]，1.6g NaCl 和 0.027g Na_2HPO_4，室温下用 HCl 调节该溶液

的 pH 值至 6.96，然后加入蒸馏水定容至 100ml，用 0.22μm 滤器除菌，分装成 10ml 小份，贮存于 -20℃。

（6）1mol/L CaCl2 溶液　在 20ml 纯水中溶解 54g CaCl$_2$·6H$_2$O，用 0.22μm 滤器滤过除菌，分装成 10ml 小份贮存于 -20℃（注：制备感受态细胞时，取出一小份解冻并用纯水稀释至 100ml，用 0.4μm 孔径 Nalgene 滤器滤过，然后骤冷至 0℃）。

（7）2.5mol/L CaCl$_2$ 溶液　在 20ml 蒸馏水中溶解 13.5g CaCl$_2$·6H$_2$O，用 0.22μm 滤器滤过除菌，分装成 1ml 小份贮存于 -20℃。

（8）1mol/L 二硫苏糖醇（DTT）溶液（dNTP）溶液　用 20ml 0.01mol/L 醋酸钠（pH5.2）溶液 3.09g，滤过除菌后分装成 1ml 小份贮存于 -20℃。DTT 或含有 DTT 的溶液不能进行高压处理。

（9）脱氧核苷三磷酸（dNTP）溶液　把每一种 dNTP 溶解于水至浓度各为 100mmol/L 左右，用微量移液器吸取 0.05mol/L Tris 分别调节每一种 dNTP 溶液的 pH 值至 7.0（用 pH 试纸检测），把中和后的每种 dNTP 溶液各取一份做适当稀释，在附表 3-3 中给出的波长下测出光吸收值，并计算出每种 dNTP 的实际浓度，然后用水稀释成终浓度为 50mmol/L 的 dNTP，分装后，贮存于 -70℃。

附表 3-3　不同碱基的消光系数

碱基	波长/nm	消光系数 E/L/（mol/cm）
A	259	154
G	253	137
C	271	91
T	260	7400

（10）0.5mol/L EDTA（pH8.0）　在 800ml 水中加入 186.1g EDTA 二钠二水二乙胺四醋酸二钠（EDTA-盐需加入 NaOH·2H$_2$O），在磁力搅拌器上剧烈搅拌。用 NaOH 调节溶液 pH 至 8.0（约需 20g NaOH），然后定容至 1L，分装后高压灭菌，备用。

（11）溴化乙锭溶液（10mg/ml）　在 100ml 水中加入 1g 溴化乙锭，磁力搅拌数小时以确保其完全溶解，然后用铝箔包裹容器或转移至棕色瓶申，室温保存（注意：由于溴化乙锭是强诱变剂，并有中度毒性，使用含有这种染料的溶液时务必戴上手套，称量染料时要戴面具。）。

（12）2×HEPES　用总量为 90ml 的蒸馏水，溶解 1.6g HEPES。

（13）缓冲溶液　NaCl，0.074g KCl，0.027g Na$_2$HPO$_4$·2H$_2$O，0.2g 葡聚糖和 1g HEPES，用 0.5mol/L NaOH 调节 pH 值至 7.05，再用蒸馏水定容至 100ml，用 0.22μm 滤器滤过除菌，分装成 5ml 小份，贮存于 -20℃。

（14）IPTG　IPTG 为异丙基硫代-β-L-半乳糖苷（相对分子质量为 238.3）。在 8ml 蒸馏水中溶解 2g IPTG，用蒸馏水定容至 10ml，用 0.22μm 滤器滤过除菌，分装成 5ml 小份，贮存于 -20℃。

（15）1mol/L MgCl$_2$ 溶液　在 800ml 水中溶解 203.3gMgCl$_2$·6H$_2$O，用蒸馏水定容至 1L，分装成小份，高压灭菌，备用（注：MgCl$_2$ 极易潮解，应选用小包装试剂。）。

（16）1mol/L 醋酸镁溶液　在 800ml 水中溶解 214.46g 醋酸镁，用蒸馏水定容至 1L，高压灭菌，备用。

（17）β-L 巯基乙醇（BME），一般得到的是 14.4mol/L 溶液，应放在棕色瓶中于 4℃保存（BME 的溶液高压处理）。

（18）NBT　把 0.5g 氯化氮蓝四唑溶解于 10ml 70% 的二甲酰胺中，保存于 4℃。

（19）酚/三氯甲烷　把酚/三氯甲烷等体积混合后，用 0.1mol/L Tris-HCl（pH 7.6）抽提几次以平衡这一混合物，置棕色试剂瓶中，上面覆盖等体积的 0.01mol/L Tris-HCl（pH 7.6）液层，于 4℃保存（注酚腐蚀性很强，并引起严重烧伤，操作时应戴手套及防护镜，在化学通风橱内操作，与酚接触过的部位应用大量水清洗，忌用乙醇。）。

（20）10mmol/L 甲基磺酰（PMSF）溶液　用异丙醇溶解 PMSF 成 1.74mg/ml（10mmol/L），分装成小份贮存于 -20℃，如有必要可配成浓度高达 17.4mg/ml 的贮存液（100mmol/L）〔注：PMSF 严重损害呼吸道黏膜，吸入、吞进或通过皮肤吸收后有致命危险。一旦眼睛及皮肤接触了 PMSF，应立即用大量水冲洗之，凡被 PMSF 污染的衣物应予丢弃。PMSF 在水溶液中不稳定，应在使用前从贮存液中现用现加于裂解缓冲液中。PMSF 水溶液的活性丧失速率随 pH 的升高而加快，且 25℃的失活速度高于 4℃。pH 为 8.0 时，20mmol/L PMSF 的水溶液的半衰期大约为 85 分钟。这表明将 PMSF 溶液调节为碱性（pH 7.6）并在室温放置数小时后，可安全地予以丢弃。〕

（21）磷酸盐缓冲溶液（PBS）　在 800ml 蒸馏水中溶解 8g NaCl，0.2gKCl，1.44g KH_2PO_4，用 HCl 调节溶液的 pH 至 7.4，加水定容至 1L，在 151bf/in^2（1.034×10^5Pa）高压下蒸汽灭菌 20 分钟，保存于室温。

（22）1mol/L 醋酸钾溶液（pH 7.5）　将 9.82g 醋酸钾溶解于 90ml 纯水中，用 2mol/L 醋酸调节 pH 值至 7.5 后加入纯水定容至 1L，保存于 -20℃。

（23）3mol/L 醋酸钠溶液（pH 5.2 和 pH 7.0）　在 800 水中溶解 408.1g 三水醋酸钠，用冰醋酸调节 pH 值至 5.2 或用稀醋酸调节 pH 值至 7.0，加水定容到 1L，分装后高压灭菌。

（24）5mol/L NaCl 溶液　在 800ml 水中溶解 292.2g NaCl 加水定容至 1L，分装后高压灭菌。

（25）10% 十二烷基硫酸钠（SDS）溶液　在 900ml 水中溶解 100g 电泳级 SDS，加热至 68℃助溶，加入几滴浓盐酸调节溶液的 pH 值至 7.2，加水定容至 1L，分装备用（注：SDS 的微细晶粒易于扩散，因此称量时要戴面具，称量完毕后要清除残留在工作区和天平上的 SDS。10% SDS 溶液无需灭菌。）。

（26）20×SSC　在 800ml 水中溶解 175.3g NaCl 和 88.2g 枸橼酸钠，加入数滴 10mol/L NaOH 溶液调节 pH 值至 7.0，加水定容至 1L，分装后高压灭菌。

（27）20×SSPE　在 800ml 水中溶解 17.3g NaCl、27.6g $NaH_2PO_4 \cdot H_2O$ 和 7.4g EDTA，用 NaOH 溶液调节 pH 值至 7.49（约需 6.5ml 10mol/L NaOH），加水定容至 1L，分装后高压灭菌。

（28）100% 三氯醋酸　在装有 500g TCA 的容器中加入 227ml 水，形成的溶液 100%（m/V）TCA。

（29）1mol/L Tris 溶液　在 800ml 水中溶解 121.2g Tris 碱，加入浓 HCl 调节 pH 值至所需值（附表 3 - 4）。如 1mol/L Tris 溶液呈现黄色，应予丢弃并制备更好的 Tris。应使溶液冷至室温后调定 pH 值，加水定容至 1L，分装后高压灭菌（注：尽管多种类型的电极均不能准确测量 Tris 溶液的 pH 值，但仍可向大多数厂商购得合适的电极。Tris 溶液的 pH 值因温度而异，温度每升高 1℃，pH 大约降低 0.03 个单位。）。

附表 3 - 4　调节 Tris 水溶液 pH 值所用盐酸的量

pH	HCl/ml
7.4	70
7.6	60
8.0	42

（30）Tris 缓冲盐溶液（TBS 25mmol/L Tris）　在 800ml 蒸馏水中溶解 8g NaCl，0.2g KCl 和 3g Tris 碱，并用 HCl 调 pH 值至 7.4，用蒸馏水定容至 1L，分装后在高压下蒸汽灭菌 20 分钟，于室温保存。

（31）X - gal　为 5 - 溴 4 - 氯 - 3 - 吲哚 - β - d - 半乳糖。用二甲基甲酰胺溶解 X - gal 配制成 20mg/ml 的贮存液，保存于一玻璃或聚丙烯管中。装有 X - gal 溶液的试管需用铝箔封好，以防因受光照而被破坏，并应贮存于 - 20℃。X - gal 溶液无需滤过灭菌。

（石俊英）

附录四 药材鉴定通则

第一节 药材取样法

药材取样法系指供检验用药材样品的取样方法。

取样时均应符合下列有关规定。

（1）抽取样品前，应注意品名、产地、规格等级及包件式样是否一致，检查包装的完整性、清洁程度以及有无水迹、霉变或其他物质污染等情况，并详细记录。凡有异常情况的包件，应单独检验。

（2）从同批药材包件中抽取供检验用样品的原则：

药材总包件数不足5件的，逐件取样；

5~99件，随机抽5件取样；

100~1000件，按5%比例取样；

超过1000件的，超过部分按1%比例取样；

贵重药材，不论包件多少均逐件取样。

（3）对破碎的、粉末状的或大小在1cm以下的药材，可用采样器（探子）抽取样品；每一包件至少在2~3个不同部位各取样品1份；包件大的应从10cm以下的深处在不同部位分别抽取。

每一包件的取样量：

一般药材抽取100~500g；

粉末状药材抽取25~50g；

贵重药材抽取5~10g。

对包件较大或个体较大的药材，可根据实际情况抽取有代表性的样品。

（4）将抽取的样品混匀，即为抽取样品总量。若抽取样品总量超过检验用量数倍时，可按四分法再取样，即将所有样品摊成正方形，依对角线划"×"，使分为四等份，取用对角两份；再如上操作，反复数次，直至最后剩余量足够完成所有必要的实验以及留样为止。

（5）最终抽取的供检验用样品量，一般不得少于检验所需用量的3倍，即1/3供实验室分析用，另1/3供复核用，其余1/3留样保存。

第二节 药材检定法

药材的检定包括"性状"、"鉴别"、"检查"、"浸出物测定"、"含量测定"等项目。

检定时应注意下列有关的各项规定。

（1）取样应按药材取样法（附录四第一节）的规定进行。

（2）为了正确检验药材，必要时可用符合《中国药典》2010 年版规定的相应药材标本作对照。

（3）供检验的药材如已破碎，除"性状"项可不完全相同外，其他各项应符合规定。

（4）"性状"系指药材的形状、大小、色泽、表面、质地、断面（包括折断面或切断面）及气味等特征。

形状是指干燥药材的形态。观察时一般不需预处理，如观察很皱缩的全草、叶或花类时，可先浸湿使软化后，展平，观察。观察某些果实、种子类时，如有必要可浸软后，取下果皮或种皮，以观察内部特征。

大小是指药材的长短、粗细（直径）和厚度。一般应测量较多的供试品，可允许有少量高于或低于规定的数值。测量时应用毫米刻度尺。对细小的种子或果实类，可将每10 粒种子紧密排成一行，以毫米刻度尺测量后求其平均值。

色泽是指在日光下观察的药材颜色及光泽度。如用两种色调复合描述颜色时，以后一种色调为主。例如黄棕色，即以棕色为主。

观察表面特征、质地和断面特征时，供试品一般不作预处理。如折断面不易观察到纹理，可削平后进行观察。

检查气味时，可直接嗅闻，或在折断、破碎或搓揉时进行。必要时可用热水湿润后检查。

检查味感时，可取少量直接口尝，或加开水浸泡后尝浸出液。有毒药材如需尝味时，应注意防止中毒。

（5）"鉴别"系指检验药材真实性的方法，包括经验鉴别、显微鉴别及理化鉴别。

经验鉴别系指用简便易行的传统方法观察供试品的颜色变化、浮沉情况以及爆鸣、色焰等特征。

显微鉴别系指用显微镜观察药材切片、粉末或表面等的组织、细胞或内含物等特征。照显微鉴别法（附录四第三节）项下的方法制片观察。

理化鉴别系指用化学或物理的方法，对药材中所含某些化学成分进行的鉴别试验。

如用荧光法鉴别，将药材（包括断面、浸出物等）或经酸、碱处理后，置紫外光灯下约 10cm 处观察所产生的荧光。除另有规定外，紫外光灯的波长为 365nm。

如用微量升华法鉴别，取金属片或载玻片，置石棉网上，金属片或载玻片上放一高约 8mm 的金属圈，圈内放置适量药材粉末，圈上覆盖载玻片，在石棉网下用酒精灯缓缓加热，至粉末开始变焦，去火待冷，载玻片上有升华物凝集。将载玻片反转后，置显微镜下观察结晶形状、色泽，或取升华物加试液观察反应。

光谱和色谱鉴别，常用紫外－可见分光光度法、红外分光光度法、薄层色谱法、高效液相色谱法、气相色谱法等。

（6）"检查"系指对药材的纯净程度、有害或有毒物质进行的限量检查，包括水分、灰分、杂质、毒性成分、重金属及有害元素、农药残留量等。

（7）"浸出物测定"系指用水或其他适宜的溶剂对药材中可溶性物质进行的测定。

（8）"含量测定"系指用化学、物理或生物的方法，对药材含有的有效成分、指标成分或类别成分进行的测定，包括挥发油及主成分的含量、生物效价测定等。测定方法常用光谱法和色谱法等。

［附注］

（1）进行测定时，凡需粉碎的药材，应按各药材项下规定的要求粉碎过筛，并注意混匀。

（2）检查和测定的方法按各药材项下规定的方法或指定的有关附录方法进行。

第三节　显微鉴别法

显微鉴别法系指用显微镜对药材（饮片）切片、粉末、解离组织或表面制片及含药材粉末的制剂中药材的组织、细胞或内含物等特征进行鉴别的一种方法。鉴别时选择具有代表性的供试品，根据各品种鉴别项的规定制片。制剂根据不同剂型适当处理后制片。

一、药材显微制片

1. 横切片或纵切片制片　取供试品欲观察部位，经软化处理后，用徒手或滑走切片法，切成 10～20μm 的薄片，必要时可包埋后切片。选取平整的薄片置载玻片上，根据观察对象不同，滴加甘油醋酸试液、水合氯醛试液或其他试液 1～2 滴，盖上盖玻片。必要时滴加水合氯醛试液后，在酒精灯上加热透化，并滴加甘油乙醇试液或稀甘油，盖上盖玻片。

2. 粉末制片　供试品粉末过四号筛，挑取少许置载玻片上，滴加甘油醋酸试液、水合氯醛试液或其他适宜的试液，盖上盖玻片。必要时，按上法加热透化。

3. 表面制片　将供试品湿润软化后，剪取欲观察部位约 4mm²，一正一反置载玻片上，或撕取表皮，加适宜的试液或加热透化后，盖上盖玻片。

4. 解离组织制片　将供试品切成长约 5mm、直径约 2mm 的段或厚约 1mm 的片，如供试品中薄壁组织占大部分，木化组织少或分散存在，采用氢氧化钾法；若供试品质地坚硬，木化组织较多或集成较大群束，采用硝铬酸法或氯酸钾法。

（1）氢氧化钾法　将供试品置试管中，加 5% 氢氧化钾溶液适量，加热至用玻璃棒挤压能离散为止，倾去碱液，加水洗涤后，取少量置载玻片上，用解剖针撕开，滴加稀甘油，盖上盖玻片。

（2）硝铬酸法　将供试品置试管中，加硝铬酸试液适量，放置至用玻璃棒挤压能离散为止，倾去酸液，加水洗涤后，照上法装片。

（3）氯酸钾法　将供试品置试管中，加硝酸溶液（1→2）及氯酸钾少量，缓缓加热，待产生的气泡渐少时，再及时加入氯酸钾少量，以维持气泡稳定地发生，至用玻璃棒挤压能离散为止，倾去酸液，加水洗涤后，照上法装片。

5. 花粉粒与孢子制片　取花粉、花药（或小的花）、孢子或孢子囊群（干燥的供试品浸于冰醋酸中软化），用玻璃棒研碎，经纱布过滤至离心管中，离心，取沉淀加新配制的醋酐与硫酸（9:1）的混合液 1～3ml，置水浴上加热 2～3 分钟，离心，取沉淀，用水洗涤 2 次，取沉淀少量置载玻片上，滴加水合氯醛试液，盖上盖玻片，或加 50% 甘油与 1% 苯酚各 1～2 滴，用品红甘油胶 [取明胶 1g，加水 6ml，浸泡至溶化，再加甘油 7ml，加热并轻轻搅拌至完全混匀，用纱布过滤至培养皿中，加碱性品红溶液（碱性品红 0.1g 加无水乙醇 600ml 及樟油 80ml，溶解）适量，混匀，凝固后即得] 封藏。

6. 磨片制片 坚硬的动物、矿物类药，可采用磨片法制片。选取厚度约 1～2mm 的供试材料，置粗磨石（或磨砂玻璃板）上，加适量水，用食指、中指夹住或压住材料，在磨石上往返磨砺，待两面磨平，且厚度约数百微米时，将材料移置细磨石上，加水，用软木塞压在材料上，往返磨砺至透明，用水冲洗，再用乙醇处理和甘油乙醇试液装片。

二、含药材粉末的制剂显微制片

按供试品不同剂型，散剂、胶囊剂（内容物为颗粒状，应研细），可直接取适量粉末；片剂取 2～3 片；水丸、糊丸、水蜜丸、锭剂等（包衣者除去包衣），取数丸或 1～2 锭，分别置乳钵中研成粉末，取适量粉末；蜜丸应将药丸切开，从切面由外至中央挑取适量样品或用水脱蜜后，吸取沉淀物少量。根据观察对象不同，分别按粉末制片法制片（1～5 片）。

三、细胞壁性质的鉴别

1. 木质化细胞壁 加间苯三酚试液 1～2 滴，稍放置，加盐酸 1 滴，因木质化程度不同，显红色或紫红色。

2. 木栓化或角质化细胞壁 加苏丹Ⅲ试液，稍放置或微热，显橘红色至红色。

3. 纤维素细胞壁 加氯化锌碘试液，或先加碘试液湿润后，稍放置，再加硫酸溶液（33→50），显蓝色或紫色。

4. 硅质化细胞壁 加硫酸无变化。

四、细胞内含物性质的鉴别

1. 淀粉粒

（1）加碘试液，显蓝色或紫色。

（2）用甘油醋酸试液装片，置偏光显微镜下观察，未糊化的淀粉粒显偏光现象；已糊化的无偏光现象。

2. 糊粉粒

（1）加碘试液，显棕色或黄棕色。

（2）加硝酸汞试液，显砖红色。材料中如含有多量脂肪油，应先用乙醚或石油醚脱脂后进行试验。

3. 脂肪油、挥发油、树脂

（1）加苏丹Ⅲ试液，显橘红色、红色或紫红色。

（2）加 90% 乙醇，脂肪油和树脂不溶解（蓖麻油及巴豆油例外），挥发油则溶解。

4. 菊糖 加 10%α-萘酚乙醇溶液，再加硫酸，显紫红色并溶解。

5. 黏液　加钉红试液，显红色。

6. 草酸钙结晶

（1）加稀醋酸不溶解，加稀盐酸溶解而无气泡发生。

（2）加硫酸溶液（1→2）逐渐溶解，片刻后析出针状硫酸钙结晶。

7. 碳酸钙结晶（钟乳体）　加稀盐酸溶解，同时有气泡发生。

8. 硅质　加硫酸不溶解。

五、显微测量

系指用目镜测微尺，在显微镜下测量细胞及细胞内含物等的大小。

1. 目镜测微尺　放在目镜筒内的一种标尺，为一个直径 18～20mm 的圆形玻璃片，中央刻有精确等距离的平行线刻度，常为 50 格或 100 格。

2. 载物台测微尺　在特制的载玻片中央粘贴一刻有精细尺度的圆形玻片。通常将长 1mm（或 2mm）精确等分成 100（或 200）小格，每 1 小格长为 10μm，用以标定目镜测微尺。

3. 目镜测微尺的标定　用以确定使用同一显微镜及特定倍数的物镜、目镜和镜筒长度时，目镜测微尺上每一格所代表的长度。

取载物台测微尺置显微镜载物台上，在高倍物镜（或低倍物镜）下，将测微尺刻度移至视野中央。将目镜测微尺（正面向上）放入目镜镜筒内，旋转目镜，并移动载物台测微尺，使目镜测微尺的"0"刻度线与载物台测微尺的某刻度线相重合，然后再找第二条重合刻度线，根据两条重合线间两种测微尺的小格数，计算出目镜测微尺每一小格在该物镜条件下相当的长度（μm）。

当测定时要用不同的放大倍数时，应分别标定。

4. 测量方法　将需测量的目的物显微制片置显微镜载物台上，用目镜测微尺测量目的物的小格数，乘以上述每一小格的微米数。通常是在高倍镜下测量，但欲测量较长的目的物，如纤维、导管、非腺毛等的长度时，需在低倍镜下测量。记录最大值与最小值（μm），允许有少量数值略高或略低于规定。

（石俊英）

附录五 薄层色谱法通则

薄层色谱法系将供试品溶液点于薄层板上，在展开容器内用展开剂展开，使供试品所含成分分离，所得色谱图与适宜的对照物按同法所得的色谱图对比，并可用薄层扫描仪进行扫描，用于鉴别、检查或含量测定。

1. 仪器与材料

（1）薄层板

①市售薄层板　市售薄层板分普通薄层板和高效薄层板，如硅胶薄层板、硅胶 GF_{254} 薄层板、聚酰胺薄膜等。

②自制薄层板　在保证色谱质量的前提下，如需对薄层板进行特别处理和化学改性，以适应供试品分离的要求时，也可用实验室自制的薄层板。最常用的固定相有硅胶 G、硅胶 GF_{254}、硅胶 H、硅胶 HF_{254}、微晶纤维素等，其颗粒大小，一般要求粒径为 $10 \sim 40\mu m$，加水或用羧甲基纤维素钠水溶液（0.2% ~ 0.5%）适量调成糊状，均匀涂布于玻板上。使用涂布器涂布应能使固定相在玻板上涂成一层符合厚度要求的均匀薄层。玻板应光滑、平整，洗净后不附水珠。

（2）点样器　一般采用微升毛细管或手动、半自动、全自动点样器材。

（3）展开容器　上行展开一般可用适合薄层板大小的专用平底或双槽展开缸，展开时须能密闭。水平展开用专用的水平展开缸。

（4）显色装置　喷雾显色应使用玻璃喷雾瓶或专用喷雾器，要求用压缩气体便显色剂呈均匀细雾状喷出；浸渍显色可用专用玻璃器械或用适宜的展开缸代用；蒸气熏蒸显色可用双槽展开缸或适宜大小的干燥器代替。

（5）检视装置　为装有可见光、254nm 及 365nm 紫外光光源及相应的滤光片的暗箱，可附加摄像设备供拍摄图像用，暗箱内光源应有足够的光照度。

（6）薄层色谱扫描仪　系指用一定波长的光对薄层板上有吸收的斑点，或经激发后能发射出荧光的斑点，进行扫描，将扫描得到的谱图和积分数据用于物质定性或定量的分析仪器。

2. 操作方法

（1）薄层板制备

①市售薄层板　临用前一般应在110℃活化30分钟。聚酰胺薄膜不需活化。铝基片薄层板可根据需要剪裁，但须注意剪裁后的薄层板底边的硅胶层不得有破损。如在存放期间被空气中杂质污染，使用前可用三氯甲烷、甲醇或二者的混合溶剂在展开缸中上行展开预洗，110℃活化，置干燥器中备用。

②自制薄层板　除另有规定外，将1份固定相和3份水（或加有黏合剂的水溶液）在研钵中按同一方向研磨混合，去除表面的气泡后，倒入涂布器中，在玻板上平稳地移

动涂布器进行涂布（厚度为 0.2～0.3mm），取下涂好薄层的玻板，置水平台上于室温下晾干后，在 110℃烘 30 分钟，即置有干燥剂的干燥箱中备用。使用前检查其均匀度，在反射光及透视光下检视，表面应均匀、平整、光滑，无麻点、无气泡、无破损及污染。

（2）点样　除另有规定外，在洁净干燥的环境，用专用毛细管或配合相应的半自动、自动点样器械点样于薄层板上，一般为圆点状或窄细的条带状，点样基线距底边 10～15mm，高效板一般基线离底边 8～10mm。圆点状直径一般不大于 3mm，高效板一般不大于 2mm；接触点样时注意勿损伤薄层表面。条带状宽度一般为 5～10mm。高效板条带宽度一般为 4～8mm，可用专用半自动或自动点样器械喷雾法点样。点间距离可视斑点扩散情况以相邻斑点互不干扰为宜，一般不少于 8mm，高效板供试品间隔不少于 5mm。

（3）展开　将点好供试品的薄层板放入展开缸中，浸入展开剂的深度为距原点 5mm 为宜，密闭。除另有规定外，一般上行展开 8～15cm，高效薄层板上行展开 5～8cm。溶剂前沿达到规定的展距，取出薄层板，晾干，待检测。

展开前如需要溶剂蒸气预平衡，可在展开缸中加入适量的展开剂，密闭，一般保持 15～30 分钟。溶剂蒸气预平衡后，应迅速放入载有供试品的薄层板，立即密闭，展开。如需使展开缸达到溶剂蒸气饱和的状态，则须在展开缸的内侧放置与展开缸内径同样大小的滤纸，密闭一定时间，便达到饱和再如法展开。必要时，可进行二次展开或双向展开。

（4）显色与检视　供试品含有可见光下有颜色的成分可直接在日光下检视，也可用喷雾法或浸渍法以适宜的显色剂显色，或加热显色，在日光下检视。有荧光的物质或遇某些试剂可激发荧光的物质可在 365nm 紫外光灯下观察荧光色谱。对于可见光下无色，但在紫外光下有吸收的成分可用带有荧光剂的硅胶板（如硅胶 GF_{254} 板），在 254nm 紫外光灯下观察荧光板面上的荧光猝灭物质形成的色谱。

（5）记录　薄层色谱图像一般可采用摄像设备拍摄，以光学照片或电子图像的形式保存。也可用薄层扫描仪扫描记录相应的色谱图。

3. 系统适用性试验

按各品种项下要求对实验条件进行系统适用性试验，即用供试品和对照品对实验条件进行试验和调整，应达到规定的检测灵敏度、分离度和重复性要求。

（1）检测灵敏度　用于限量检查时，采用供试品溶液和对照品溶液与稀释若干倍的对照品溶液在规定的色谱条件下，于同一薄层板上点样、展开、检视，后者应显清晰的斑点。

（2）分离度　用于鉴别时，对照品溶液与供试品溶液中相应的主斑点，应显示两个清晰分离的斑点。用于限量检查和含量测定时，要求定量峰与相邻峰之间有较好的分离度，分离度（R）的计算公式为：

$$R = 2 \ (d_2 - d_1) \ / \ (W_1 + W_2)$$

式中　d_2 为相邻两峰中后一峰与原点的距离；d_1 为相邻两峰中前一峰与原点的距离；W_1 及 W_2 为相邻两峰各自的峰宽。除另有规定外，分离度应大于 1.0。

（3）重复性　同一供试品溶液在同一薄层板上平行点样的待测成分的峰面积测量值的相对标准偏差应不大于 3.0%；需显色后测定的相对标准偏差应不大于 5.0%。

4. 测定法

（1）鉴别　取适宜浓度的对照溶液与供试品溶液，在同一薄层板上点样、展开与检视，供试品溶液所显主斑点的颜色（或荧光）和位置应与对照溶液的斑点一致。

（2）限度检查　采用定量配制的对照品对照或对照品稀释对照。供试品溶液色谱中待检查的斑点应与相应的对照品溶液或系列对照品溶液的相应斑点比较，颜色（或荧光）不得更深；或照薄层色谱扫描法操作，峰面积值不得大于对照品的峰面积值。必要时应规定检查的斑点数和限量值。

（3）含量测定　照薄层色谱扫描法，测定供试品中相应成分的含量。

5. 薄层色谱扫描法　系指用一定波长的光照射在薄层板上，对薄层色谱中可吸收紫外光或可见光的斑点，或经激发后能发射出荧光的斑点进行扫描，将扫描得到的图谱及积分数据用于鉴别、检查或含量测定。测定时可根据不同薄层扫描仪的结构特点，按照规定方式扫描测定，一般选择反射方式，采用吸收法或荧光法。除另有规定外，含量测定应使用市售薄层板。

扫描方法可采用单波长扫描或双波长扫描。如采用双波长扫描，应选用待测斑点无吸收或最小吸收的波长为参比波长，供试品色谱中待测斑点的比移值（R_f 值）和光谱扫描得到的吸收光谱图或测得的光谱最大吸收与最小吸收应与对照品相符，以保证测定结果的准确性。薄层扫描定量测定应保证供试品斑点的量在线性范围内，必要时可适当调整供试品溶液的点样量，供试品与对照品同板点样、展开、扫描、测定和计算。

薄层色谱扫描用于含量测定时，通常采用线性回归二点法计算，如线性范围很窄时，可用多点法校正多项式回归计算。供试品溶液和对照品溶液应交叉点于同一薄层板上，供试品点样不得少于 2 个，对照品每一浓度不得少于 2 个。扫描时，应沿展开方向扫描，不可横向扫描。

（石俊英）

附录六　高效液相色谱法通则

高效液相色谱法系采用高压输液泵将规定的流动相泵入装有填充剂的色谱柱进行分离测定的色谱方法。注入的供试品，由流动相带入柱内，各成分在柱内被分离，并依次进入检测器，由记录仪、积分仪或数据处理系统记录色谱信号。

1. 对仪器的一般要求　所用的仪器为高效液相色谱仪。仪器应定期检定并符合有关规定。

（1）色谱柱　最常用的色谱柱填充剂为化学键合硅胶。反相色谱系统使用非极性填充剂，以十八烷基硅烷键合硅胶最为常用，辛基硅烷键合硅胶和其他类型的硅烷键合硅胶（如氰基硅烷键合相和氨基硅烷键合相等）也有使用。正相色谱系统使用极性填充剂，常用的填充剂有硅胶等。离子交换填充剂用于离子交换色谱；凝胶或高分子多孔微球等填充剂用于分子排阻色谱等；手性键合填充剂用于对映异构体的拆分分析。

填充剂的性能（如载体的形状、粒径、孔径、表面积、键合基团的表面覆盖度、含碳量和键合类型等）以及色谱柱的填充，直接影响待测物的保留行为和分离效果。孔径在 15nm （1nm = 10Å）以下的填充剂适合于分析分子量小于 2000 的化合物，分子量大于 2000 的化合物则应选择孔径在 30nm 以上的填充剂。

以硅胶为载体的一般键合固定相填充剂适用 pH 2~8 的流动相。当 pH 大于 8 时，可使载体硅胶溶解；当 pH 小于 2 时，与硅胶相连的化学键合相易水解脱落。当色谱系统中需使用 pH 大于 8 的流动相时，应选用耐碱的填充剂，如采用高纯硅胶为载体并具有高表面覆盖度的键合硅胶、包覆聚合物填充剂、有机 – 无机杂化填充剂或非硅胶填充剂等；当需使用 pH 小于 2 的流动相时，应选用耐酸的填充剂，如具有大体积侧链能产生空间位阻保护作用的二异丙基或二异丁基取代十八烷基硅烷键合硅胶、有机 – 无机杂化填充剂等。

（2）检测器　最常用的检测器为紫外检测器，其他常见的检测器有二极管阵列检测器（DAD）、荧光检测器、示差折光检测器、蒸发光散射检测器、电化学检测器和质谱检测器等。

紫外、二极管阵列、荧光、电化学检测器为选择性检测器，其响应值不仅与待测溶液的浓度有关，还与化合物的结构有关；示差折光检测器和蒸发光散射检测器为通用型检测器，对所有的化合物均有响应；蒸发光散射检测器对结构类似的化合物，其响应值几乎仅与待测物的质量有关；二极管阵列检测器可以同时记录待测物在规定波长范围内的吸收光谱，故可用于待测物的光谱测定和色谱峰的纯度检查。

紫外、荧光、电化学和示差折光检测器的响应值与待测溶液的浓度在一定范围内呈线性关系，但蒸发光散射检测器响应值与待测溶液的浓度通常并不呈线性关系，必要时需对响应值进行数学转换后进行计算。

不同的检测器，对流动相的要求不同。如采用紫外检测器，所用流动相应至少符合紫外-可见分光光度法对溶剂的要求；采用低波长检测时，还应考虑有机相中有机溶剂的截止使用波长，并选用色谱级有机溶剂。蒸发光散射检测器和质谱检测器通常不允许使用含不挥发盐组分的流动相。

（3）流动相　可采用固定比例（等度洗脱）或按规定程序改变比例（梯度洗脱）的溶剂组成作为流动相系统。由于 C_{18} 链在水相环境中不易保持伸展状态，故对于十八烷基硅烷键合硅胶为固定相的反相色谱系统，流动相中有机溶剂的比例通常应不低于5%，否则 C_{18} 链的随机卷曲将导致组分保留值变化，造成色谱系统不稳定。

各品种项下规定的条件除固定相种类、流动相组成、检测器类型不得改变外，其余如色谱柱内径、长度、固定相牌号、载体粒度、流动相流速、混合流动相各组成的比例、梯度洗脱程序中的时间长度、柱温、进样量、检测器的灵敏度等，均可适当改变，以适应具体的色谱系统并达到系统适用性试验的要求。但对某些品种，必须用特定牌号的填充剂方能满足分离要求者，可在该品种项下注明。

2. 系统适用性试验　色谱系统的适用性试验通常包括理论板数、分离度、重复性和拖尾因子等四个指标。其中，分离度和重复性是系统适用性试验中更具实用意义的参数。

按各品种项下要求对色谱系统进行适用性试验，即用规定的对照品对色谱系统进行试验，应符合要求。如达不到要求，可对色谱分离条件作适当的调整。

（1）色谱柱的理论板数（n）　在规定的色谱条件下，注入供试品溶液或各品种项下规定的内标物质溶液，记录色谱图，量出供试品主成分峰或内标物质峰的保留时间 tR（以分钟或长度计，下同，但应取相同单位）和半高峰宽（$W_{h/2}$），按 $n = 5.54 (t_R / W_{h/2})^2$ 计算色谱柱的理论板数。

（2）分离度（R）　无论是定性鉴别还是定量分析，均要求待测峰与其他峰、内标峰或特定的杂质对照峰之间有较好的分离度。分离度的计算公式为：

$$R = 2 (t_{R2} - t_{R1}) / (W_1 + W_2)$$

式中　t_{R2} 为相邻两峰中后一峰的保留时间；t_{R1} 为相邻两峰中前一峰的保留时间；W_1 及 W_2 为此相邻两峰的峰宽。除另有规定外，定量分析时分离度应不小于1.5。

（3）重复性　取各品种项下的对照溶液，连续进样5次，除另有规定外，其峰面积测量值的相对标准偏差应不大于2.0%。也可按各品种校正因子测定项下，配制相当于80%、100%和120%的对照品溶液，加入规定量的内标溶液，配成3种不同浓度的溶液，分别至少进样2次，计算平均校正因子。其相对标准偏差应不大于2.0%。

（4）拖尾因子（T）　为保证分离效果和测量精度，应检查待测峰的拖尾因子是否符合各品种项下的规定。拖尾因子计算公式为：

$$T = W_{0.05h} / 2d_1$$

式中　$W_{0.05h}$ 为5%峰高处的峰宽；d_1 为峰顶点至峰前沿之间的距离。

除另有规定外，峰高法定量时 T 应在 0.95～1.05 之间。峰面积法测定时，T 值偏离过大，也会影响小峰的检测和定量的准确度。

3. 测定法

（1）内标法加校正因子测定供试品中某个杂质或主成分含量　按各品种项下的规定，

精密称（量）取对照品和内标物质，分别配成溶液，精密量取各溶液，配成校正因子测定用的对照溶液。取一定量注入仪器，记录色谱图。测量对照品和内标物质的峰面积或峰高，按下式计算校正因子：

$$校正因子（f）=（A_s / C_s）/（A_R / C_R）$$

式中 A_S 为内标物质的峰面积或峰高；A_R 为对照品的峰面积或峰高；C_S 为内标物质溶液的浓度；C_R 为对照品溶液的浓度。

再取各品种项下含有内标物质的供试品溶液，注入仪器，记录色谱图，测量供试品中待测成分（或其杂质）和内标物质的峰面积或峰高，按下式计算含量：

$$含量（Cx）=f \times A_x /（A_s' / C_s'）$$

式中 A_x 为供试品（或其杂质）峰面积或峰高；C_x 为供试品（或其杂质）溶液的浓度；A_s' 为内标物质的峰面积或峰高；C_s' 为内标物质的浓度；

当配制校正因子测定用的对照溶液和含有内标物质的供试品溶液，使用等量同一浓度的内标物质溶液时 $Cs = C's$，则配制内标物质溶液不必精密称（量）取。

（2）外标法测定供试品中某个杂质或主成分含量 按各品种项下的规定，精密称（量）取对照品和供试品，配制成溶液，分别精密取一定量，注入仪器，记录色谱图，测量对照品溶液和供试品溶液中待测成分的峰面积（或峰高），按下式计算含量：

$$含量（C_x）=C_R A_S/A_R$$

由于微量注射器不易精确控制进样量，当采用外标法测定供试品中某杂质或主成分含量时，以定量环或自动进样器进样为好。

（3）加校正因子的主成分自身对照法 测定杂质含量时，可采用加校正因子的主成分自身对照法。在建立方法时，按各品种项下的规定，精密称（量）取杂质对照品和待测成分对照品各适量，配制测定杂质校正因子的溶液，进样，记录色谱图，按上述（1）法计算杂质的校正因子。此校正因子可直接载入各品种项下，用于校正杂质的实测峰面积。这些需作校正计算的杂质，通常以主成分为参照采用相对保留时间定位，其数值一并载入各品种项下。

测定杂质含量时，按各品种项下规定的杂质限度，将供试品溶液稀释成与杂质限度相当的溶液作为对照溶液，进样，调节检测灵敏度（以噪声水平可接受为限）或进样量（以柱子不过载为限），使对照溶液的主成分色谱峰的峰高约达满量程的 10%～25% 或其峰面积能准确积分（通常含量低于 0.5% 的杂质，峰面积的相对标准偏差（RSD）应小于10%；含量在 0.5%～2% 的杂质，峰面积的 RSD 应小于 5%；含量大于 2% 的杂质，蜂面积的 RSD 应小于 2%）。然后，取供试品溶液和对照品溶液适量，分别进样。供试品溶液的记录时间，除另有规定外，应为主成分色谱峰保留时间的 2 倍，测量供试品溶液色谱图上各杂质的峰面积，分别乘以相应的校正因子后与对照溶液主成分的峰面积比较，依法计算各杂质含量。

（4）不加校正因子的主成分自身对照法 当没有杂质对照品时，也可采用不加校正因子的主成分自身对照法。同上述（3）法配制对照溶液并调节检测灵敏度后，取供试品溶液和对照溶液适量，分别进样，前者的记录时间，除另有规定外，应为主成分色谱峰保留时间的 2 倍，测量供试品溶液色谱图上各杂质的蜂面积并与对照溶液主成分的峰面积比较，计算杂质含量。

若供试品所含的部分杂质未与溶剂峰完全分离，则按规定先记录供试品溶液的色谱图Ⅰ，再记录等体积纯溶剂的色谱图Ⅱ。色谱图Ⅰ上杂质峰的总面积（包括溶剂峰），减去色谱图Ⅱ上的溶剂峰面积，即为总杂质峰的校正面积，然后依法计算。

（5）面积归一化法　由于峰面积归一化法测定误差大，因此，本法通常只能用于粗略考察供试品中的杂质含量。除另有规定外，一般不宜用于微量杂质的检查。方法是测量各杂质峰的面积和色谱图上除溶剂峰以外的总色谱峰面积，计算各杂质峰面积及其之和占总峰面积的百分率。

［附注］本法进样前的溶液应澄清，除另有规定外，供试品进样前须经微孔滤膜（0.45μm）滤过。

（石俊英）

附录七 气相色谱法通则

气相色谱法系采用气体为流动相（载气）流经装有填充剂的色谱柱进行分离测定的色谱方法。物质或其衍生物气化后，被载气带入色谱柱进行分离，各组分先后进入检测器，用记录仪、积分仪或数据处理系统记录色谱信号。

1. 仪器的一般要求 所用的仪器为气相色谱仪，气相色谱仪由载气源、进样部分、色谱柱、柱温箱、检测器和数据处理系统组成。进样部分、色谱柱和检测器的温度均在控制状态。

（1）载气源 气相色谱法的流动相为气体，称为载气，氦、氮和氢可用作载气，可由高压钢瓶或高纯度气体发生器提供，经过适当的减压装置，以一定的流速经过进样器和色谱柱；根据供试品的性质和检测器种类选择载气，除另有规定外，常用载气为氮气。

（2）进样部分 进样方式一般可采用溶液直接进样或顶空进样。

溶液直接进样采用微量注射器、微量进样阀或有分流装置的气化室进样；采用溶液直接进样时，进样口温度应高于柱温 30～50℃；进样量一般不超过数微升；柱径越细，进样量应越少，采用毛细管柱时，一般应分流以免过载。

顶空进样适用于固体和液体供试品中挥发性组分的分离和测定。将固态或液态的供试品制成供试液后置于密闭小瓶中，在恒温控制的加热室中加热至供试品中挥发性组分在非气态和气态达至平衡后，由进样器自动吸取一定体积的顶空气注入色谱柱中。

（3）色谱柱 色谱柱为填充柱或毛细管柱。填充柱的材质为不锈钢或玻璃，内径为 2～4mm，柱长为 2～4m，内装吸附剂、高分子多孔小球或涂渍固定液的载体，粒径为 0.25～0.18mm、0.18～0.15mm 或 0.15～0.125mm。常用载体为经酸洗并硅烷化处理的硅藻土或高分子多孔小球，常用固定液有甲基聚硅氧烷、聚乙二醇等。毛细管柱的材质为玻璃或石英，内壁或载体经涂渍或交联固定液，内径一般为 0.25mm、0.32mm 或 0.53mm，柱长 5～60m，固定液膜厚 0.1～5.0μm，常用的固定液有甲基聚硅氧烷、不同比例组成的苯基甲基聚硅氧烷、聚乙二醇等。

新填充柱和毛细管柱在使用前需老化以除去残留溶剂及低分子量的聚合物，色谱柱如长期未用，使用前应老化处理，使基线稳定。

（4）柱温箱 由于柱温箱温度的波动会影响色谱分析结果的重现性，因此柱温箱控温精度应在 ±1℃，且温度波动小于每小时 0.1℃。温度控制系统分为恒温和程序升温两种。

（5）检测器 适合气相色谱法的检测器有火焰离子化检测器（FID）、热导检测器（TCD）、氮磷检测器（NPD）、火焰光度检测器（FPD）、电子捕获检测器（ECD）、质谱检测器（MS）等。火焰离子化检测器对碳氢化合物响应良好，适合检测大多数的药物；氮磷检测器对含氮、磷元素的化合物灵敏度高；火焰光度检测器对含磷、硫元素的化合物灵敏度高；电子捕获检测器适于含卤素的化合物；质谱检测器还能给出供试品某个成分相应的结构信息，可用于结构确证。除另有规定外，一般用火焰离子化检测器，用氢气作为燃气，空气作为助燃气。在使用火焰离子化检测器时，检测器温度一般应高于柱温，并不得低于150℃，以免水汽凝结，通常为250～350℃。

（6）数据处理系统　可分为记录仪、积分仪以及计算机工作站等。

各品种项下规定的色谱条件，除检测器种类、固定液品种及特殊指定的色谱柱材料不得改变外，其余如色谱柱内径、长度、载体牌号、粒度、固定液涂布浓度、载气流速、柱温、进样量、检测器的灵敏度等，均可适当改变，以适应具体品种并符合系统适用性试验的要求。一般色谱图约于30分钟内记录完毕。

2. 系统适用性试验　除另有规定外，应照高效液相色谱法（附录七）项下的规定。

3. 测定法

（1）内标法加校正因子测定供试品中某个杂质或主成分含量

（2）外标法测定供试品中某个杂质或主成分含量

（3）面积归一化法

上述（1）～（3）法的具体内容均同高效液相色谱法（附录七）的相应规定。

（4）标准溶液加人法测定供试品中某个杂质或主成分含量

精密称（量）取某个杂质或待测成分对照品适量，配制成适当浓度的对照品溶液，取一定量，精密加入到供试品溶液中，根据外标法或内标法测定杂质或主成分含量，再扣除加入的对照品溶液含量，即得供试液溶液中某个杂质和主成分含量。

也可按下述公式进行计算，加入对照品溶液前后校正因子应相同，即：

$$A_{is} / A_X = （C_X + \Delta C_X） / C_X$$

则待测组分的浓度 C_x 可通过如下公式进行计算

$$C_X = \Delta C_X / \{（A_{is} / A_X）-1\}$$

式中　C_X 为供试品中组分 X 的浓度；

　　　A_x 为供试品中组分 X 的色谱峰面积；

　　　ΔC_X 为所加入的已知浓度的待测组分对照品的浓度；

　　　A_{is} 为加入对照品后组分 X 的色谱峰面积。

气相色谱法定量分析，当采用手工进样时，由于留针时间和室温等对进样量的影响，使进样量不易精确控制，故最好采用内标法定量；而采用自动进样器时，由于进样重复性的提高，在保证进样误差的前提下，也可采用外标法定量。当采用顶空进样技术时，由于供试品和对照品处于不完全相同的基质中，故可采用标准溶液加入法以消除基质效应的影响；当标准溶液加入法与其他定量方法结果不一致时，应以标准加入法结果为准。

（石俊英）

附录八 毛细管电泳法通则

毛细管电泳法是指以弹性石英毛细管为分离通道，以高压直流电场为驱动力，依据供试品中各组分的淌度（单位电场强度下的迁移速度）和（或）分配行为的差异而实现各组分分离的一种分析方法。

当熔融石英毛细管内充满操作缓冲液时，管内壁上硅羟基解离释放氢离子至溶液中使管壁带负电荷并与溶液形成双电层，即使在较低 pH 值的缓冲液中情况也如此。当毛细管两端加上直流电压时将使带正电的溶液整体地移向负极端。此种在电场作用下溶液的整体移动称为电渗流（EOF）。内壁硅羟基的解离度与操作缓冲液 pH 值和添加的改性剂有关。降低溶液 pH 值会降低解离度，减小电渗流；增高溶液 pH 值提高解离度，增加电渗流。有机添加剂的加入有时会抑制内壁硅羟基的解离，减小电渗流。在操作缓冲液中带电粒子在电场作用下以不同速度向极性相反的方向移动，形成电泳。在操作缓冲液中带电粒子运动速度等于其电泳速度和电渗速度的矢量和。电渗速度通常大于电泳速度，因此电泳时各组分即便是阴离子也会从毛细管阳极端流向阴极端。为了减小或消除电渗流，除了降低操作缓冲液 pH 值之外，还可以采用内壁聚合物涂层的毛细管。这种涂层毛细管可减少大分子在管壁上的吸附。

1. 分离模式 毛细管电泳的分离模式有以下几种。

（1）毛细管区带电泳（CZE） 将待分析溶液引入毛细管进样一端，施加直流电压后，各组分按各自的电泳流和电渗流的矢量和流向毛细管出口端，按阳离子、中性粒子和阴离子及其电荷大小的顺序通过检测器。中性组分彼此不能分离。出峰时间称为迁移时间（t_m），相当于高效液相色谱和气相色谱中的保留时间。

（2）毛细管凝胶电泳（CGE） 在毛细管中装入单体和引发剂引发聚合反应生成凝胶，这种方法主要用于分析蛋白质、DNA 等生物大分子。另外还可以利用聚合物溶液，如葡聚糖等的筛分作用进行分析，称为毛细管无胶筛分。有时将它们统称为毛细管筛分电泳，下分为凝胶电泳和无胶筛分两类。

（3）毛细管等速电泳（CITP） 采用前导电解质和尾随电解质，在毛细管中充入前导电解质后，进样，电极槽中换用尾随电解质进行电泳分析，带不同电荷的组分迁移至各个狭窄的区带，然后依次通过检测器。

（4）毛细管等电聚焦电泳（CIEF） 将毛细管内壁涂覆聚合物减小电渗流，再将供试品和两性电解质混合进样，两个电极槽中分别加入酸液和碱液，施加电压后毛细管中的操作电解质溶液逐渐形成 pH 梯度，各溶质在毛细管中迁移至各自的等电点（pI）时变为中性形成聚焦的区带，而后用压力或改变检测器末端电极槽储液的 pH 值的方法使溶质通过检测器。

（5）胶束电动毛细管色谱（MEKC 或 MECC） 当操作缓冲液中加入大于其临界胶

束浓度的离子型表面活性剂时，表面活性剂就聚集形成胶束，其亲水端朝外、疏水非极性核朝内，溶质则在水和胶束两相间分配，各溶质因分配系数存在差别而被分离。对于常用的阴离子表面活性剂十二烷基硫酸钠，进样后极强亲水性组分不能进入胶束，随操作缓冲液流过检测器（容量因子 $k' = 0$）；极强疏水性组分则进入胶束的核中不再回到水相，最后到达检测器（$k' = \infty$）。常用的其他胶束试剂还有阳离子表面活性剂十六烷基三甲基溴化铵、胆酸等。

（6）毛细管电色谱（CEC）　将细粒径固定相填充到毛细管中或在毛细管内壁涂覆固定相以电渗流驱动操作缓冲液（有时再加辅助压力）进行分离。

以上分离模式（1）和（5）使用较多。（5）和（6）两种模式的分离机理以色谱为主，但对荷电溶质则兼有电泳作用。

操作缓冲液中加入各种添加剂可获得多种分离效果。如加入环糊精、衍生化环糊精、冠醚、血清蛋白、多糖、胆酸盐或某些抗生素等，可拆分手性化合物；加入有机溶剂可改善某些组分的分离效果，以至可在非水溶液中进行分析。

2. 对仪器的一般要求　毛细管电泳仪的主要部件和其性能要求如下。

（1）毛细管　用弹性石英毛细管，内径 $50\mu m$ 和 $75\mu m$ 两种使用较多（毛细管电色谱有时用内径更大些的毛细管）。细内径分离效果好，且焦耳热小，允许施加较高电压；但若采用柱上检测，则因光程较短，其检测限比较粗内径管要差。毛细管长度称为总长度，根据分离度的要求，可选用 $20 \sim 100cm$ 长度；进样端至检测器间的长度称为有效长度。毛细管常盘放在管架上控制在一定温度下操作，以控制焦耳热，操作缓冲液的黏度和电导度，对测定的重复性很重要。

（2）直流高压电源　采用 $0 \sim 30kV$（或相近）可调节直流电源，可供应约 $300\mu A$ 电流，具有稳压和稳流两种方式可供选择。

（3）电极和电极槽　两个电极槽里放入操作缓冲液，分别插入毛细管的进口端与出口端以及铂电极；铂电极连接至直流高压电源，正负极可切换。多种型号的仪器将试样瓶同时用做电极槽。

（4）冲洗进样系统　每次进样之前毛细管要用不同溶液冲洗，选用自动冲洗进样仪器较为方便。进样方法有压力（加压）进样、负压（减压）进样、虹吸进样和电动（电迁移）进样等。进样时通过控制压力或电压及时间来控制进样量。

（5）检测系统　紫外－可见分光光度检测器、激光诱导荧光检测器、电化学检测器和质谱检测器均可用作毛细管电泳的检测器。其中以紫外－可见分光光度检测器应用最广，包括单波长、程序波长和二极管阵列检测器。将毛细管接近出口端的外层聚合物剥去约 $2mm$ 一段，使石英管壁裸露，毛细管两侧各放置一个石英聚光球，使光源聚焦在毛细管上，透过毛细管到达光电池。对无光吸收（或荧光）的溶质的检测，还可采用间接测定法，即在操作缓冲液中加入对光有吸收（或荧光）的添加剂，在溶质到达检测窗口时出现反方向的峰。

（6）数据处理系统　与一般色谱数据处理系统基本相同。

3. 系统适用性试验　为考察所配置的毛细管分析系统和设定的参数是否适用，系统适用性测试项目和方法与高效液相色谱法或气相色谱法相同，相关的计算式和要求也相同；如重复性（相对标准偏差，RSD）、容量因子（k'）毛细管理论板数（n）、分离度（R）、拖尾因子（T）、线性范围、最低检测限（LOD）和最低定量限（LOQ）等，可参照测定。具体指标应符合各品种项下的规定，特别是进样精度和不同荷电溶质迁移速度的差异对分析精密度的影响。

4. 基本操作

（1）按照仪器操作手册开机，预热，输入各项参数，如毛细管温度、操作电压、检测波长和冲洗程序等。操作缓冲液需过滤和脱气。冲洗液、缓冲液等放置于样品瓶中，依次放入进样器。

（2）毛细管处理的好坏，对测定结果影响很大。未涂层新毛细管要用较浓碱液在较高温度（例如用 1mol/L 氢氧化钠溶液在 60℃）冲洗，使毛细管内壁生成硅羟基，再依次用 0.1mol/L 氢氧化钠溶液，水和操作缓冲液各冲洗数分钟。两次进样中间可仅用缓冲液冲洗，但若发现分离性能改变，则开始须用 0.1mol/L 氢氧化钠溶液冲洗，甚至要用浓氢氧化钠溶液升温冲洗。凝胶毛细管、涂层毛细管、填充毛细管的冲洗则应按照所附说明书操作。冲洗时将盛溶液的试样瓶依次置于进样器，设定顺序和时间进行。

（3）操作缓冲液的种类、pH 值和浓度，以及添加剂［用以增加溶质的溶解度和（或）控制溶质的解离度，手性拆分等］的选定对测定结果的影响也很大，应照各品种项下的规定配制，根据初试的结果调整、优化。

（4）将待测供试品溶液瓶置于进样器中，设定操作参数，如进样压力（电动进样电压）、进样时间、正极端或负极端进样、操作电压或电流、检测器参数等，开始测试。根据初试的电泳谱图调整仪器参数和操作缓冲液以获得优化结果。而后用优化条件正式测试。

（5）测试完毕后用水冲洗毛细管，注意将毛细管两端浸入水中保存，如果长久不用应将毛细管用氮吹干，最后关机。

（6）由于进样方法的限制，目前毛细管电泳的精密度比用定量阀进样的高效液相色谱法要差，故定量测定以采用内标法为宜。用加压或减压法进样时，样品溶液黏度会影响进样体积，应注意保持试样溶液和对照品溶液黏度一致；用电动法进样时，被测组分因电歧视现象和溶液离子强度会影响待测组分的迁移量，也要注意其影响。

（包华音）

附录九　重点中药材组织特征图

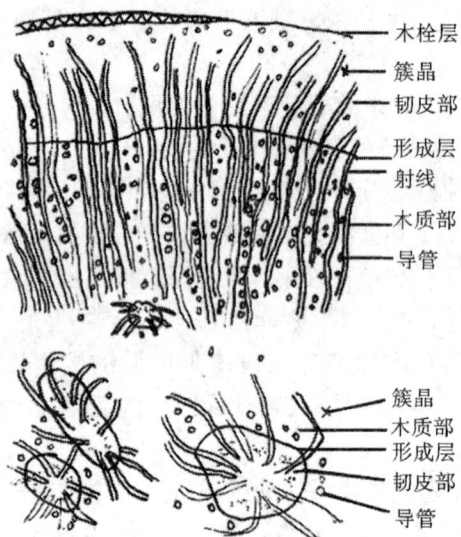

附图 9-1　大黄根茎横切面简图

右侧标注（附图9-1上图）：木栓层、簇晶、韧皮部、形成层、射线、木质部、导管

右侧标注（附图9-1下图）：簇晶、木质部、形成层、韧皮部、导管

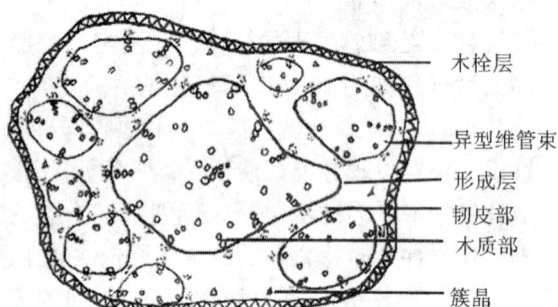

附图 9-2　何首乌根横切面简图

右侧标注：木栓层、异型维管束、形成层、韧皮部、木质部、簇晶

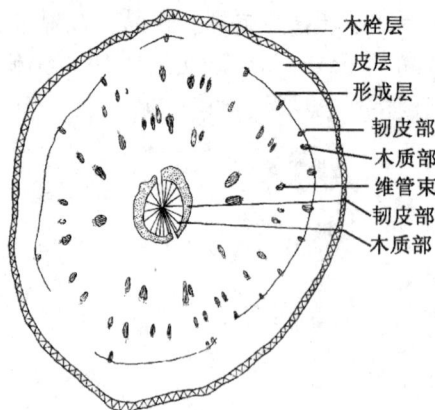

附图 9-3　怀牛膝根横切面简图

右侧标注：木栓层、皮层、形成层、韧皮部、木质部、维管束、韧皮部、木质部

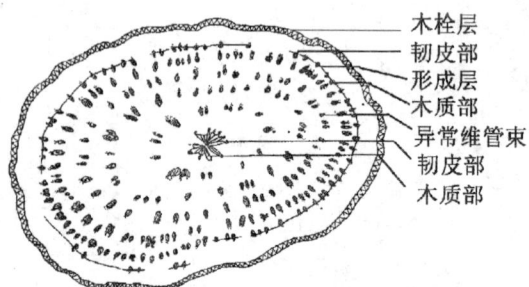

附图 9-4　川牛膝根横切面简图

右侧标注：木栓层、韧皮部、形成层、木质部、异常维管束、韧皮部、木质部

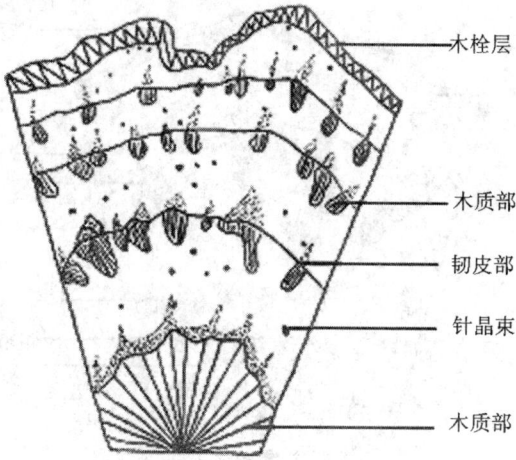

附图9-5　商陆根横切面简图

木栓层
木质部
韧皮部
针晶束
木质部

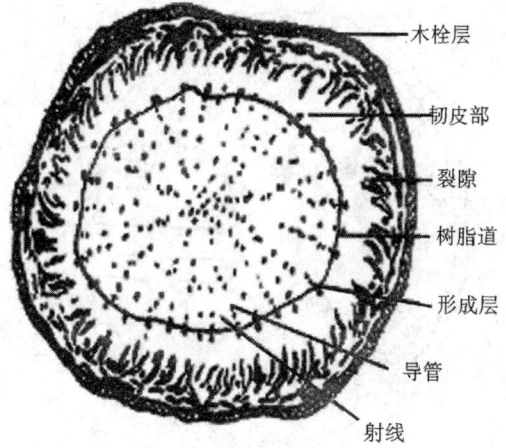

附图9-6　人参根横切面简图

木栓层
韧皮部
裂隙
树脂道
形成层
导管
射线

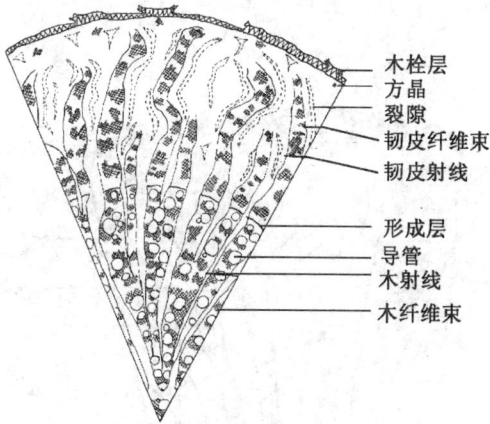

附图9-7　甘草根横切面简图

木栓层
方晶
裂隙
韧皮纤维束
韧皮射线
形成层
导管
木射线
木纤维束

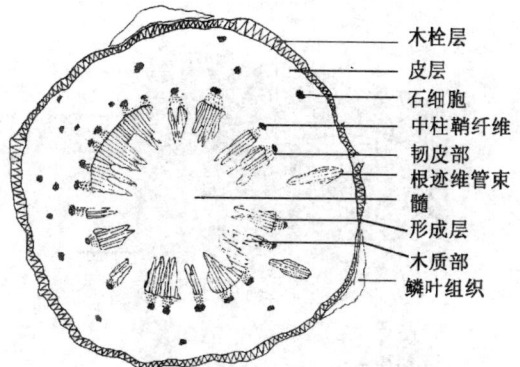

附图9-8　黄连（味连）根茎横切面简图

木栓层
皮层
石细胞
中柱鞘纤维
韧皮部
根迹维管束
髓
形成层
木质部
鳞叶组织

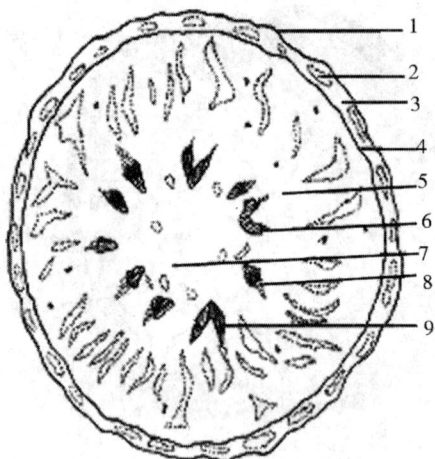

附图 9-9　龙胆根横切面简图

1. 外皮层 2. 裂隙 3. 皮层 4. 内皮层 5. 韧皮部 6. 筛管群 7. 髓部 8. 形成层 9. 木质部

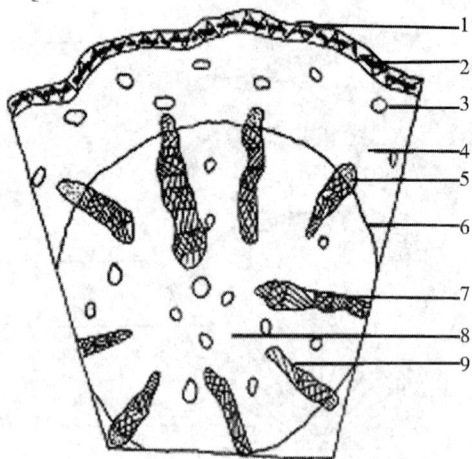

附图 9-10　苍术（茅苍术）根茎横切面简图

1. 木栓层 2. 石细胞环带 3. 油室 4. 皮层 5. 韧皮部 6. 形成层 7. 木纤维束 8. 髓 9. 木质部

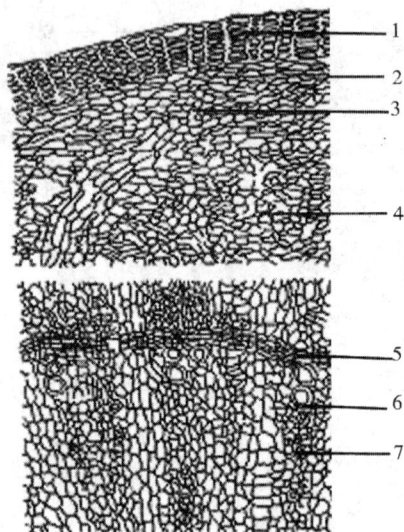

附图 9-11　桔梗根横切面详图

1. 木栓层 2. 皮层 3. 乳管群 4. 韧皮部 5. 形成层 6. 木射线 7. 导管

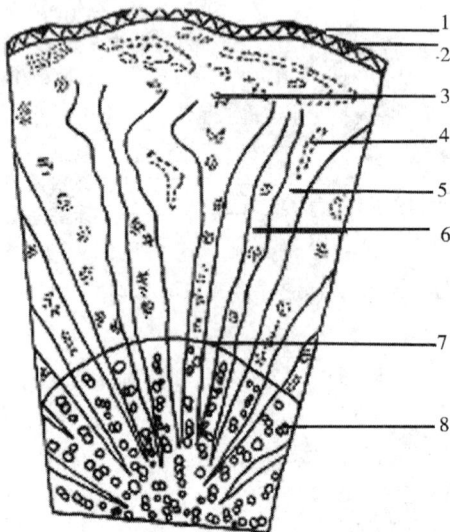

附图 9-12　党参根横切面简图

1. 木栓层 2. 石细胞 3. 乳管群 4. 裂隙 5. 射线 6. 韧皮部 7. 形成层 8. 木质部

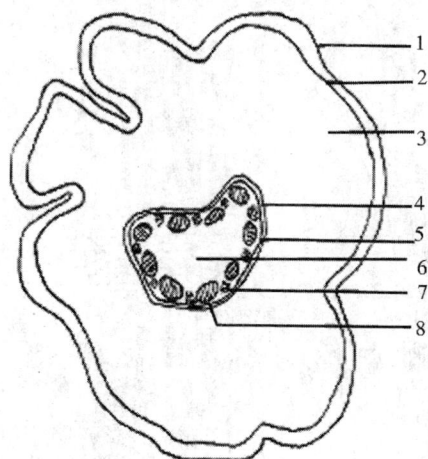

附图 9-13　直立百部块根横切面组织简图

1. 根被 2. 外皮层 3. 皮层 4. 内皮层 5. 中柱鞘 6. 髓 7. 韧皮部 8. 木质部针晶束

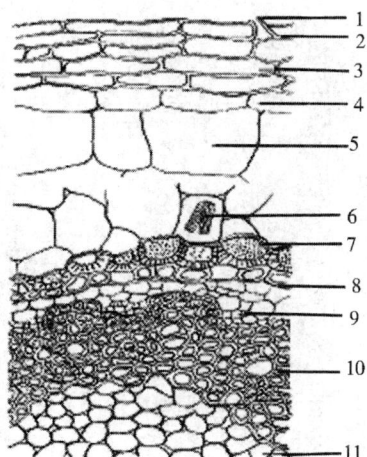

附图 9-14　麦冬块根横切面组织详图

1. 表皮毛 2. 表皮 3. 根被 4. 外表皮 5. 表皮 6. 草酸钙 7. 石细胞 8. 内皮层 9. 韧皮部 10. 木质部 11. 髓

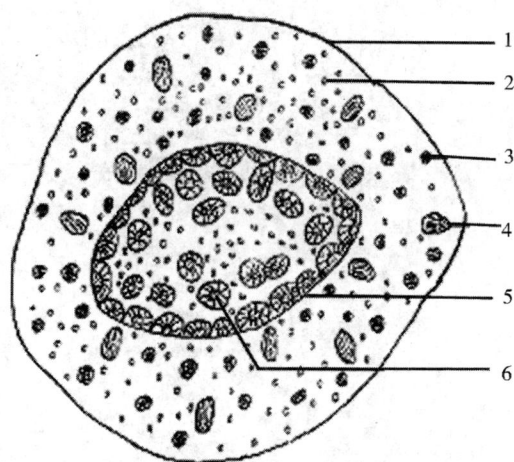

附图 9-15　石菖蒲根茎横切面组织简图

1. 表皮 2. 油细胞 3. 纤维束 4. 叶迹维管束 5. 内皮层 6. 维管束

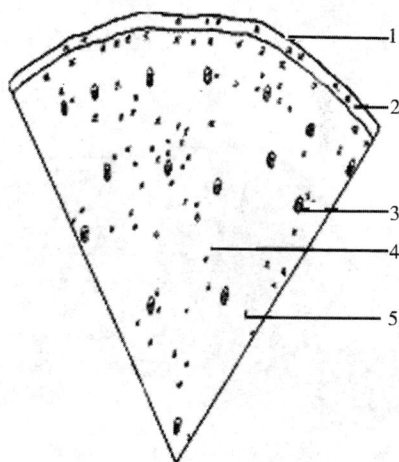

附图 9-16　天麻块茎横切面组织简图

1. 表皮 2. 皮层 3. 维管束 4. 中柱 5. 草酸钙针晶

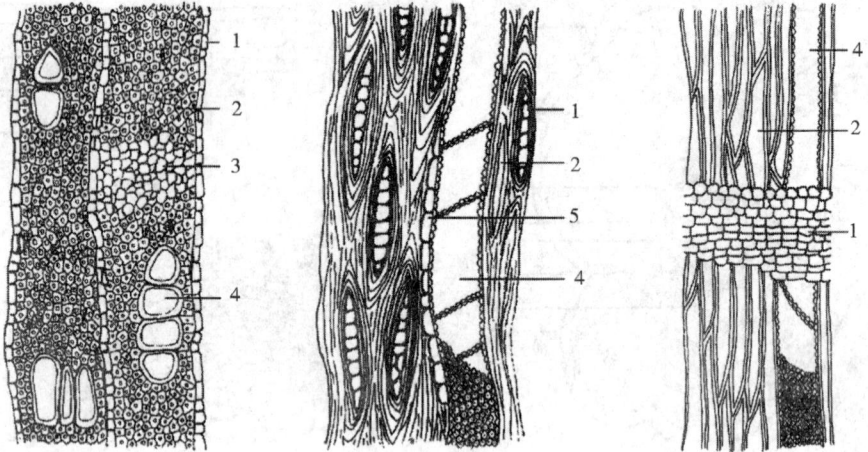

a. 国产沉香横切面图　　b. 国产沉香切向纵切面图　　c. 国产沉香径向纵切面图

附图 9 - 17　国产沉香组织图

1. 木射线 2. 木纤维 3. 木间韧皮部 4. 导管 5. 木薄壁细胞

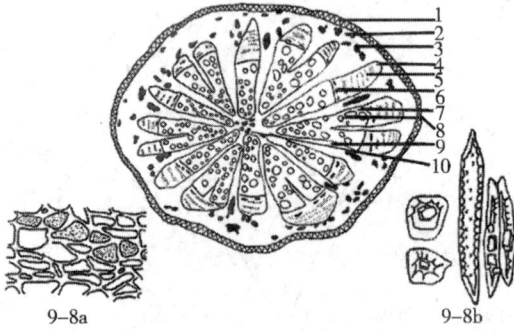

附图 9 - 18　大血藤横切面简图

1. 木栓层 2. 皮层 3. 石细胞 4. 韧皮部 5. 分泌细胞
6. 形成层 7. 木质部 8. 导管 9. 射线 10. 髓部
a. 韧皮部局部放大（示分泌细胞）b. 石细胞与纤维

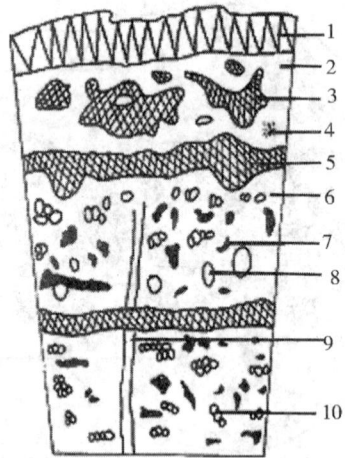

附图 9 - 19　鸡血藤横切面简图

1. 木栓层 2. 皮层 3. 石细胞群
4. 棕红色物 5. 厚壁细胞带（石
细胞与纤维束组成）6. 韧皮部 7.
纤维束 8. 分泌管 9. 射线 10. 导
管

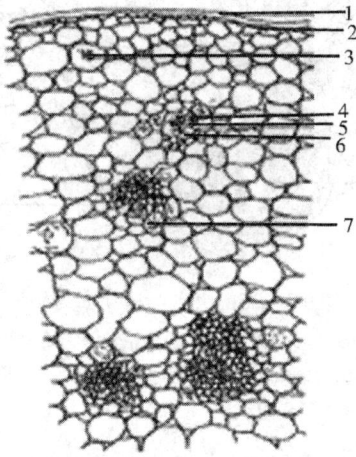

附图9-20 金钗石斛茎横切面详图

1. 角质层 2. 表皮 3. 针晶束（断面）4. 纤维束 5. 韧皮部 6. 木质部 7. 薄壁细胞

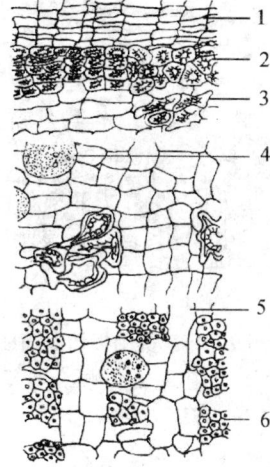

附图9-21 厚朴（干皮）横切面详图

1. 木栓层 2. 栓内层（石细胞环带）3. 异形石细胞 4. 油细胞 5. 韧皮射线 6. 纤维束

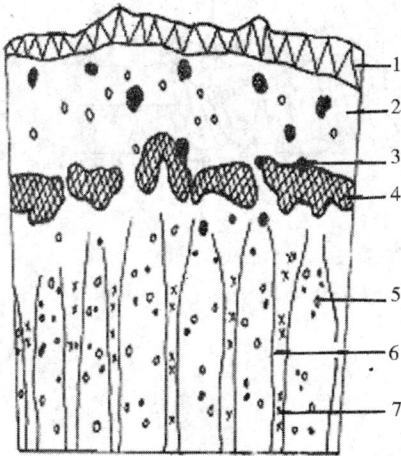

附图9-22 肉桂横切面简图

1. 木栓层 2. 皮层 3. 纤维束 4. 石细胞群 5. 油细胞 6. 射线 7. 草酸钙针晶

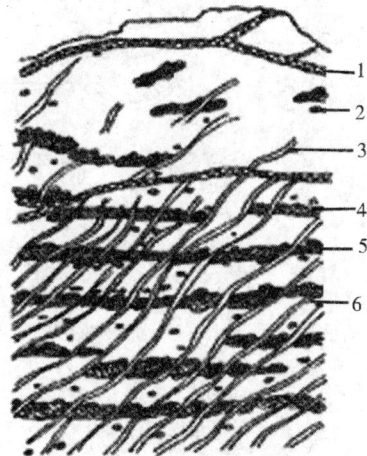

附图9-23 杜仲横切面简图

1. 木栓层 2. 橡胶质 3. 射线 4. 石细胞层 5. 纤维束 6. 韧皮部

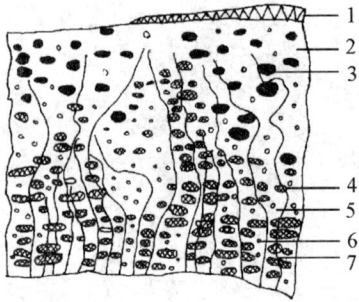

附图 9 - 24　黄柏横切面简图

1. 木栓层 2. 皮层 3. 石细胞 4. 纤维束　5.
韧皮部 6. 黏液细胞 7. 射线

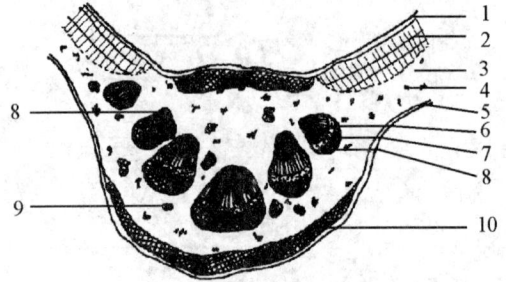

附图 9 - 25　大青叶横切面简图

1. 上表皮 2. 栅栏组织 3. 海绵组织 4. 靛蓝结晶 5.
下表皮 6. 木质部 7. 韧皮部 8. 厚壁组织 9. 橙皮苷
样结晶 10. 厚角组织

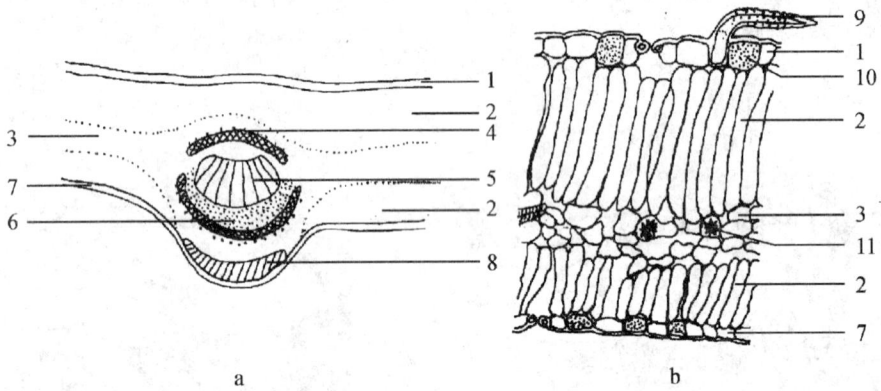

a

b

附图 9 - 26　番泻叶横切面图（a. 横切面简图 b. 横切面详图）

1. 上表皮 2. 栅栏组织 3. 海绵组织 4. 中柱鞘纤维 5. 木质部 6. 韧皮部 7. 下表皮 8. 厚角组织
9. 非腺毛 10. 黏液细胞 11. 草酸钙簇晶

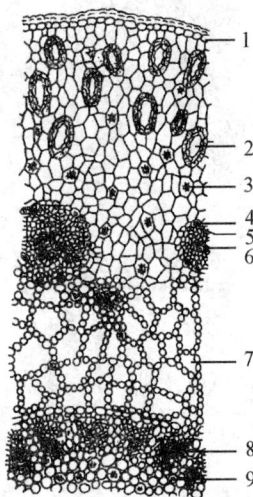

附图 9－27　丁香横切面组织结构图

1. 表皮 2. 油室 3. 草酸钙簇晶 4. 韧皮纤维
5. 韧皮部 6. 木质部 7. 气室 8. 中柱的周韧
维管束 9. 草酸钙结晶

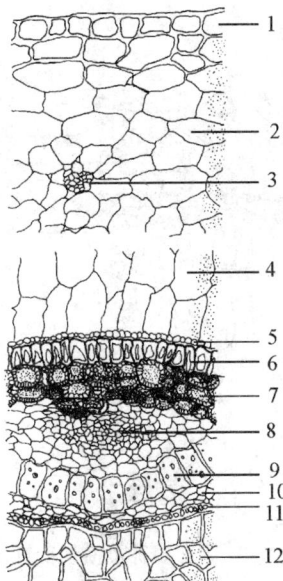

附图 9－28　五味子(通过种脊部分)横切面组织图

1. 外果皮 2. 中果皮 3. 维管束 4. 中果皮薄壁组织 5. 内
果皮 6. 种皮石细胞层 7. 维管束 8. 种脊维管束 9. 油细胞
层 10. 薄壁组织 11. 种皮内表皮组织 12. 胚乳细胞

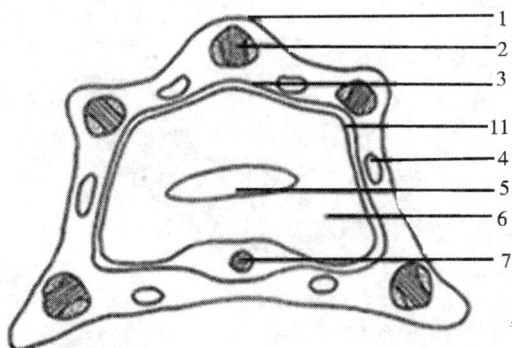

A

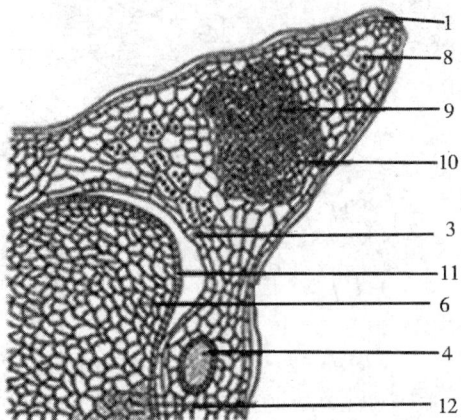

B

附图 9－29　小茴香分果横切面（A. 简图　B. 详图）

1. 外果皮 2. 维管束 3. 内果皮 4. 油管 5. 胚 6. 内胚乳 7. 种脊维管束 8. 网纹细胞 9. 木质部 10. 韧皮部 11.
种皮 12. 糊粉粒

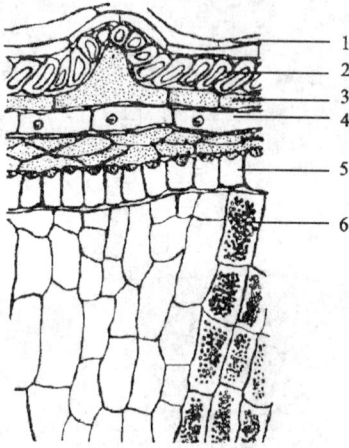

附图 9 – 30　阳春砂种子横切面详图
1. 假种皮 2. 表皮细胞 3. 色素层 4.
外胚乳 5. 内胚乳 6. 子叶细胞

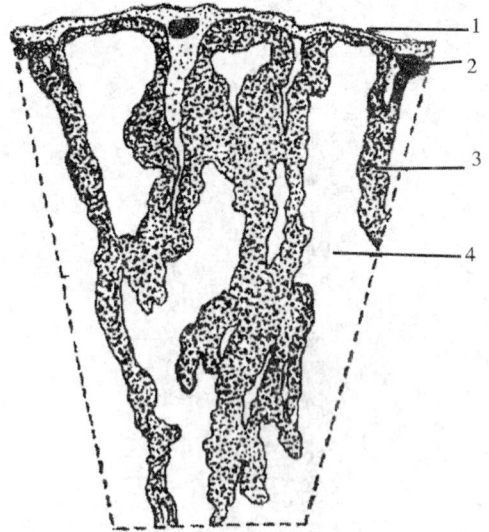

附图 9 – 31　槟榔（种子）横切面简图
1. 种皮 2. 维管束 3. 错入组织 4. 内胚乳

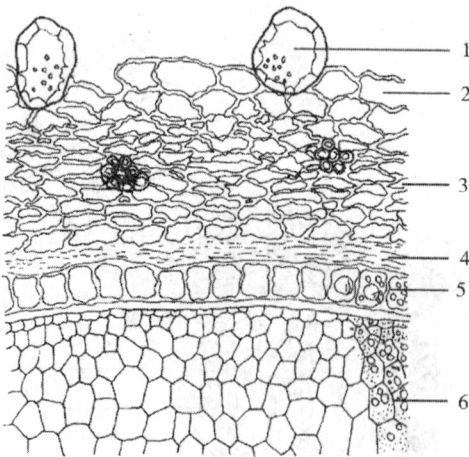

附图 9 – 32　苦杏仁横切面组织详图
1. 石细胞 2. 表皮 3. 薄壁细胞 4. 油细胞层 5.
石细胞层 6. 胚乳

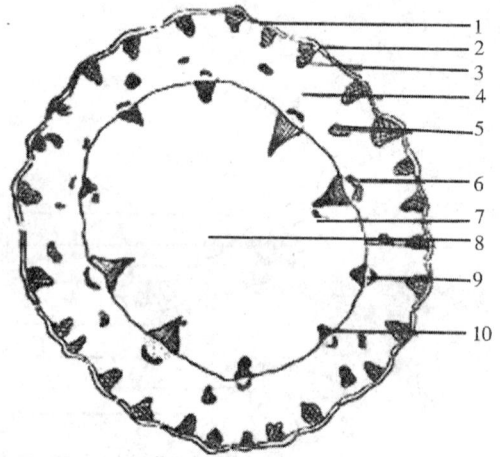

附图 9 – 33　草麻黄横切面简图
1. 气孔 2. 角质层及表皮 3. 下皮纤维 4. 皮层 5.
皮层纤维 6. 中柱鞘纤维 7. 环髓纤维 8. 髓 9. 韧
皮部 10. 木质部

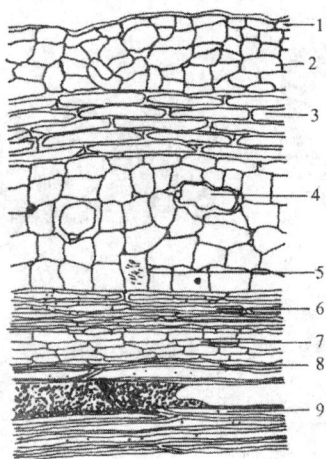

附图9-34 广藿香茎纵切面组织详图

1. 表皮 2. 木栓化细胞 3. 厚角组织 4. 间
隙腺毛 5. 草酸钙针晶 6. 中柱鞘纤维 7. 韧
皮部 8. 形成层 9. 木质部

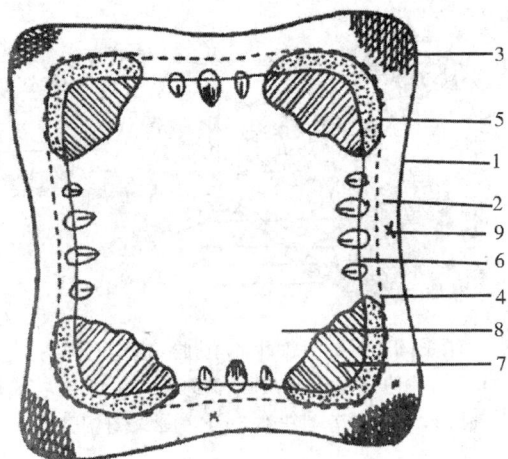

附图9-35 薄荷茎横切面简图

1. 表皮 2. 皮层 3. 厚角组织 4. 内皮层 5. 韧皮部
6. 形成层 7. 木质部 8. 髓 9. 橙皮苷结晶

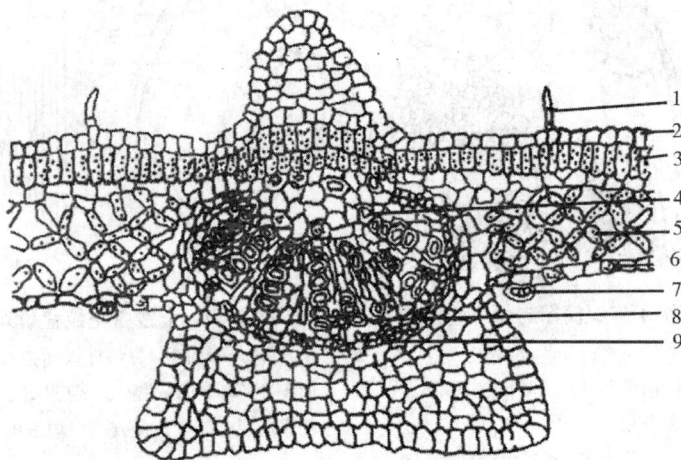

附图9-36 穿心莲叶片中部横切面组织详图

1. 非腺毛 2. 上表皮细胞 3. 栅栏组织 4, 6. 钟乳体 5. 海绵组织 7. 腺
鳞 8. 木质部导管 9. 韧皮部

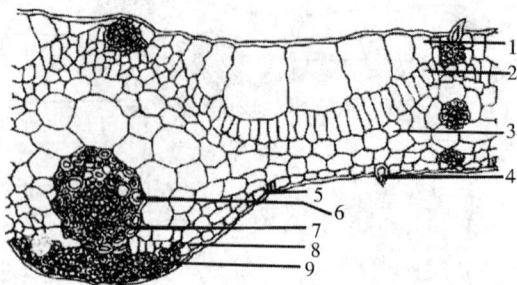

附图9-37　淡竹叶（主脉）横切面详图

1. 运动细胞 2. 栅栏组织 3. 海绵组织 4. 非腺毛 5. 气孔 6. 木质部 7. 韧皮部 8. 下表皮 9. 纤维层

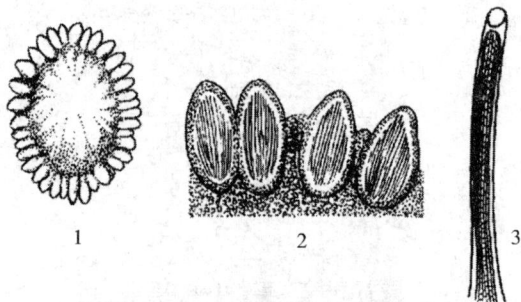

附图9-38　冬虫夏草子座头部横切面图

1. 子囊壳 2. 子囊壳放大，示子囊 3. 子囊放大，示子囊孢子

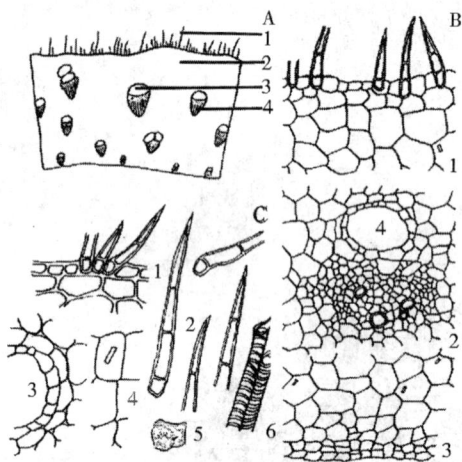

附图9-39　五倍子组织简图与粉末特征图

A. 五倍子横切面图

1. 非腺毛 2. 薄壁组织 3. 韧皮部 4. 木质部

B. 五倍子横切片部分放大

1. 外表皮部分 2. 维管束部分 3. 内表皮部分

4. 树脂道

C. 五倍子粉末图

1. 表皮细胞和非腺毛 2. 非腺毛 3. 树脂道 4. 薄壁细胞和小棱晶 5. 树脂块 6. 螺纹导管

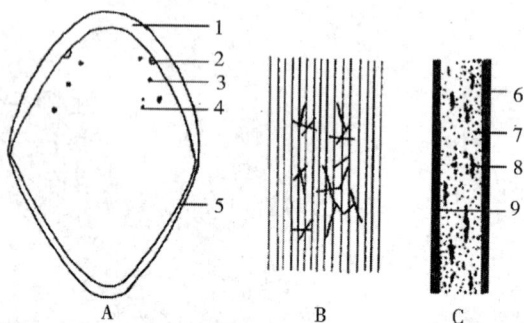

附图9-40　金钱白花蛇背鳞外形与横切面简图

A. 背鳞外表面 B. 背鳞外表面条纹放大 C. 背鳞横切面 1. 游离端 2. 端窝 3. 色素斑 4. 条纹 5. 基部 6. 外表皮 7. 真皮 8. 色素 9. 内表皮

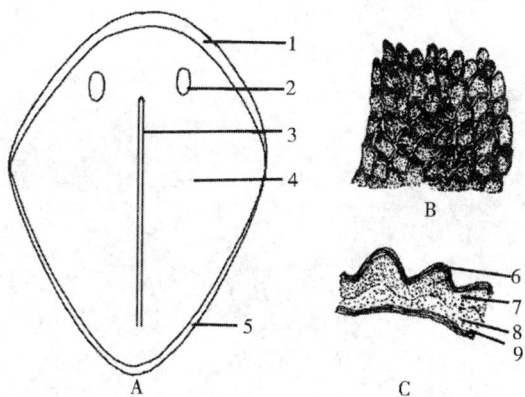

附图 9 – 41　蕲蛇背鳞外表面与横切面简图
A. 背鳞外表面 B. 背鳞外表面乳突 C. 背鳞横切面
1. 游离端 2. 端窝 3. 脊纹 4. 乳突部 5. 基部 6. 外
表皮 7. 色素 8. 真皮 9. 内表皮

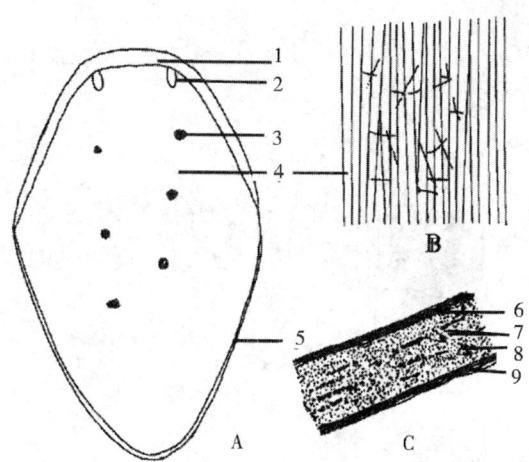

附图 9 – 42　乌梢蛇背鳞外表面与横切面简图
A. 背鳞外表面 B. 背鳞外表面条纹放大 C. 背鳞横切
面 1. 游离端 2. 端窝 3. 色素斑 4. 条纹 5. 基部
6. 外表皮 7. 真皮 8. 色素 9. 内表皮

附录十 重点中药材粉末图

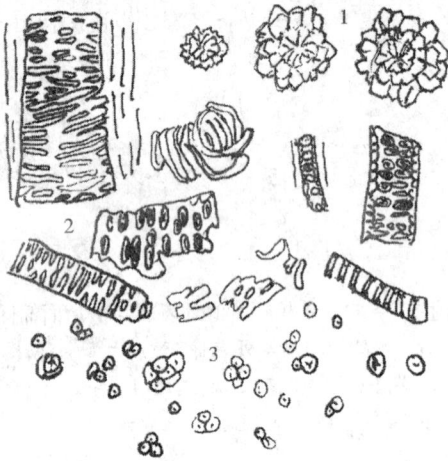

附图 10-1 掌叶大黄（根茎）粉末特征图
1. 草酸钙簇晶 2. 导管 3. 淀粉粒

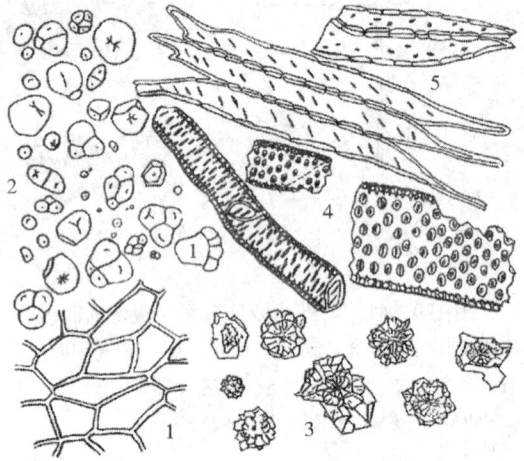

附图 10-2 何首乌粉末特征图
1. 木栓组织 2. 淀粉粒 3. 草酸钙簇晶 4. 导管 5. 木纤维

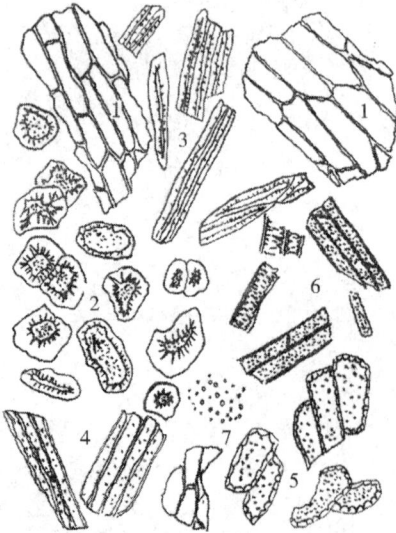

附图 10-3 黄连粉末特征图
1. 鳞叶表皮细胞 2. 石细胞 3. 中柱鞘纤维 4. 木纤维 5. 木薄壁细胞 6. 导管 7. 淀粉粒

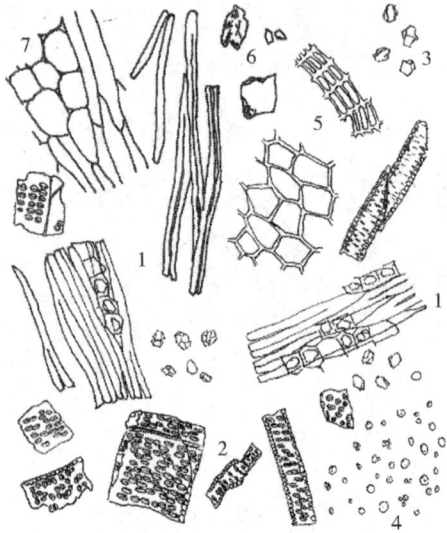

附图 10-4 甘草粉末特征图
1. 晶鞘纤维 2. 导管 3. 草酸钙方晶 4. 淀粉粒 5. 木栓细胞 6. 色素块

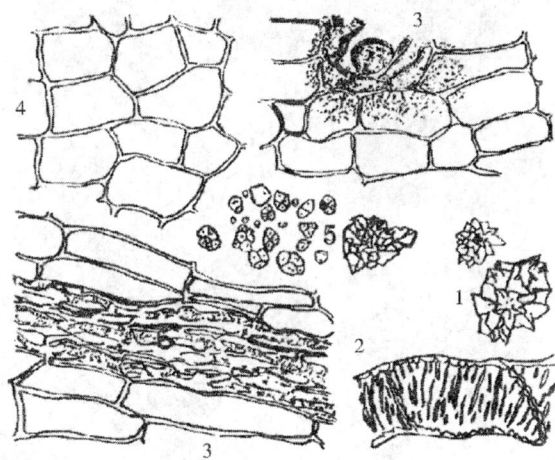

附图 10-5　人参粉末特征图

1. 草酸钙簇晶 2. 导管 3. 树脂道 4. 木栓细胞 5. 淀粉粒

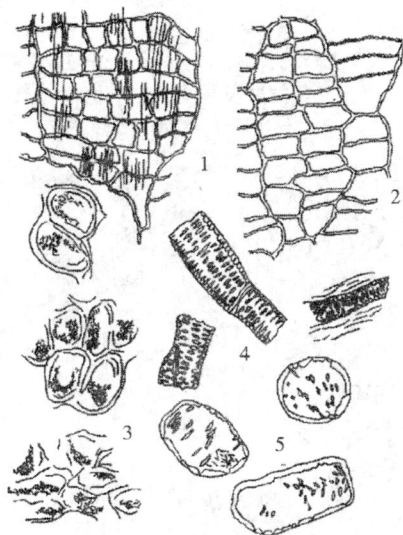

附图 10-6　龙胆粉末特征图

1. 内皮层碎片 2. 外皮层碎片 3. 草酸钙针晶 4. 导管 5. 石细胞

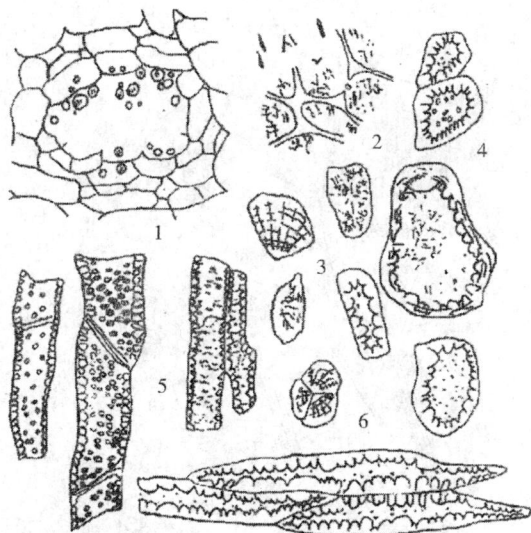

附图 10-7　苍术（茅苍术）粉末特征图

1. 油室 2. 薄壁细胞示针晶 3. 菊糖 4. 石细胞 5. 导管 6. 纤维

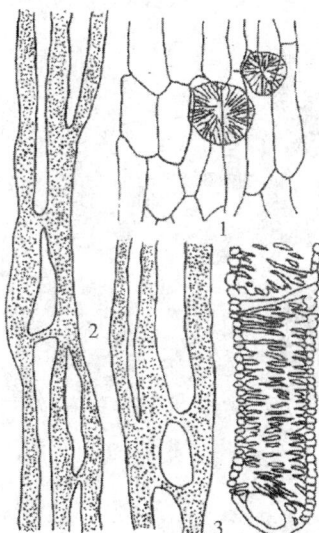

附图 10-8　桔梗粉末特征图

1. 菊糖 2. 乳管 3. 导管

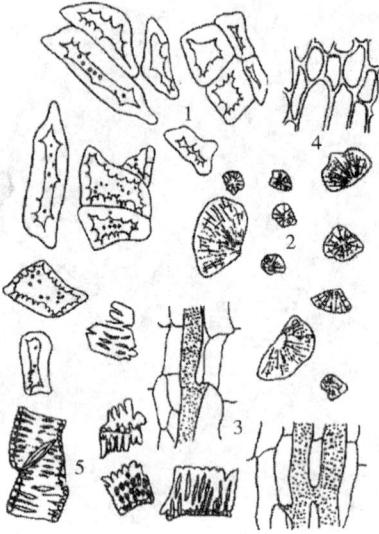

附图 10 - 9　党参粉末特征图

1. 石细胞　2. 菊糖　3. 乳汁管　4. 木栓细胞　5. 导管

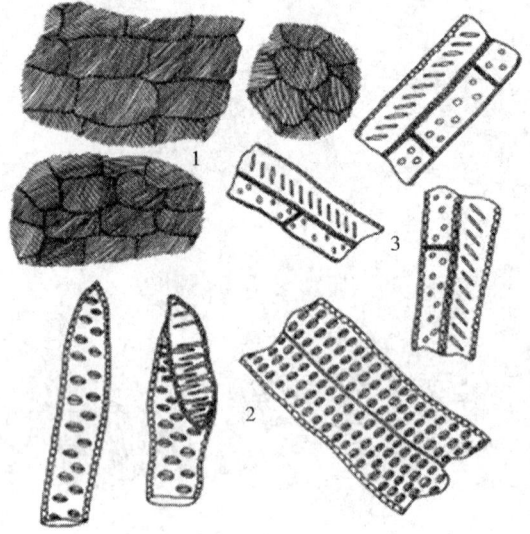

附图 10 - 10　直立百部粉末特征图

1. 根被细胞　2. 导管及管胞　3. 导管旁木薄壁细胞

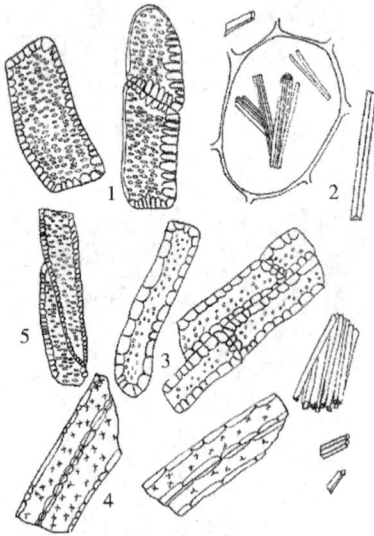

附图 10 - 11　麦冬粉末特征图

1. 石细胞　2. 草酸钙针晶束极细柱状结晶　3. 内皮层细胞　4. 木纤维　5. 管胞

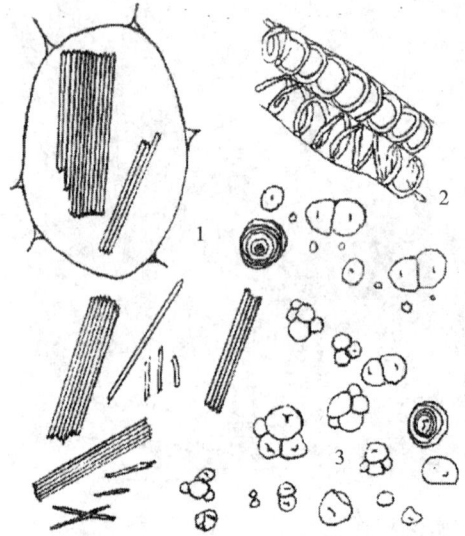

附图 10 - 12　半夏粉末特征图

1. 草酸钙针晶　2. 导管　3. 淀粉粒

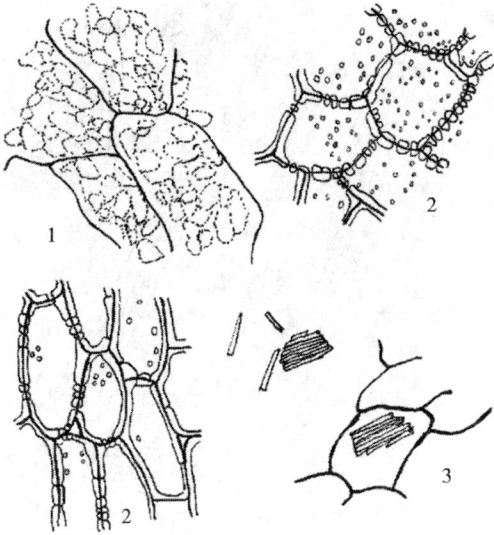

附图 10 - 13　天麻粉末特征图

1. 多糖类团块　2. 厚壁细胞　3. 草酸钙针晶

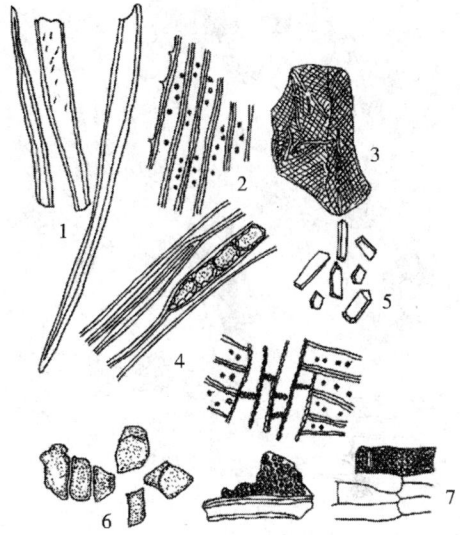

附图 10 - 14　国产沉香粉末特征图

1. 韧型纤维　2. 纤维管胞　3. 木间韧皮薄壁细胞　4. 木射线　5. 草酸钙柱晶　6. 树脂团块　7. 导管

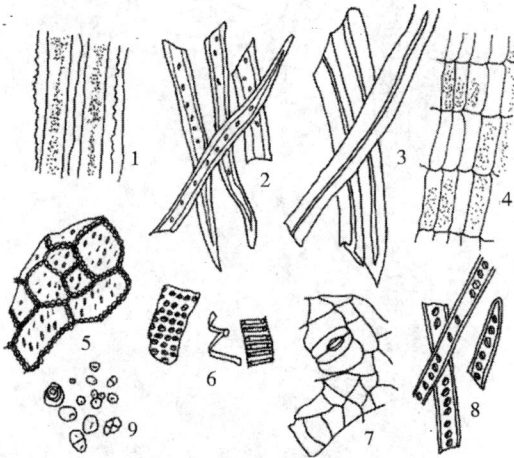

附图 10 - 15　钩藤粉末特征图

1. 皮部薄壁细胞　2. 韧型纤维　3. 韧皮纤维　4. 草酸钙砂晶　5. 木化薄壁细胞　6. 导管　7. 表皮细胞　8. 纤维管胞　9. 淀粉粒

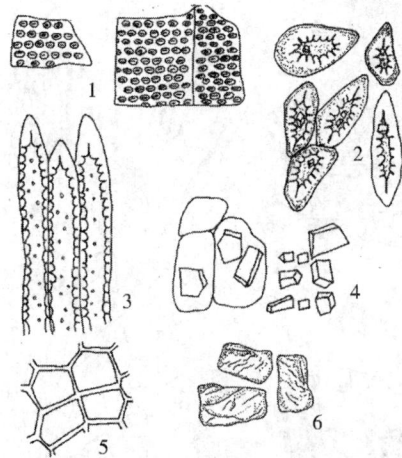

附图 10 - 16　大血藤粉末特征图

1. 具缘纹孔导管　2. 石细胞　3. 木纤维　4. 草酸钙方晶　5. 木栓细胞　6. 分泌细胞

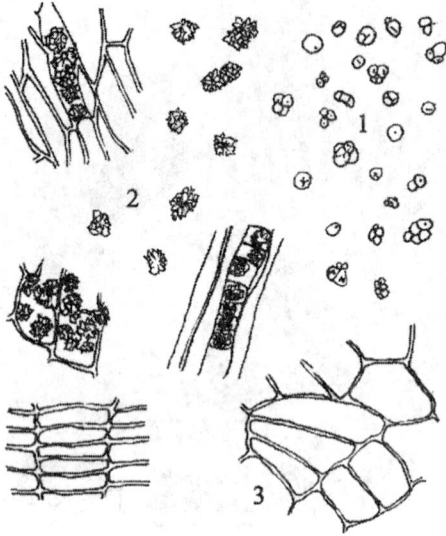

附图 10-17　牡丹皮粉末特征图

1. 淀粉粒　2. 草酸钙簇晶　3. 木栓细胞

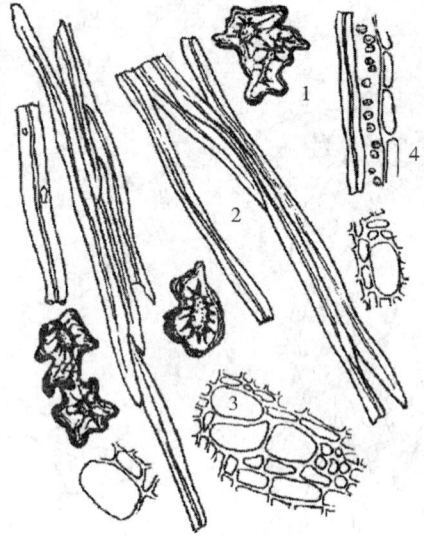

附图 10-18　厚朴粉末特征图

1. 石细胞　2. 纤维　3. 油细胞　4. 筛管分子

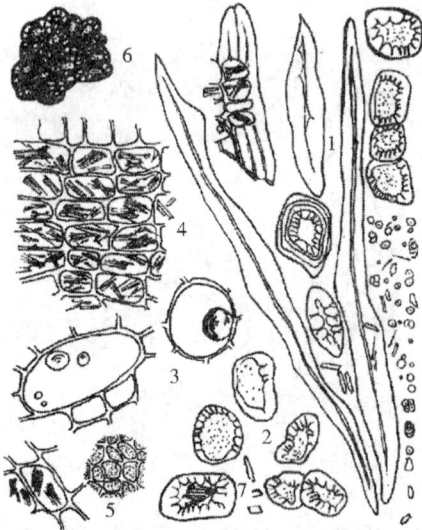

附图 10-19　肉桂粉末特征图

1. 纤维　2. 石细胞　3. 油细胞　4. 草酸钙针晶（射线细胞中）　5. 木栓细胞　6. 淀粉粒　7. 草酸钙结晶

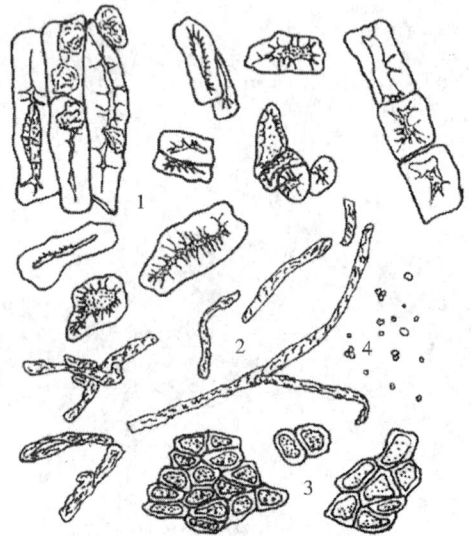

附图 10-20　杜仲粉末特征图

1. 石细胞　2. 橡胶丝　3. 木栓细胞　4. 淀粉粒

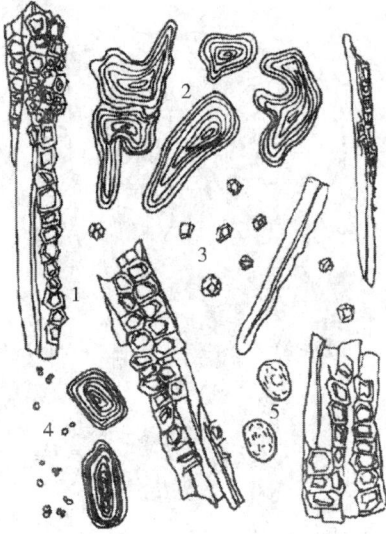

附图 10 - 21　黄柏粉末特征图

1. 晶纤维 2. 石细胞 3. 草酸钙方晶 4. 淀粉粒 5.
黏液细胞

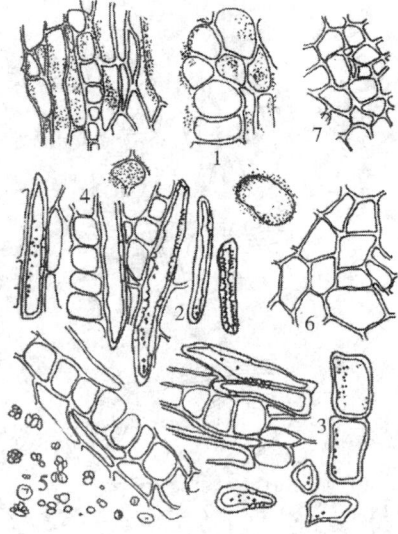

附图 10 - 22　地骨皮（枸杞）粉末特征图

1. 草酸钙砂晶　2. 纤维　3. 石细胞　4. 射线细胞

5. 淀粉粒　6. 木栓细胞　7. 落皮层薄壁细胞

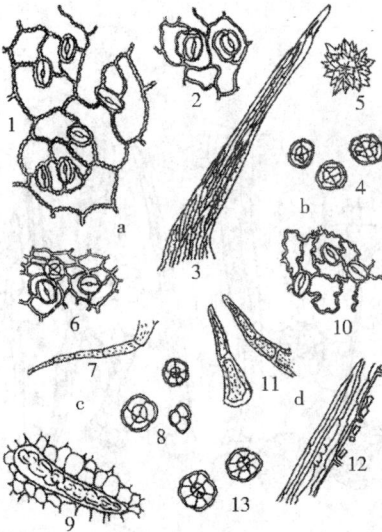

附图 10 - 23　四种大青叶粉末特征图

a. 大青叶：1. 表皮细胞及气孔

b. 蓼大青：2. 气孔 3. 多列性非腺毛 4. 腺毛 5. 草
酸钙簇晶

c. 马蓝叶：6. 气孔 7. 非腺毛 8. 腺毛 9. 异性细胞

d 马大青．10. 气孔 11. 非腺毛 12. 晶鞘纤维

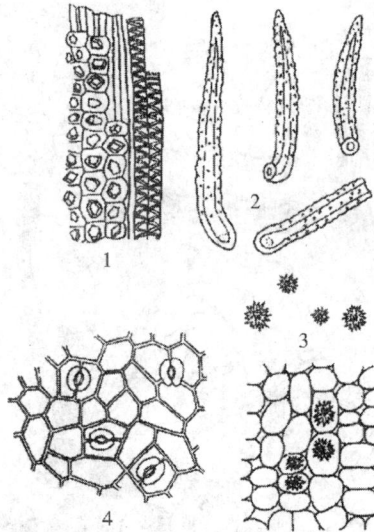

附图 10 - 24　番泻叶粉末特征图

1. 晶鞘纤维 2. 非腺毛 3. 草酸钙簇晶 4. 表皮细
胞及气孔

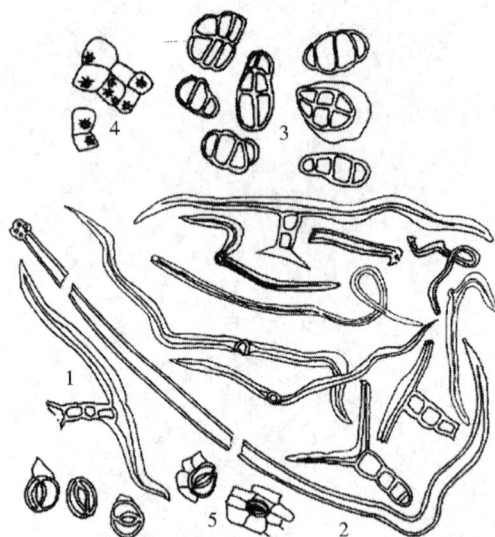

附图 10－25　艾叶粉末特征图

1. T 字形非腺毛 2. 单列性非腺毛 3. 腺毛 4. 草酸钙簇晶 5. 气孔及表皮细胞碎片

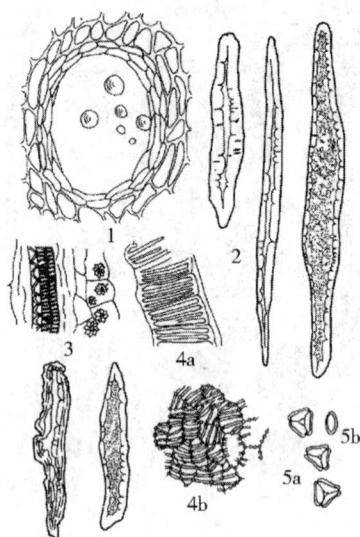

附图 10－26　丁香粉末特征图

1. 油室 2. 纤维 3. 草酸钙簇晶 4. 花粉囊内壁细胞（a. 断面观 b. 表面观） 5. 花粉粒（a. 极面观 b. 赤道面观）

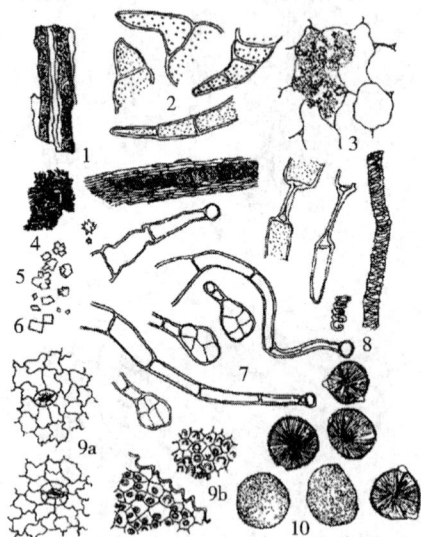

附图 10－27　洋金花粉末特征图

1. 黄棕色条块 2. 非腺毛 3. 草酸钙砂晶 4. 花粉囊内壁细胞 5. 草酸钙簇晶 6. 草酸钙方晶 7. 腺毛 8. 导管 9. 花冠表皮（a. 上表皮 b. 下表皮） 10. 花粉粒

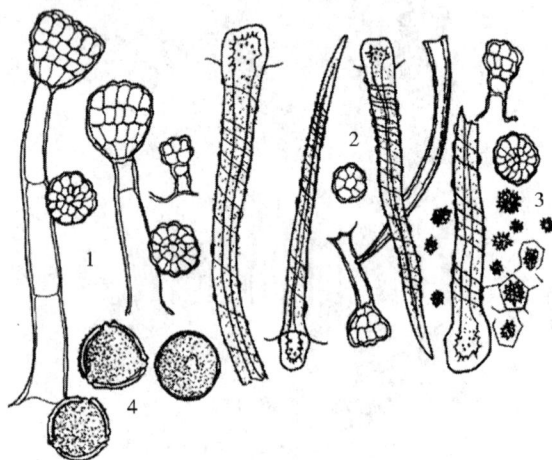

附图 10－28　金银花粉末特征图

1. 腺毛 2. 厚壁非腺毛 3. 草酸钙簇晶 4. 花粉粒

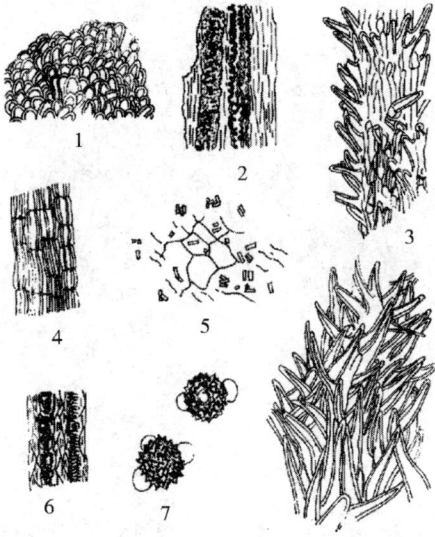

附图 10－29　红花粉末特征图

1. 花冠裂片顶端表皮细胞　2. 分泌细胞　3. 花柱碎片　4. 花粉囊内壁细胞　5. 草酸钙方晶　6. 花瓣细胞　7. 花粉粒

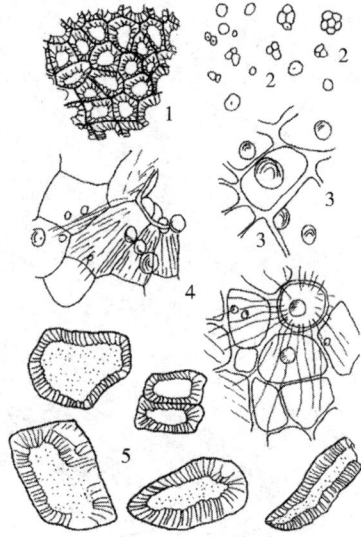

附图 10－30　五味子粉末特征图

1. 种皮表皮石细胞　2. 淀粉粒　3. 胚乳细胞及脂肪油滴　4. 果皮表皮细胞　5. 种皮内层石细胞

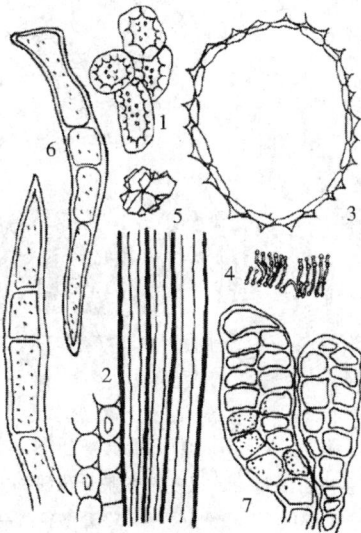

附图 10－31　吴茱萸粉末特征图

1. 石细胞　2. 纤维及草酸钙方晶　3. 油室　4. 导管　5. 草酸钙簇晶　6. 非腺毛　7. 腺毛

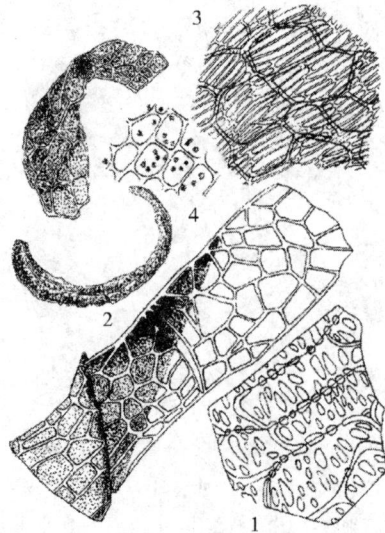

附图 10－32　小茴香（分果）粉末特征图

1. 具网纹壁孔的细胞　2. 油管碎片　3. 镶嵌状细胞（内果皮）　4. 内胚乳细胞及小簇晶

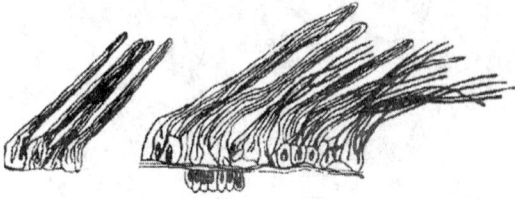

附图 10 - 33　马钱子表皮毛茸图

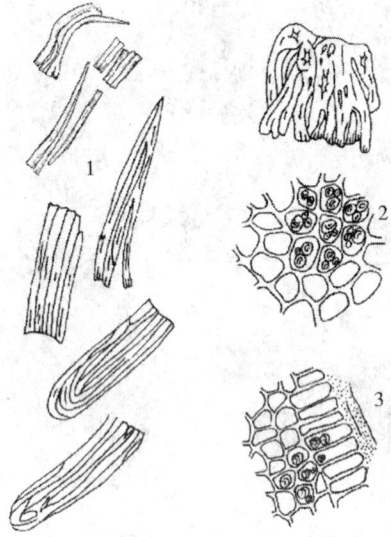

附图 10 - 34　马钱子粉末特征图
1. 非腺毛　2. 胚乳细胞　3. 色素层

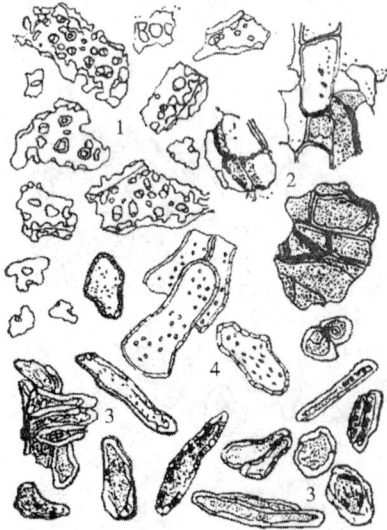

图 10 - 35　槟榔（种子）粉末特征图
1. 内胚乳碎片　2. 外胚乳碎片　3. 种皮
石细胞　4. 内果皮细胞

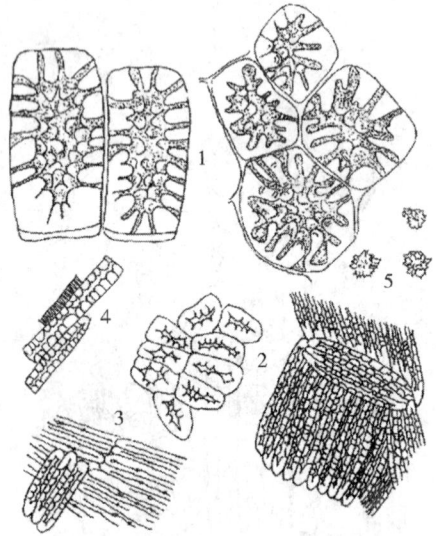

附图 10 - 36　栀子粉末特征图
1. 种皮石细胞　2. 果皮石细胞及草酸钙方
晶　3. 纤维　4. 纤维及导管　5. 草酸钙簇晶

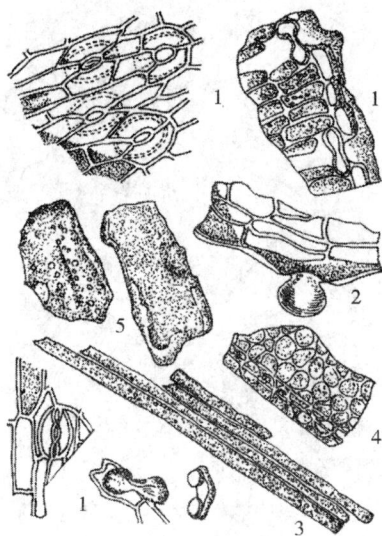

附图 10-37　草麻黄粉末特征图
1. 表皮细胞及气孔　2. 角质层突起　3.
纤维上附小晶体　4. 皮层薄壁细胞　5.
棕色块

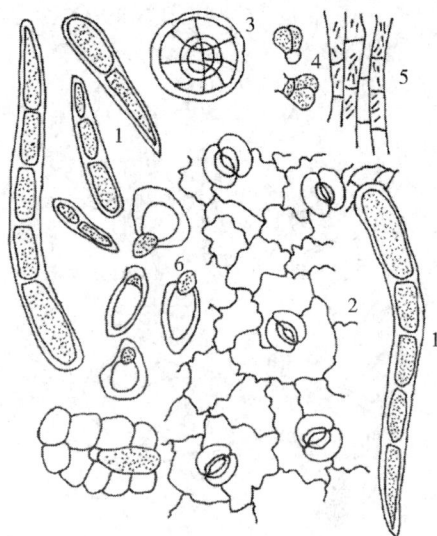

附图 10-38　广藿香粉末特征图
1. 非腺毛　2. 上表皮及气孔　3. 腺鳞　4. 小
腺毛　5. 草酸钙针晶　6. 细胞间隙腺毛

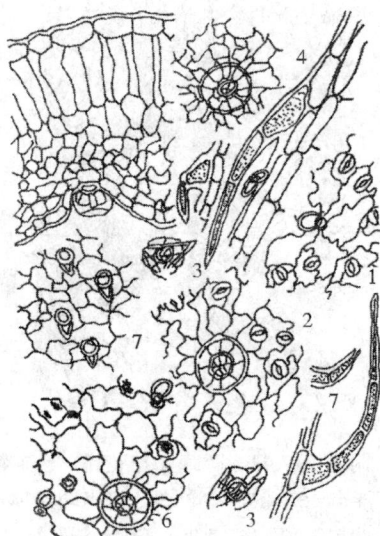

附图 10-39　薄荷叶粉末特征图
1. 表皮及气孔　2.4.6. 腺鳞顶面观　3.
腺鳞角质层　5. 腺鳞侧面观　7. 非腺
毛

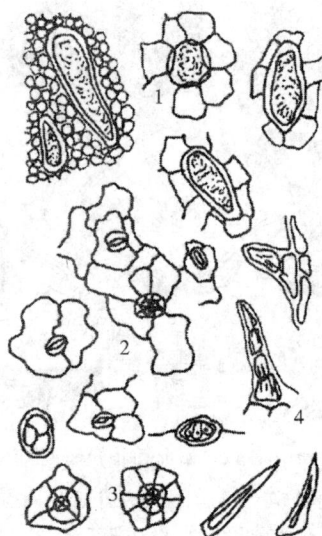

图 10-40　穿心莲叶粉末特征图
1. 含钟乳体晶细胞　2. 气孔　3.
腺鳞　4. 非腺毛

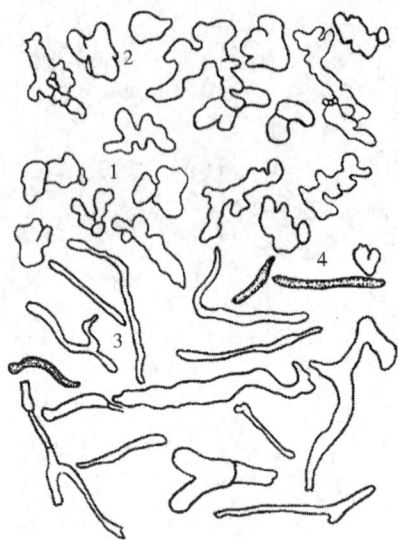

附图 10-41 茯苓粉末特征图

1. 分枝状团块 2. 颗粒状团块 3. 无色
菌丝 4. 棕色菌丝

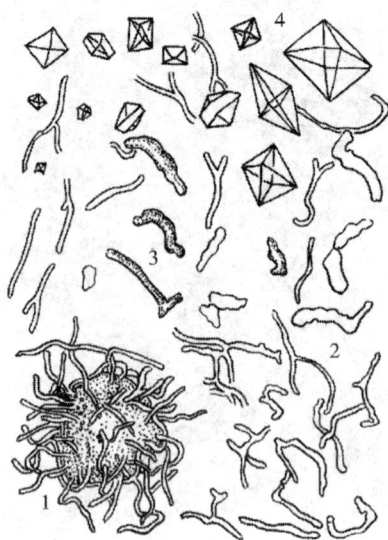

附图 10-42 猪苓粉末特征图

1. 菌丝团 2. 无色菌丝 3. 棕色菌丝
4. 草酸钙结晶

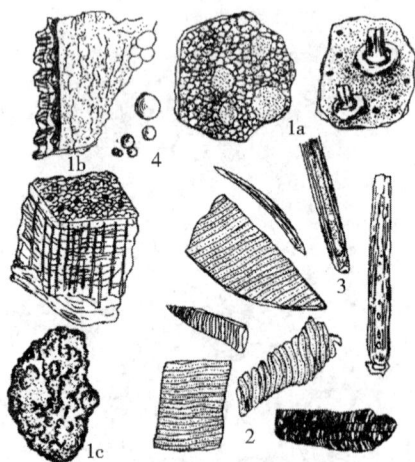

附图 10-43 东亚钳蝎粉末特征图

1. 体壁碎片（a. 外表皮表面观 b. 断面 c.
未角化外表皮） 2. 横纹肌纤维 3. 刚毛
4. 脂肪油滴

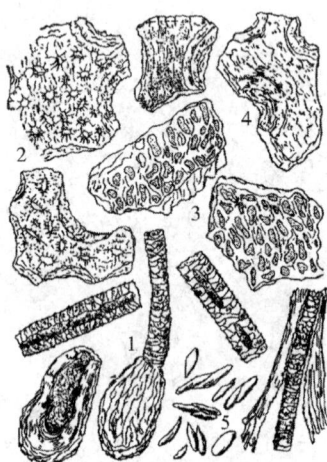

附图 10-44 鹿茸（花鹿茸）粉末特征图

1. 毛茸 2. 骨碎片 3. 未骨化骨组织碎片
4. 表皮角质层 5. 角化梭形细胞

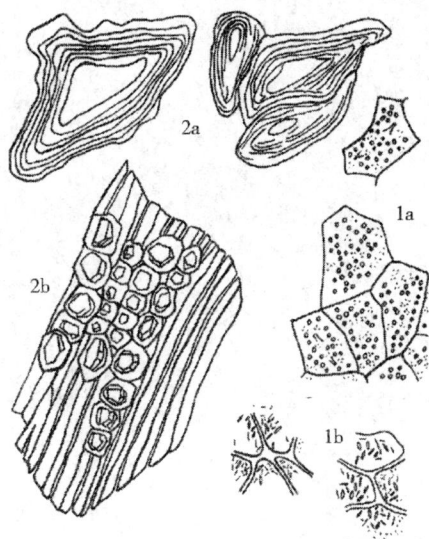

附图 10 - 45　二妙丸显微特征图

1. 苍术（a. 木栓石细胞 b. 草酸钙针晶）

2. 黄柏（a. 石细胞 b. 晶纤维）

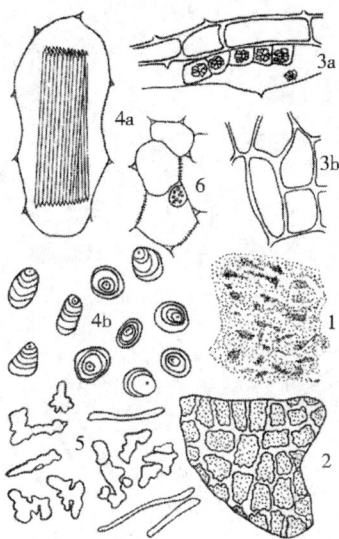

附图 10 - 46　六味地黄丸显微特征图

1. 熟地（薄壁细胞）　2. 山茱萸（果皮表皮细胞）　3. 丹皮（a. 草酸钙簇晶 b. 木栓细胞）
4. 山药（a. 草酸钙针晶 b. 淀粉粒）　5. 茯苓（多糖团块及菌丝）　6. 泽泻（中柱薄壁细胞）